ジャン・ウリ
Jean Oury

Psychiatrie et psychothérapie institutionnelle

精神医学と制度精神療法

三脇康生 監訳
廣瀬浩司・原和之 訳

春秋社

精神医学と制度精神療法◆目次

凡例

・本書は Jean Oury, *Psychiatrie et psychothérapie institutionnelle, Traces et configurations précaires, Préface* de François Tosquelles, Lecques, Les éditions du Champ social, coll. « Psychothérapie institutionnelle », 2001 の抄訳である。原書は二四章から成るが、抄訳に伴い章番号を変更した。

・訳文で使用した記号については以下の通り。

a　〔 〕は訳文の理解を助けるための補足、または多義的な用語の言い換えなどを示す。

b　〈 〉は語頭キャピタルのフランス語の普通名詞を示す。また語のまとまりを示すときにも適宜使用する。

c　原文において強調を示すイタリックの部分は、原則として傍点を付した。ただし小見出しなど、一部ゴシック体にしたものもある。

d　原註および原書にある参考文献リストは＊つきの数字で、訳註は（ ）つきの数字で本文に付し、それぞれその内容を章末に置いた。

e　フランス語原語を指示する場合は（ ）内に記した。ただしすでに（ ）がある場合は« »で代用した。

・著者がフランス語以外の語句を使用している場合、原則として原語のまま残し、フランス語を日本語に置き換えた。

精神医学と制度精神療法

著者メッセージ

（マルシッロ社からイタリア語版が出た後に）一九七六年にパイヨ社から出版された本書は、今なお現代的な意義を、おそらくは、教育的な価値を持っているだろう。

これらの論考は、擬似科学を装う単純化された思考が横行し、隔離状態が極みに達してしまっている世界において、いくつかの不変項を定め、みずからが置かれている位置を見きわめるためのものである。

制度精神療法はとっくの昔に乗り越えられ、「それ」はもう存在しないという声も聞こえる。実際のところそれは「存在した」ことはない。というのもフランソワ・トスケイェス(1)が言っていたように、それは「運動」であって、ひとがそこにいなければ、残らないからだ。それが実体化して動かせなくなってしまわないための具体的な教授法の訓練であり、手近なもので間に合わせていく、つねに進行中の実践だ。そのためには操作上の統辞法《シンタックス》、諸概念、個別の論理が必要とされる。このような意味で、本書に収められた文章が、精神医学というあいかわらず脆《もろ》い領野で起きていることと結びつき、有益な素材となることを希望したい。

ジャン・ウリ

【訳註】

（1）François Tosquelles（1912-1994）。スペインのカタロニア出身の精神科医。第二次世界大戦中にリュシアン・ボナフェが医師として大きな役割を果たした南仏のサン＝タルバン病院へ亡命。ウリは一九四七年からトスケイェスのもとで二年間の研修を行った。ボナフェについては第13章訳註（34）参照。

新版のためのまえがき

ピエール・ドゥリオン(1)

　ヨハン・ゼバスティアン・バッハの『平均律クラヴィーア曲集・二四の前奏曲とフーガ』に倣《なら》うかのように、ジャン・ウリが一九五五年から一九七五年にかけて執筆した二四のテクストを集めた一九七六年の本書を、あらためて出版するのはなぜか。この問いは、多くの出版社を困惑させるだろうが、「社会的領野出版」社は私たち（ミシェル・バラと私自身）(2)の提案に対してゴーサインを出すことを承諾し、「制度精神療法」という名の新しい叢書を始めてくださった。

　この問いに対する回答の一部は、本書の著者の重要性と関係している。ウリは、本書がパイヨ社から出版されたときに序文を書いたフランソワ・トスケイェスとともに、制度精神療法を創始した一人である。あえて指摘するまでもないだろうが、ジャン・ウリは、臨床的な面や精神病理学的な面においても、またとりわけ治療的な面においても、精神病の問題系を現在、世界で最も知悉《ちしつ》している精神科医のひとりである。ウリのラ・ボルド病院《クリニック》(3)の創立は制度精神療法にとってこのうえなく意義深い行為であったし、創立後五〇年間そこで続けられている作業は、精神病患者を長期間責任もって引き受ける（prendre en charge）ことを決心した、非常に多くの国々の精神科医のチームが参考にするものになっている。こうした国々の研修生たちが口を揃えて語るのは、もちろんまずその活力に溢れた経験について、さらにはその息の長さについてであり、そしてまた精神病によって社会の周縁に打ち捨てられた主体のために広く行われていることの質の高さについてだった。こうした外国からの研修生たちは、フランスの多くの仲間とともに、文化的アソシエーションの連合団体に基づいた、制度精神療法の国際的ネットワークを維持するのに貢献し、労働者たちを繋ぐボルトともなっている。

だがこのような論集を再刊するにあたって興味深いのは、主としてその星座のごとき構造にある。二四のテクストには、ウリが展開し、今でも展開し続けている概念的道具のほとんどすべてが集められているのだ。彼は精神病や制度の主要な扉を開いていき、狂気の海に気ままに旅立つかと思うと、新大陸の発見者のごとく、既知の空間を新たな次元、革新的な足跡、これまで近寄れなかった地平によって豊かにする。私に関して言えば、私の世代の多くの治療者と同じように、本書は、権力や知の通常の論理から完全に袂を分かった、たぐいまれなる知性と人間性を備えた人物による、実践的理論や科学認識論《エピステモロジー》〔＝学問論〕との出会いであった。

理論的・実践的な現場では、精神医学の訓練において作動している疎外[4]的な次元、とりわけ精神的疎外（＝精神異常）と社会的疎外を混同することから生じる、悲惨な事態を際立たせることによって、精神医学の考古学が探索される。そこでは制度精神療法の力学において、病人[5]を直接的に取り巻くもの（entourage）の重要性が説かれる〔第2章〕。すなわち、看護師が精神療法に携わることを肯定する立場が指摘され〔第3章〕、抑うつ的領域における身体の現象学[6]が研究され、語り《レシ》[7]や精神療法や研修〔第4章〕や転移の概念〔第7章〕などが深められていく。この意味では、エマーブル・Jの物語〔第8章〕は、多様な臨床的・治療的な冒険を模範的に集約したものと言える。この物語はウリの精神病への接し方を象徴するものとなりうる。しかしながら、制度精神療法の広大な布置にあるこれらの諸要素が、総体として受け入れ可能になるためには、倫理的でも科学的でも具体的でもあるひとつの軸のまわりに接続される必要があるだろう。ここで科学認識論《エピステモロジー》について語るのは、ある種の人には言葉の濫用と見えるかもしれないけれど、科学認識論とは「諸学を批判的に研究し、その価値や論理的起源や射程を決定すること」を意味する。「学校環境における疲労の問題」〔第6章〕や「精神薬理学と精神医学」[8]を読み直してみるならば、これらはたしかに教育学または精神薬理学の批判的研究ではある。だが、これら二領域に対してなされてきた研究とは異なり、「諸学を批判的に研究し、その価値や論理的起源や射程を決定する研究」は、往々にしてそれらが置かれたコンテクストを考慮しない。つまり現在の擬似科学論がコンテクストを顧みないことを理解するためには、「中心都市」の小中学校や高校でなされうる教育の臨床的確認作業と「動乱に満ちた」郊外とのあいだ、あるいは、さまざまな制度環境[9]の間にある、患者に処方される同種の薬物の量のばらつきを見て取らなくてはならない。

　科学認識論的な問いに接近するには、ある下位集合のひとつのコンテクストだけではだめで、それを具体的に「縁取る」別の諸下位集合と組み合わせなければならない。学校環境の暴力はたんに精神病理学的ないしは教育学的な問題ではなく、それが出現するコンテクストと必然的に組み合わせるべきものなのだ。神経遮断薬の有効な処方量は精神療法の制度環境と密接に相関する。さもないと精神医学は動物病院化してしまうだろう。ウリの文章を「あまりにも」盛りだくさんなものと考える人もいるだろうが、彼自身はつねに一本の中心的な道を辿り続けた。私にはそれは厳密に科学認識論的なものと見えていたのだ。他の鳥が低い枝で身を寄せ合って眠っている夜に目を光らせているフクロウのように、そして高みから獲物を見つけて真っ直ぐに襲いかかる鷹のように。ウリはたぐいまれなる才能で、ある方向に進んでいき、それが後に不可避の論理的な解決として現れてくる。私たちもそれ以前に同じことを空しく求めていたものだったのだが。このような知的明敏さが今日も有益なのは、それが傷ひとつない完全な倫理に向けられていたからだ。精神医学は精神病理学的に逸脱してしまった人間に仕えるものだが、もしその人間を抜きにしてしまったら、その人のためになされることはむしろ、中心線から私たちを逸脱させてしまうことだろう。

グループ〔＝集団〕作業、制度創設、治療クラブの組織化や機能など〔第15章〕は、それぞれが人間と精神医学、いや人間と彼〔彼女〕の精神医学の結びつきを拵えるための実践である。「ミーティングの概念について語ることは可能か？」〔第10章〕という論文は、このような観点、つまり病人がおのれのカオス的な世界から他人との分かち合いの世界へと移行するという観点から、精神医学的治療を検討するのに必要だが十分ではない議論をうまく描き出している。この意味で「制度精神療法における幻想《ファンタスム》・転移、そして〈行為への移行〉の弁証法」〔第12章〕という論文は、ラカンとウリの素晴らしいポリフォニー的アンソロジーの断片であり、読めば読むほど、研究すればするほど、そこに書かれているようなものを夢見てしまう。残念なことに、多くの精神科医たちはこのようなことから手を引き、「町の分析家と田舎の精神科医[10]」〔第5章〕というほとんど寓話的な論文における燦《きら》めくような予感は、精神分析と精神病の関係がどれほど複雑なものなのかを明らかにし、そして有害な善悪二元論へと思考を矮小化するのは限界があるという事実を私たちに突きつけてくれている。

この論文が書かれた時代にもまして今日では、精神病を治療する必要性を正当化しうるのか、また正当化したいのか、ということが問題になっている。ラカンは精神病者を治療することが「可能」だと語ったが、ウリとトスケイエスはつねに精神病的主体を「治療し」、そして精神病理学の枠組を「ねじ曲げ」てきたのである。現代の人は、これを精神病者の受け入れと両立させるために「コンプライアンス」と呼ぶ。こうしてウリとトスケイェスは制度概念のより深い考察の必要性を導き出す。とくに、反精神医学の運動が信じ込ませてしまったように、制度の存在を消すのではなく、それどころか、制度への具体的な接近方法を一新し、精神的に苦しんでいる人々のために尽くすことを目指すのである。

現在私たちはそのような状況にはいない。以後、精神病者はたとえば通院による簡単な治療を受け、さもなければ一、二週間、入院「すべき」だとされることもあるが、それはあまり多いことではなく（病人は入院すると、今度はどのくらいで退院するつもりか聞かれる）、またその場合も（さしあたって）社会保険が適用される。またたとえば、実際に「過度に」精神病的に見える場合には、お医者様に医療的・社会的な枠組としての迎え入れの構造を真摯に考えていただくというわけだ……。いわば待ち伏せのような配置を組織することはごく簡単なのだが、制度精神療法の装置やセクター制度(11)の精神医学にたどり着くにはあと一世代、いや二世代ほどかかる、という点に深刻な事態がある。

以上のようなコンテクストから見て、ジャン・ウリの本書を再刊することは万人の救いとなる。というのも、本書をできるだけ多くの人にふたたび届けることで、治療者たちは精神病を病む人々に一歩一歩、そして長い期間付き従うために必要な諸概念を見出すであろうから。彼らの仕事はたえず再構成し続けなくてはならない、長く緩やかな仕事なのだ。精神医学の基礎作業のためのいくつかの基本書のなかには、どうしても不可欠なものがいくつかあるが、本書はそうした一冊である。

アンジェにて、二〇〇一年

【訳註】

（1）Pierre Delion（1950-）。フランス、アンジェの精神科医。セクター制度の精神医療と制度精神療法の統合による、自閉症児や精神病の治療を研究。リール第二大学教授（児童精神医学）として教鞭をとるほか、病院医療にもたずさわっている。

（2）Michel Balat. フランスの精神分析家、記号学者、心理学者。とりわけ昏睡からの覚醒について中心に研究。著書に『自閉と昏睡からの覚醒（*Autisme et éveil de coma*）』などがある。以下、ウリの周辺の人物についての註に関してはJean Oury et Patric Faugeras, *Préalables à toute clinique des psychoses*, Toulouse, Érès, 2013所収の「引用著者リスト」を適宜参照した。

（3）La Borde. ウリが一九五三年にフランスのクール＝シュヴェルニのラ・ボルドの城館に創立した精神科クリニック。

（4）aliénation. 言うまでもなくヘーゲル・マルクス的な「疎外（Entfremdung）」概念に由来するが、精神医学においては「自己を喪失して他者となる」という意味から、精神異常のことも指す。おおむね前者が社会的疎外であり、後者が精神的疎外である。ウリは一方で両者を混同する反精神医学運動を批判する。だが同時に両者の連結関係こそが彼の研究対象でもある。疎外に対抗する精神科病院の「脱疎外」という課題については第1章参照。

（5）malade. ウリは「患者」にあたるpatientという語をあまり使わない。「医師と患者の関係」などと言う場合は「患者」のほうが自然に思われることもあるが、ウリの意図を尊重し、原則として「病人」とした。

（6）原書Chapitre XXII「抑うつ的領域の現象学における身体」（1973）。前半のマックス・シェーラーの身体論などの検討が、とりわけラカン的な精神分析理論に接続されている。

（7）原書Chapitre XIX「語り」。教育論。フロイトの言語論がとりわけ援用される。日本語版の本書には未収録。

（8）原書Chapitre XVI. 日本語版の本書には未収録。

（9）ambiance. たんなる物理的・生物学的環境でもなく、漠然とした「雰囲気」でもない、患者を取り巻く人々や物の総体のシステムを指す。たえずコントロールされ、制度精神療法のさまざまな技法によって制度化されたものであることを踏まえ、「雰囲気（atmosphère）」と区別するため制度環境と訳す。詳細はたとえば第3章の冒頭を参照。

（10）この題名については第5章の本文末尾の執筆状況の説明を参照。

（11）secteur.「人口六万七〇〇〇人を一つの地域として、それぞれの地域ごとに、入院病床をはじめ精神医療に必要な施設を配置している制度」（多賀茂・三脇康生編『医療環境を変える――「制度を使った精神療法」の実践と思想』、京都大学学術出版会、五八頁の和田央氏の論文を参照)。一九五〇年代から六〇年代における精神科病院改革の流れの中で、フランスの精神科医フィリップ・ポメルが展開した運動を嚆矢とし、制度精神療法の原形ともなる制度。

序文

フランソワ・トスケイェス

読者にはとりわけ、本書に収められたウリの文章を注意深く読むことを希望したい。とはいえ、ある種の違和感を感じる人もいることはわかっている。このような違和感は、もしその読者が、古典的という表現が言い過ぎならば、普通の医学の影響を、受動的にであれ激しい情熱とともにであれ受けてしまっていたら当然のことである。そういう読者は、病人一般、あるいは病気の種類ごとにそのひとりひとりを治療するために持ち合わせている科学的な目的にも方法にも、ウリの著作などはまったく関係がないと思ってしまうことだろう。たしかにウリの文章は、医療行為によっても、またそのためにもおよそ整備されていない道を通過していくのだ。

違和感、さらにはそれから帰結する拒否反応は、ウリが描く事柄を定着させることの奇妙な目新しさののちにのみ、襲いかかってくる。ご存じのとおり、この種の不信や拒否は、精神病理学の諸事実や問題系に、程度の差はあれ、一定の距離から触れたときにほとんどつねに生じるものである。それは第一に、この「対象」の本性から、そしてこの対象が私たちに目覚めさせるさまざまな反響から始まるのである。

だから精神病理学的諸事実の本性を規定しようとしたり、またとりわけその「対象」に働きかけたりする——というよりはむしろこの対象とともに行為する——ことを模索する文章が、いわゆる病気を治療するために通常使われる科学的な目的や方法とつねに適合しないのも当然である。このような病人、あえて言えば「奇妙な」病人、あるいは医療経験者が最終的に口にしてしまう言葉で言えば、「ほかとは違う」病人を前にしたときに問題にされているのは、通常の医療活動から生じる病気の概念なのである。だが病気という操作概念について知っていたこと、あるいは前提としていたことが、事実とぴったりと符合しないと思うのは、もちろん医師だけではないのだ。

　病人自身、その友人や家族もまた、同じ状況に繋ぎ止められている。そしてそれはたんに見ることの拒否や否認《デニ》ではない。実を言えば病気の概念は、通常の古典的な医療実践から文化全体へとじわじわと広がっていき、共有されているのだ。当然のことだが、それは私たちが根を下ろし、巻き込まれてさえいる具体的な歴史において限定された時期ごとに、異なった形式を取るのだが。

　病気の概念を疑問視する助けとなるのは、テレビで好んで演出される、無数の古典的な医療文化ではない。この主題について何かが描かれるとしても、それはまだ幾人かのエリート医師に委ねられている。強い思い込みを正すのは容易ではない。病気という盤石な概念に亀裂が走ることが時にあったとしたら、建造物全体に壊滅的な崩壊を引き起こすかもしれない。だから「神経症」者、「奇妙な」病人、さらには「精神病」者に関してことさらに勘違いをするとき、一般の人、そして情報を与える医師グループの総体は慎重な距離を保ち、軽蔑さえ示すのも理解できる。多かれ少なかれ「精神病質《サイコパス》」的であったり、「社会病質《ソシオパス》」的であったり、「性格障害」に陥ったりしている境界性の症状についてはまったく話さないでおこう。この列挙に、ヒステリーから心気症や「心身症」に至るすべてを加えたりしたら、こうした症例の総体において問題になっているのは、結局のところ病気の古典的概念であることに気づくだろう。残念なことである。どうしようもない。通常の戦いを続けるだけである。あなたが偶然の力で思わぬ災難に遭うように、ある病気にかかったとする。最良の場合、それは誰か別の人のせいだ。たとえば結核の場合のように、両親か隣人か、あなたを感染させた誰か別の人のせいだ。事実としてつねにそうだ。あなたの責任ではない。

　というわけで、精神病理学的な出来事——あるいはそのように想定されるもの——、そして究極的に、狂気は出来合の靴を履かせられて、病院や大学の医学という大通りのショーウィンドウに並べられる。あるいは反対に、狂気という「足」のほうの独自の特性や形態を否認することもある。狂気には「足を取られる」からだ。また治療の「道具」の規範化により、狂気が古典的な医療の操作的モデルで処置されたり、精神病理学的事実にはおよそ実在性がないとされたりするときにも、同じ懐かしのメロディが歌われる。「狂気、それは存在しない」と。

　どちらかというと「右寄りの」イデオロギーを呈する多くの医師たちの文化的な枠組、そして一見反対に見えるが、赤や黒に身を纏《まと》い、恒例の文化的な異議申し立てをする多くの知識人の極左主義（？・）の文化的な枠組は、それらの本来の機能において一致する。狂気の執拗な現前を彼らのマントで覆い隠すという機能において。

「病人たち」の狂気ではなく（おわかりでしょうが）私たちの狂気を。

注意すべきこと。眠り込んでいる野獣を起こしてはならない。

祈り。主よ、その苦杯を私には飲ませないで下さい。

安心させてくれる最大の愚かな言葉。「それは存在しない」

ウリの文章の序文として、以上のような考察を提示することは必要だろうか。これらは別の場ではつきりと表明されてはいるものの、期待された実践的結果をもたらさなかったのだが。しかし私はそれが必要だと思う。さまざまな「防衛システム」が持つ無視の力を過小評価するつもりもないし、きちんと表明され、認められている知的真理さえ、自動的に——各人固有の——防衛システムの使用を無駄にすると信じるナイーブさに身を委ねるつもりもないが、私が思うにウリの証言は、彼が語ることによってではなく、こうして新たに出版されることになった、書かれた言葉の手前で、とりわけ特別な基盤が、つまり彼の実践の運動そのものが現れてくるという事実にこそ支えられていると思うのである。

残念なことに、〈もの〉(1)のある種の経験を持つ精神科の医師の中には、そしておそらく臨床とは直接関係がない読者の中にも、ウリの文章を読んである種の文学的、美的、さらには哲学的興味を見出してしまう人は間違いなくいるだろう。これは凶兆である。

いずれにせよ、多かれ少なかれ狂気や私たちを狂わせるものに関係する何かが、この種の読者におのずと現れてくることはたしかだ。しかしながら指摘すべきなのは、臨床実践の抽象的な目的が、このように文学的、美的、哲学的に表現され、いわば魅力的あるいは魅惑的な可能性や展開をみてしまうこと、このことは分裂(2)の初めの動き、そして分離というア・プリオリな態勢《ポジション》を生み出してしまうことだ。このように理解された文化的な「生産物」がそれぞれのアルペジオで奏でられたとき、実践と理論の分断が深まるだけだ。

単純かつ明白な比喩を使えば、理論的な文章を形成するような運動にできるだけ寄り添った場合、以下のような分割が現れてくる。一方では、今問題になっている、野性的ないしは文化的な開花が始まり、開かれるような場があり、他方では開花のプロセスそれ自体の現れ、運動、そして最良の場合には、その複雑な影響がある。こうして理論的文章は「実際には」「文学」など、美学的ないしは哲学的生産物になる。これはまさに「反動形成」であり、色彩、ぼかし、かぐわしい転調、排泄物であり、固有の加工過程から離れて箱詰めされてしまうのだ。最良の場合でも、それはドライフラワーであり、そのとき書物は追憶を呼び起こすために適切に書かれているように見えるが、最終的にはしおれてしまう花束なのである。

実を言えば、これは言語というものに本来備わっているとともに、変化や交換をもたらすような逆説にほかならない。言語の透明さ《トランスパランス》、発汗《トランスピラシオン》、不透明さ、ヴェールなのだ。だからこの言語という主題に関して作動しているのは、対話《ディアローグ》というよりはむしろ透析《ディアリーズ》なのかもしれない。行間を、あるいは区切れ、間隙、余白、句読点などを読むことだ。語や文章が指示する「意識的な」内容よりむしろ、いやそれと同じくらいに、言葉《パロール》の「発汗」や「呼吸」に注意を向けること。これは「言われないこと」の決定的な価値と呼ばれることもある。これは多少なりとも精神医学的な症状を「拵える」。言語の指示機能だけでなく、その共示的機能をも考慮すること。

空気、穴、拍子などのかたちで、プネウマや〈神の〉〈ことば《ヴェルブ》〉はつねに言葉の形成や聴取に結び付いている。これはかつて息吹き《エスプリ》、気息などと呼ばれた。人間的あるいは間人間的な「心的装置」と呼ばれ、そのように理解されようとしてきたものの、束の間ではあるが特殊な紐帯である。これは挑発と言うよりは呼び起こしである。秋の紅葉は放置され、森の下生えを作り、絶え間なく作り替えられていく。特異なもの《パルティキュリエ》でもある粒子《パルティキュル》が、風にさらわれることもある。この風が私たちを狂わせるという人もいるだろう。あるいは痕跡や足跡を消し、ある領域をしばしば荒れ地とする。こんな具合である。だが忘れることができないのは、ある土地から別の土地、ある風土から別の風土へと種を飛ばすのは、「言葉」のある側面に関係するような、同じ風、同じ空気、同じプネウマなのだ。ついでに言えば、これが生物学者の言う「突然変異」を可能にする。この比喩をさらに活用するならば、このような種や粒子の移動を可能にするため、自然そのものがさまざまなものをいわば「結合して＝計画して」(combiner) いる。つまり昆虫など多種多様の輸送「対象」を介入させるのだ。この対象、生きた対象が、「媒介者」の役割を演じることになる。精神療法という複合的な問題系に取り組もうとするなら、この媒介者という概念に注意しておいてよいだろう。というのも、事態が複雑化し、とりわけ膨大な要素が関わっている場合、単線的で機械的な因果性は「心的な」出来事には当てはまらないように思われるからだ。風と種の比喩の内部にもう少し留まろう。この場合に法則があるとすれば、いわゆる確率論を使うこと、あるいは真に不確定な係数を入れた方程式を考慮するほうが、事態に取り組むうえでは適当だろう。とはいえ、これで私たちの精神科医あるいは精神療法家の務めが確実になると言うつもりはないのはもちろんのことである。

そうすれば、曖昧であることが多くても、個々のケースで明確にできるような諸概念を容易に立てることができるだろう。その場合に認めなければならないのは、人間とその未来は、おのれの人生の道程において、情況 (*circonstance*) との偶然の出会いにいわば左右されることである。すなわち私たちを「回りから・固定する (*circon-stituer*)」するものとの出会いである。重々しく言うならば、それはひとが出会うものとしての他の人間である。あるいは、拒んだり、退けたり、逃げたりするものとしての他の人間である。

自閉症やなんでもあり症の[3]〔言葉の〕変換は、どれほど外交的で快活にみえ、行動的側面がいかに多様であっても、体験のレベルにおいてさえ、逃避している事態の不安定性や自閉的引きこもりにおいて、同じ態度の繰り返し、反復、固着なのである。(4) すなわち、どちらの場合にも、想像的な勝利の限界において、他者の否認として自己を正当化しているのだ。駄目になった〔=腐った〕もの、あるいは駄目になりつつあるもの、なくなったり、さらには死んだりしたものが、体験においてこのような問題を正当化している。その口唇的な含意もはっきりしていることが多い。いずれにせよ、ひとが誰かに恨みを抱くときにはまり込んでいるのはこのような状態である。そのとき〔相手にむいて見せた自分の〕歯は駄目になり、抜け落ちてしまう。

「諸粒子」の多様性や運動を組織する形式的な特徴、すなわち所属グループの内外における人間の集中と分岐の束の間の流動性という「ファジー集合」や「散逸集合」の構造は、事態や出来事の不確定性をうながし、反動的な不安を引き起こすことも多いが、究極の決定論において、個人的自由を基礎付けるのである。

仮にウリの文章が、実践から引っこ抜かれ、独立した文学的、美学的、哲学的生産物として読まれるべきだとしたら、最良の場合でもそれは糞便的な代謝の異常、臨床から煎出されたプロセスから流れ出て浮かぶ泡、あるいは料理人のポトフ、魔女の鍋としてしか理解されなくなるだろう。読者たち自身も真の問題を完全に通り過ぎてしまう。真の問題は、狂気のより徹底的で劇的な操作との長い期間の「共—生」を耐え忍ぶことによって、少しずつしか現れてこないのだ。治療の時間に口にしたら、乱暴な解釈にしかならないことを濫用してあえて言うならば、今述べたような読者が行う回避は、原光景の幻想《ファンタスム》のひとつが呼び起こされかねない場合の忌避や防衛を示すものであり、そのとき原光景は精神科医と病人の真の交合として再体験されているのだ。このような幻想が医師の世界でも聞かれることは多い。そしてそれはしばしば実は反精神医学的な措置を強化するために使われてきたのだ。

しかしながら本書では、このような幻想の効果は、臨床的な交合による真の嫡子として、ウリの文章にしるされる烙印においてしか働かない。

こうした子供が生まれ、精神医療者の実践によって育っていくことを、その「文学的な」生産物の転回点ごとに繰り返し叫んだとしても、どうにもならないことだろう。ウリは、防衛的な対抗攻撃性を含ませつつ、「自分は狂気とともに重荷を担ってきた」と言う。この言葉のゆえにまた、ある種の読者はこの文章から離れたり、それを孤立させてきたりした。私の仮説では、このようなことは読者がウリ——あるいは他の精神療法家たち——の言葉の中に、「担われた」もののエロス的性格を盗み見しているからなのだ。ご存じのように、それは暴力と禁止の行列を引き連れるのである。

「臨床」こそが著作の試金石であり続けるとウリが言い、何度もそれを繰り返したとしても、どうにもならない。彼の操作的な実践、すなわち往復運動を、彼のさまざまな概念で明確化し、支えたとしてもどうにもならない。哲学者、文学者、さらには社会心理学者たちのパレードが待ち構えていて、「臨床とは医師のアリバイだ」と告げる——そしてそれが間違いでないことも多いのだ。しかしながらこうした発言は、ウリの実践があらゆる制度を脅かしている硬直化の危険から遠ざかっているばかりではなく、彼がいわゆる病院の人間化という誘惑の声やテクノクラートに耳を傾けることには根本的に操作上の疑いを持っていた点を理解しないがゆえのものにほかならない。このいわゆる人間化なるものは、多くの場合「感じのいい」ホテルのモデルに矮小化し、また「地中海クラブ」のような想像的な豪華さへと花開くこともあることは知られているし、また知るべきなのである。実のところ病気は、しばしばオーガナイズされた休暇として体験されることが多い。

老いた医師クレマンソー博士(5)——〈猛虎〉あるいは〈勝利の父〉〔と呼ばれる〕——はすでに一九一

八年の時点で――それが物議をかもすことになったが――、病気は貧者の真の休暇だと言っていたものだ。おそらく彼は、このような休暇計画、つまり休息を取り、「田舎」で休養し、修理工場に入り、メンテナンスや修理を受ける――これは多くの病気が具現する超自然的な力《マナ》である――という計画は、金持ちの特権であることも理解しなければならなかっただろう。たしかに、金持ちは恒常的な休暇を過ごすことが非常に多い。超自然的な力は、金持ちの場合は正当な権利の下、泉から流れてくる。おそらくクレマンソーは軽蔑をもう少しうまく編曲しておかなければならなかっただろう。この軽蔑によって、あらゆる事態には時間があること、さらには思いがけない時間もあることが否定されているからだ。つまり人間同士の関係と呼ばれる富において、「多声的組曲」それも偏りのある組曲が聴衆にまさに不協和音として現れるのは、せっかく音楽を聴くためにある耳をあえてふさいでしまった者に対してだけだということだ。第三の耳、すなわち〈産業〉、生産、消費などがそのために折良く到来すると言う人もいるだろう。それがまさにウリが精神的疎外（＝精神異常）と区別しようとした、「社会的疎外」と呼ばれるものなのである。

　ウリが提示した諸概念一式は、心的装置――ある種の用語は恐れずに使わなくてはいけない――が動かず、暴走し、失敗してしまった時に、何かを組み立て直そうとする特殊な作業のための「道具」である。おそらくは精神病質者や他の病人の多くが抱えている自己破壊の結果としてこうした故障が起きるのだろう。私の考えでは、これはビオン(6)が打ち立てた考えである。たとえばビオンの言葉を敷《ふ》衍《えん》すれば、彼が粒子と呼ぶもの――これは私がすでにこの序文で使った言葉だ――が心的装置の練成や組み立てに役立つのは、それらが粒子に変えられてしまった時だけである。もうすこし抽象度を弱めて直接に言うならば、象徴界の領野にうまく収まらないからなのだ。

いずれにせよ、ウリにおいてはその場にふさわしい《アド・ホック》概念装置が課題を組織している。組織している(organiser)というのは、適切な場において、その実践に合わせて「器官〔＝道具＝機関〕(organe)」を形成する」ことこそを意味する。「重荷を担う」という言葉の野蛮さが、おそらくウリの手法の本質的な部分を隠している。彼は制度的な運動性そのもの、つまり「制度的器官」の機能からこそ、このような象徴界への接近を期待していたのであり、それは魔術的な行為とはまったく関係がない。直接の効果を当てにするせっかちな期待、たとえばある種の精神病質者《サイコパス》の〈すべてか無か〉〈いますぐに〉の構造をうまく隠すことができないヒステリー型の情熱をもって、しばしば表明される期待などがそれだ。このような制度的な器官を維持すること、それは「外的な」圧力を要求したり引き起こしたりし、おそらくは「チーム」などというまずい名で呼ばれてしまうものの内部で、きわめて強力な「外的」圧力を発動させてしまう。「チーム」とは、パラノイア的な奉仕活動によってしばしば理想化され、箱詰めされたものだ。このような制度的器官の加工は、習慣的な甘い無気力生活にはおよそ適合しないことは忘れてはならないし、ウリはけっしてそれを忘れなかった。これは実は邪魔である。というのもそれは不確定性の係数を増大させ、「セキュリティの必要」の割合を減少させてしまうからだが、後者なしでは進行上の手続きや実践が、可能なはずの向こう見ずな行為を先取りしてしまう危険がある。このレベルでこそ、ウリが提示する諸概念がまさにぴったりで適切な逃げ道を、あつらえてくれる。ときどき言われるようなユートピアではなく、〔一歩で七里も歩けるという〕七里靴などでも空飛ぶ絨毯でもなく、ひたすらどこに進んで行くかを、教えてくれる何かなのである。

もちろんウリが拵えたものと同じくらい適切な別の道具を使い、改善し、作り出してもよい――もちろんよいのだ――。さもなければ、精神疾患を前に身動きできなくなる運命が待っている。

治療者[7]〔=看護者〕たちの多く――医師たちだけではない――が盲目になり、正面衝突し、その有害さが明らかに知られている制度的硬直をかわすすべも知らないのは、もちろん「感性」の欠如ゆえではなく、ましてや善意の欠如のゆえでもない。もう一度ここで強調しなければならないが、いずれにせよ私たちの立場では、制度の概念を治療〔=手当て、ケア〕(soin)の施設に限定して理解することは問題外だ。しかし治療施設が必要なことも多く、たとえば治療上必要なことにたずさわる場合や、治療上の関心、目的、有効性などの制度的な組み立てや回路を開いたり維持したりする場合などには、たいへん有効であることは否定しない。

たしかなことは、施設の場合には、その構造が――制度よりもはるかに――一挙に、操作上の領野を、ある特定の社会の歴史の特定の瞬間における政治的・法的構造に根本的に位置付けるということである。

「制度的現実」はしばしば参照されるものによって構成されるものではない。オルテガ・イ・ガセット[8](*Œuvre complète VI*, p. 107)が述べていたように、「制度的現実」は「ある社会の超法規的な深みに存在する集合的生活の補足」である。このことを私はル=ギヤン[9]の考えに対峙するかたちで、一九五二年の『精神医学的進化(*Évolution psychiatrique*)』誌での議論において指摘しておいた。またオルテガを引用するかわりにもう少し直接に言えば、私はデュプレエル[10]の「補足的関係」を引き合いに出したが、私の求めていた影響は生産的なものとはならなかった。オルテガが指摘するように、私たちにとって、そして精神療法的効果の次元への射程の視点から見ても、諸制度は、言語の構造とその弁証法の外部では理解されえない。ただしこれを、最良の場合でも、多かれ少なかれ民主的な「議会」や、報道の自由と呼ばれるレベルで語られるような言葉や演説の表明と混同してはならないとオルテガは言う。

言語が、諸幻想を切り取り、演出する可能性——と、オルテガは文字通り言っている——において、政治的に承認されるような諸制度へと自己硬直化し、孤立化することへと導くような「制度的現実」はどこに到来し、そしてどこに画定されるのか。

オルテガは付け加える。制度的現実は「ひとが（意識的にであれ、理性によってであれ）到達しようとするものとは異なり、明確なものたりえない」「この制度的現実は、集団生活が根付く領野、そしてそこから不可避の補足や力や矯正を受け取る領野すべてにおいて、それを吸い上げ、そこで継続される」「制度を表面だけ見るならば、私たちは船乗りが水平線上に小島や大陸を見るようなことをしているだけだ。そのときそうした制度や小島が深海の山岳の一部で、その頂上だけが見えていることにはあまり気づかない」。

引用した文章をお読みになったかたならお気づきのように、オルテガが描いている比喩にフロイトの息がかかっていることは間違いないだろう。

そしてこうした意味においてこそ間違いをそれほど恐れずに以下のようなことがいえる。すなわち、精神分析的実践の指示や共示にあまり耳を傾けずに「制度精神療法」について語るとき、私たちの治療者としての手続きの操作上の場として設えられる治療施設は——初めからそうであるときもあるが——まさに小島のようなものになってしまうのが常である、と。そして私たちの船乗りとしての技量をしても、遅かれ早かれ船は座礁し、乗組員や客の何人かは溺れてしまうのだ。

ウリの場合はそうではない。

ウリという人物に親しみを感じている人——そうした人もいる——のうちでも、こんなことを言う人がいる。「彼は失敗するぞ」と。今のところ私たちはそういう状態にはない。本書がまさに示しているように、彼はまだ乗組員であり、そしてそれは彼の「生まれながらの思いやり」の結果でも、ハンサムな自分の顔を鏡で見つめていたゆえでもない。ほかの人よりとりわけすぐれて優雅なわけでもない。だが彼には、日々の努力と辛抱強い明晰さがあり、幻影を正しく評価する力がある。彼が練り上げる概念はもちろん何かを反映している。彼自身の一部さえ反映している。それが反映しているのは、彼自身いかにおかしく見えようとも、精神病理学上の事実や、彼が他人に認める深い「人間性」の影だけではない。ウリにあるのは、日常の真の練り上げのプロセスと、反芻処理[11]のプロセスであり、それらがさまざまな富と結び付く。能動的な長い辛抱だ。

彼はしばしば「異様な人の迎え入れ」と言うが、それは承認、反芻処理の長いプロセスの最初の行為であり、それにより「逸脱した主体」「壊れた主体」は、その人に生物学的影響がどのように働いていようと、またそれまで働いてきたとしても、主体的な十分な条件へと達することができるのである。

そしてウリはその手法において、自分を神とみなさず、むしろつねに問いかけられている主体とみなしていたから、彼の精神療法の仕事はけっして孤独なものではない。彼の文章が感じさせる以上に、その日常はごく平凡な出来事に向かうことが多いのだ。平凡なことが多いが、つねに複合的だ。まさに織物ないしは網なのだ。

誰でもそうなように、ウリも「共に苦しみつつ」務めを果たす中で、さまざまな誘惑に足を取られる危険があり、彼自身もそれを知っていた。彼の文章をたまたま読んだ読者には、こうした起こりうる誘惑から抜け出してほしいと心から思う。私たちの協力者たちは、精神療法の務めにおいて、まずは私たちの内に目覚める反恐怖症的運動という渦にまず埋没し、それを伝播させることを心配している、というよりは願っているのだ。

このような反恐怖症的運動がしらずしらずのうちに蠢くことは例外的なことではない。だからウリの読者にもそうした運動を見出すこともできるし、それは定義からしてそうだ。それは精神病者を治療するという目標に入り込み、また入り込んできた人々において、かならずしもうまく整えられていないかたちで、また筋も通らず、操作的でもないかたちで見出されるのだ。

たとえば行政的な現実などにかこつけて、反制度的言説を表明したり維持したりすることは、残念なことにきわめて容易である。この行政的現実は、実際にはア・プリオリかつ客観的に無関係である。だがさきほど論じた反恐怖症的運動において重要なのは、私たち、つまり私たちと狂気を、行政の背後を通って、それが到達しがたい遠い場所に据え付けるような、投射の力を借りた移動である。防衛手段としては賢い手段だ。

さらに失礼を承知であえて申し上げれば、少なくともある種のケースでは、このような反恐怖症的な運動は、私たちの実用上の一貫性や、辛抱強く練り上げられた作業により陥ってしまう隘路《あいろ》などと正面から対決せずにすますのに、きわめて便利なものであるということだ。ケーラー(12)の実験において類人猿が障害物を前にしてすることと同じだ。反恐怖症的な運動は、その場にふさわしい《アド・ホック》制度的な「器官=機関」の創造や操作性に対して、大きな困難として作用する。制度的な「器官=機関」からは、実践の動きにおいて、いわゆる治療のプロセスの次元にある何かを期待できるかもしれないのだが。

これはもちろんかなり戯画的な図式である。だがこれを医療グループの独占物だと考えたら間違いだろう。医療グループはしばしば、医師の教育的精神分析やさらにはバリントグループ[13]がちらつかせているように、反恐怖症的運動の専門家である。残念なことに、健康や死の問題に多かれ少なかれたずさわっているすべての職種において、同種の態度の萌芽や記念碑が見出される。自発的な治療者として任命された者——たとえば病人の家族や病人自身——はみな、習慣やプロパガンダや世論、さらには「規制」にまで受動的に従うことを好むものなのだ。忘れてはならないが、このことが制度概念を実体化してしまい、「規制」という合板をみずから作り出すことで制度硬直をもたらすのである。黒パンしかないのだから、日々それを食べるしかないという人もいるだろう。しかしこれは取り入れ(introjecter)られるというよりは体内化(incorporer)される[14]。言葉に対する真の仕事をするよりも、体内化で肥え太ることを好んでしまうのだ。家族内や無料診療所や病院において古典的に見られる、ガチョウのごときこのような肥え太りは、そのかくれんぼ遊びにおいて、とんでもない勘違いをさせ、規制や「習慣」を、法=掟の不可避性と取り違えさせてしまうのだ。

少なくとも平均的な学問的教養を持った人には指摘するまでもないだろうが、法=掟とはつねに発見すべき表現であり、作動する物質の運動に関係する。私たちの場合なら、精神療法の直中《ただなか》における手続きの目標そのものがそれだ。

さきほど話した肥え太ったガチョウの従順さを捨て、真の運動へと飛躍すべきだと思われる。この運動こそが、発見すべき法、誰から命じられたものでもない法、あるがままの法、動き回る法に関係しているのだ。病人であろうとそうでなかろうと、この法こそが各人をその特殊性において構造化し、いわばつねに複数形で私たちを単数化=特異化する(singulariser)。「私=自己」ではなく「私たち」だ。そしてこれは私たちの置かれた場や立場に基づく。つまり制度的な織地、つねに多声的である

〈集合態《コレクティフ》〉(15)の当事者になり、その一部と「なる」ということだ。これは象徴化のプロセスの、いささかも魔術的なところのない効果だ。人間本性は、市場に陳列されて売られているような、要素的な生物学を超越する。それはつねに活動しながら問題にされている、アイデンティティと再生のプロセスの、条件と法なのだ。狂気の脇腹に開けられた傷だ。

この場合小島となるのは、むしろ——共有されることも多い——気づかいであり、テュミア〔気質〕であり、そして最終的には徴候を示す装置として現れる「症状」である。この徴候は繰り返され、消し去りがたいものとなればなるほど、人を欺くものである。というのも、この徴候の影響でそれは劇的なものの次元、あるいは意味作用の不在（insignifiance）の次元に置かれてしまうからだ。残念なことに、どちらの場合でも、あるいは両者の中間においても治療者はためらう。ためらうばかりではなく、それをお気に入りの食べ物とみなしてしまうのだ。

このような序文を書いてしまったことを読者におわびすべきかどうか、あるいはウリその人におわびすべきかどうかはわからない。おそらく私の表現は本書の著者によって受け入れられないだろう。私は私なりにお役に立とうと思ったのだが。この序文には、当然のことながら、私の経験が多く入っている。

サン＝タルバンでウリとともに始められた共同作業は、おそらく私たち二人の間に、混乱と誤解を引き起こす結果になっただろう。というのも、もう長く前から、私たちの作業と経験の場が違ったものになってしまったのだから。

ウリの文章の文体、参照文献、目配せなど、彼が生み出す機知や条件付けなどは、私の台所から生まれるものとはずいぶん異なったものに見えるかもしれない。
しかし本質的な点においては、私たちは同じ歩みにおいて、つねに再会しつづけているのだ。いずれにせよ読者には私が書いたことなど忘れていただくよう御願いしたい。ウリが私たちに差し出してくれるものをよりよく理解し、よりよく味わうためにも。

【訳註】

（1）la chose. ラカンが主にフロイトの das Ding という語を解釈するにあたって使用した概念。ジャック・ラカン（ジャック＝アラン・ミレール編）『精神分析の倫理（上）』（小出浩之、鈴木國文、保科正章、菅原誠一訳、岩波書店、二〇〇二年）、六三―一〇五頁などを参照。
（2）splitting. フロイトの Spaltung（分裂）概念の英訳で、現実に対する自我の分裂のこと。
（3）質問にでたらめに答える児童について心理学者ジャン・ピアジェが使用した用語。
（4）fixation. フロイトが心的外傷の体験や神経症状態を説明するために用いた用語。ある発達段階やその対照などへの部分的な停止のこと。
（5）Georges Clemenceau（1841-1929）。フランスの政治家。医学博士でもあった。
（6）Wilfred Ruprecht Bion（1897-1979）。イギリスの精神分析家。グループ精神療法の創始者として知られる。
（7）「治療者」soignant という言葉が、医師の治療から看護師など、患者を取り巻くすべての人々を指すこと、あるいはウリ自身も自己を治療している「被治療者」であることについては第4章の冒頭を参照。
（8）José Ortega y Gasset（1883-1955）。スペインの哲学者。
（9）Louis Le Guillant（1900-1968）。一九三一年から一九四四年まで、シャリテ・シュル・ロワールの精神科病院の院長として、対独レジスタンスや、強制労働拒否者を受け入れる。パリ解放後は、精神科医の集合態を組織し、そこにアジュリアゲラ、L・ボナフェ、G・ドメゾン、デュシェーヌ、H・エー、フォラン、フーケ、J・ラカン、そしてトスケイエスが参加した。その後も社会復帰や看護師養成に努め、ボナフェ、フォラン、ワロンらとともに『理性《レゾン》（*Raison*）』誌を創刊した。

(10) Eugène Dupréel（1879-1967）。ベルギーの歴史家。哲学と社会学にも造詣が深い。著書に『社会関係——社会学の対象と方法についての試論（*Le Rapport social : Essai sur l'objet et la méthode de la psychanalyse*）』（1912）『複数主義的試論（*Essais pluralistes*）』（1949）など。

(11) perlaboration. ドイツ語の Durcharbeitung の仏訳。フロイトの用語で「徹底操作」とも訳される。患者の抵抗に対して、医師の解釈を受け入れさせるための治療的な分析過程のこと。

(12) Wolfgang Köhler（1887-1967）。ドイツの心理学者。ゲシュタルト心理学の創始者のひとり。ここでは主著『類人猿の知恵試験』（1917）（宮孝一訳、岩波書店、一九六二年）における類人猿への課題解決実験に言及している。

(13) Michael Balint（1896-1970）。ハンガリーのブダペスト生まれの精神分析家。フロイトの弟子フェレンツィに学び、一九三九年イギリスへ亡命。一般開業医にも開かれた精神療法教育を行った。これは、バリントグループと呼ばれ、全人的医療の嚆矢として世界に広まっている。

(14) 「取り入れ」（introjection）「体内化」（incorporation）はいずれも精神分析用語。「取り入れ」とは外界の対象を自己のうちに取り入れて自分のものとする防衛機制を指す。「体内化」は、その身体的モデルとして、乳房などの対象を自己の中に侵入させ、保持しようとする無意識的幻想。とりわけ口唇的な活動としてモデル化される。

(15) le Collectif. ウリ思想のキーワードの一つ。本文にあるように、単なる社会学的集団でも個人の総和でもなく、複数でも単数でもない概念として独自に使われている。一九八四年のセミナーによれば、〈集合態〉は「集合的なシステムを配置しつつ、同時に各人の独自性（特異性）の次元を守る」ものとして、想定されている（Jean Oury, *Le Collectif, Le Séminaire de Sainte-Anne*, Champs Social Éditions, Nîmes, 2005, p. 11）。

序論　つかのまの痕跡と布置、精神医学と制度精神療法の領野における道標

二〇年も前から書いてきた文章がここにある。これは私の歩みを示すというよりは、何かを、つまり道標、目印、解読などを定着させる機会となるだろう。なかには文体練習のようなものもいくつかあるかもしれないが、特定の美学的領野での手すさびなどではない。毎日の仕事から発した訓練だ。森林への火入れ、内省の場としての空き地のようなものだ。栄えある歌ではなく、おろそかにしてはならないことの確認だ。ときには記念唱にすぎないものもあるが。沼地に沈み込まないために石を据え置く必要があったのだ。できうるかぎりそこにいようという必要性から何千回も繰り返された、倫理的諸決断という不可分な所作である。あらゆる種類の政治的ないしは宗教的イデオロギーが遭遇する「絶対的なテロス〔＝目的、終着点〕」だ。私たちは、体験したこともない悲惨な状態で、アンティゴネーに支えられることもなく、盲目のまま歩んでゆく。この歩みは、私たちが知らない欲望の痕跡である。それにより私たちは毎日のように交差点や出会いの結節点に導かれ、そこではあたかもリズムの兆し、ある運動が発生する対象であるような他者によって捕らわれるが、それが歴史的運命[1]のたえざる反復ともなるだろう。より合わされ、結ばれ、そして切り落とされる縄のようなものだ。私たちはいわば無意識のパトス、口に出せない断層、呼び起こしがたい忘却の証言者なのだ。精神病とは、

無数の裂け目の範型にすぎない。私たちは彷徨し、散らばり、見えない壁、不可能な場所にとどまりながら、〔厳密でない〕推定的な学問の中心にいて、たまたま失敗を犯したりしながらやってきた。精神医学という——集合的でなくてはならない——作業に飛び込んだ人は、このようなクロマトグラフィーのごときものを自分自身に対して実現できればきっと有益だろう。そこでこそ偶然が運命や必然性と接続するからだ。

ここにいくつかの文章を集めたのは、それが歴史的に必要だと思えたからだ。加筆修正しないままの状態で提示することで、学会、会議、学術誌など、これらの文章を書くことになった機会をささやかに証言する機能を保つことができるだろう。こうして集められたものがある種の形態を描き出し、それ自体で何らかの興味をかき立てるかもしれない。

二〇年ほどの期間になされたこの執筆活動は、問題になっていることを部分的にしか垣間見せてくれない。神経生物学、精神分析、政治、人類学など、精神病理学の領野に治療的に隣接する場においてその都度必要だったものを、よりうまく表現するには、時間と能力が必要だろう。だが強迫観念のようなものかもしれないが、「ほんとうに」そうしたものがすべて必要なのかと自問してしまうかもしれない。それなら眠った方がましだ。安らかに死んだ方が。これは今日、精神医学的な事柄にたずさわったり、また、もはやあえて精神医学と呼ばれもしないものにたずさわったりしている多くの人、いやおそらくは大部分の人の考え方だろう。このような空気ゆえ私は警戒状態にとどまり、これらの文章を——論争的に——出版することを余儀なくされたのだ。これらの文章は完全には論証的ではないのだが。物理学や数学や詩において救い出すべきものがあるように、精神医学にも救い出すべきものがある。あらゆる種類の蒙昧主義の上げ潮を前に、いくつかの標識を繋ぎ止める必要がある。〔第二次世界大戦中に爆撃された〕ドレスデンやヒロシマのような場所が他にも誕生してしまう前に、これが何を与えてくれるかを確かめるのだ。いずれにせよ、何かが書かれ続けている。読書の場はまだあるのだ。精神病という創発的な次元は、私たちに絶えざる解読を迫るのである。

ばらばらの紙片にゆっくりと書かれる「言うこと[2](le dire)」がある。パリ郊外の見慣れない白っぽい草の上で書かれる「言うこと」、これはまだ粘土のように残っている。風にそよぐ草の茂み。遠くで電車が通る。石切場。排水溝の中のトカゲ。折り畳みベッド。溲瓶《しびん》。ねじ曲がったトタン屋根。コーヒーメーカーの蒸気。焼け続けるゴムの匂い。霧の中。丘の上に立つエッフェル塔。解読されない、解読できないヒエログリフ。ほこりっぽくて半透明の空気。穴、亀裂、無。忘却は存在の範疇にある。書くことを強いられるとき、永遠にあなたに働きかけているのはこうした背景だ。何かについて、あなたを大地につなぎとめる課題について書くこと。イラクサの中の空。反復、昇華、エクリチュール。大いなる、あるいは小さな幻想と戦うディオニュソス。ヒトラー、スターリン、収容所、実存主義的素朴さ、インテリゲンチアの「開花しない」さもしい唯物主義。これらが、いくつかの文字を並べるための枠組、背景、覚え書きとなる。そうでなくてはだめなのだ。トランプの城を作る喜び、マッチの組み立て、仮設の劇場。泥の渦の中の蚤のような学者のパレード。時が過ぎ、すべてが崩壊するが、何も動かない。つねにすべてはやり直されなければならないからだ。〈人間〉の自己生産、自己構成。マルクス、フロイト。そしてキルケゴールも。彼らは有益で不可欠だ。衰弱死しないために。そしてラカンと、トスケイェスとの出会い。一瞬の、最も予想外の出会いだ。彼らは標的というよりは、そこから出発して何かを織りなすことができるものだ。こうしたものが大地や太陽や屋根や草の一部だ。私は気絶しそうな状態で、自分を「ヒエログリフ化」する。崖のようにそそり立つねじれが、リズムを受け入れる場に私を連れて行く。〈迎え入れること〉、これは最初の文章〔第1章〕と最後の文章で論じられる。(3)迎え入れとはかならずしも〔内側に〕凹みを作ることではない。それは創造、自己生産、つまり転移なのだ。またそれはひとつの場、ひとつの文であり、つまり現象である。存在に向けて死ぬこと。放下(4)(Gelassenheit)、存在せしめることだ。それは――パトスなき――修練だが、その目的は、精神病という穴と過剰な充実と接合することによって、〈存在者の存在〉のいくらかの分節、回転の場が、たいした努力もなしに働くようにするためなのだ。接線のように斜めにかすめる視線は、たんに少し「柵をはずすこと」ではない。「非隠蔽性(5)(Unverborgenheit)」という孤独で〔ストア派のいう〕アタラクシア〔＝平静さ〕を備えた狩猟者の視線だ。三つのテリトリーがこの迎え入れを行った。サン＝タルバン、ソムリ、そしてラ・ボルドである。そこでは郊外の草が茂っている。

もちろんこれらの文章を市場に出すという企てにも意図や意味はある。意図や意味から逃れることはできない。しかしながら水平線のできるだけ近くまで泳いでいくことも不可欠だと思われる。漸近線的なねらいではなく、断裂線を引くためだ。見取図でもなく、解釈不能なものに接すること。あらゆる冗長さや自我性(moïté)やパトス的歴史を抹消する線だ。困難に突き当たるのは、私たち自身が症状だからであり、精神医学の領野は社会的でも心理学的でも神経生物学的でもないからだ。精神医学の領野は、現実界における計算違いの二次的な現れとして、それらのいずれでもある。私たちが格闘しなければならないのはこの計算違い、私たちの「症状」である。私たちが唯一切り開くべきだと考える修練の道は、感覚の歩みの道であり、その目的は症状が最大限に平板化し、葉脈だけが残った葉となり、ひとつの点に帰着する網目となることだ。言い換えれば、文章を提供すること、この次元でのあらゆる現れは、否定的な錬金術の操作へと誘い込まなければならないということだ。輝き、安っぽい装飾、イデオロギーなどをいくつかの初歩的な代数へと集約させ、多かれ少なかれ豪華な金から鉛を抽出することだ。これはかならずしも否定神学に至るものではなく、ペテンの次元を、最小限不可欠なものまで切り詰めることだ。というのもあらゆる著作はいずれにせよペテンであるからだ。あらゆる出会いと同じように。私たちはみなこのような糸で織りなされている。私たちが言語に運命付けられているがゆえに、〈ことば〉の受肉ゆえに、〈他人〉が私たちに話しかける（「私たちを作る」「改造する」というような主体的な意味で「私たちに話しかける」のだ）がゆえに、ペテンの糸で織りなされているのだ。統合失調症者が、その否定的な幻覚の「技法」において、私たちをその文章のひとつひとつによって告発し、私たちを解離させるような、諸シニフィアンの接合の「戯れ＝隙間」[(6)]がある。しかしながらいくらかの具体的な成果も出さなくてはならない。「ならない」というのは、倫理としてということだ。というのも事は重大だからだ。たんに――医師として、精神科医として――他人の生が問題になるばかりではなく、現実界への操作的な接近が問題になっているからだ。容易なことではないが不可欠である。でなければ、こうした騒ぎが何の役に立とうか。挫折の尊重、死者たちの尊重があるだけだ。死者たちはこの私たちの務めの助けをしてくれたはずなのに、それをうぬぼれが永遠に破壊してしまった。喪はむずかしい。大量の疎外に対する消耗戦、思考のがらくたとの戦い、陰険な迫害への戦い。私たちのことを「修正主義者」扱いする者もいる。また「独断的な」思想を持っていると告発する（！）者もいる。そのどちらも的外れだ。こうした罠の慈悲深い情熱ときたら。なぜ私たちの〈不可能なもの〉の作業を「善行の奉仕」の範疇に押し込めてしまうのか。

何かが書かれている。このいくつかの文章はありのままに受け取られるべきものだ。全体的に、部分的に、複数的に、断片的に。およそ出版物というものは、束の間で弱々しいものを記念碑化し、網羅的なものとしてしまう危険がある。図式的な論理があなたを岩の頂上に押し上げる。だがこれらすべては自己生産の一部分であり、私はその書記にすぎない。その文字だけ、数字だけを理解すればよいのだろうか。それを祈願として立てることもすでに、システムへと送り届けてしまう。だが何も語らないことも、集合的で抑圧的で決まり切った記憶の痕跡の共犯となるだけだ。プロセスの時間、論理的な時間を保持し、私が「何のためでもないこと」とでも題したいことが到来するようにすべきなのだろう。「何のためでもなく書くこと」。重要なことは語り得ないゆえの、ひそかな公現。線を引き、点を打ち、筋を付けること、このことが、あらゆることが決定されるような一種の非―場所を維持させてくれる。これは一種の神秘主義ではなく、必要な脱主体化をその有効性に即して測るような、緻密な点を尊重することである。この脱主体化は客観性でも対象性でもない。それは以下のような一種の文学の根拠を打ち立てるための一手段でもある。つまりある舞台装置を構築し、精神病に関する亀裂としてしか書き込まれないようなものが現れるようにすることなのだ。一種の格子、前線にある存在の、位置もはっきりしない境界標であり、そこではあらゆる時宜を得ない翻訳が致命的なものとなる。

各文章に、それがどのような機会に練り上げられたか、簡単に状況の説明をおこなっておく。こうして集められた文章は、ある特殊な領野をはじめて切り開くものとなるだろう。〔今後出るであろう〕第二巻では、この下書きの作業を、別の文章が補ってくれるはずだ。

一九七六年一月

【訳註】

（1）historial. ハイデガー用語 Geschick の翻訳で、現存在の歴史性とともに、「存在の贈与」（Seinsgeschick）の意味合いが込められている。

（2）ラカンの表現。「言われたこと（le dit）」に対立。Cf. Jacques Lacan, « L'étourdit », in *Autres écrits*, éd. du Seuil, Paris, 2001, pp. 449 et suiv.

（3）原書 Chapitre XXIV「選択、精神病、制度」。日本語版の本書には未収録。

（4）Gelassenheit. 後期ハイデガーの概念。技術の対象とする近代科学の発想にたいして、物として生起するにまかせる態度のこと。一般に「放下」と訳される。ただしウリが、第15章の原註＊6でハイデガーやフロイトの用語を自分なりに言い換えているので参照いただきたい。たとえばこの語の解釈は、アタラクシアや平静さと関係付けたジャン・ボーフレの解釈に基づいていることがわかる。

（5）ハイデガーの「真理」概念を示すドイツ語。初期ハイデガーでは、ギリシア語のアレーテイアにならって、忘却が明るみにもたらされることを示すが、後期には「存在者の存在」の暴き出しを示し、みずからを隠蔽する存在忘却の開示を示すようになる。アレーテイアについては第15章原註＊9参照。

（6）dissociation. 本書では現代の解離性障害のことではなく、P・ジャネからフロイトに至る精神分析的用法、すなわち心的統合力の低下、それに伴う抑圧機制を指すと思われる。

治療すべき「対象」を私たちに与えてくれるような、環境に孕まれた疎外の圧力に「だまされ」ないでいることは難しい。家族や――その他の人々――が、知らず識らずのうちに、いわゆる病人を疎外してしまう。ここにはつねに、うさんくさいものがある。たとえば習慣が変わり、誰かが問題を引き起こす。この問題は取り囲まれ、偽装される。こうしてこの誰かは対象に変化させられてしまうのだ。これが、狂人が引き起こす異様な諸関係の結び目を「病人」と呼ばれる対象に変化させるプロセスである。このような靄《もや》の中でさまよってしまう危険はある。逆説的なのは以下のようなことだ。「狂人」と呼ばれる人の存在を現させるためには、諸関係に磨きをかけなければならない。ここから困難が生じる。この繊細な弁証法においては一般に、私たちを家族へと結びつける糸を見失ってはならないが、そのためにはまずこの糸を見出さなければならない。諸関係の破壊を引き起こさなければならないが、その過程で私たちを家族や病人に結びつける場所を引き受けなければならない。医師は本質的な媒介として舞台となり、その上でドラマが演じられる。医師は劇場を作り、役者を選ばなければならない。そして、役割、つまり〔登場〕人物（personnage）と人格（personne）の弁証法によって、禁じられた場に少しずつ入り込む。そのような世界を支配し続けなければならないのだ。その禁じられた場にこそ、病人がその潜勢力を隠しもっているからである。ある種の習慣と、眩暈《めまい》の不在を要求する、オルフェウス的な旅だ。

このような土台の上でこそ、治療チームの概念を作ることができる。この概念の意義は、個人間の関係を脱神秘化《ミスティフィケーション》してくれ、さまざまな音域に広がる体験の現れを容易に演奏するグループの存在に下支えされている。たとえば私は医師だが、それはひとつの役割にすぎない。〔実は〕私は医師ではなく、この役割を引き受ける者である。そして君は、君自身の内に〈私—君〉という関係を現させるために、この役割と衝突するのだ。だが君が眩暈にとらわれたら、私はふたたび医師になる、というわけだ。

この「医師—病人」という、たえず再開される関係は悪臭を放つ沼のごときものだが、そこに浮かんでいるように見える、ある「病人」の最近の例をカリカチュアとして挙げよう。この病人は、慢性的な医療中毒にかかっていると言っていいほどの状態にあった。だからまず私は医師にならなければならないが、次に——〈チーム〉によって、この維持された神秘化の基礎をひそかに掘り崩さなければならない。たとえば医師ではないが、このうえなく正統的な絶対〈他者〉が現れたりしたときなど、動揺を与えるのが適切だと判断されるとき、あるいは、このおそるべき誘惑に対してより大きな脅威で答える必要があるときなどである。つまり救済措置でもあるのだが、罰としてグループから排除するという手を使うときだ。もちろんグループから排斥されたとき主体が経験する危険をしっかりと見きわめなければならない。このケースのような「介入」の治療的成功を強調しておいても無駄ではないだろう。

言い換えるならば、精神科クリニックは避難所、つまり一時的な退避場ではない。それは、その効力が壁の高さや厚さによって測られるような、閉じられた場所ではない。精神科クリニックは、だれでも自由に出入りでき、すべてが正常で開かれているように見えるひそかな場所でなくてはならないが、その土台の部分においては、脱疎外を条件付けるような本質的な概念によって突き動かされていなければならない。看護師はどこにいるのか。医師はどこに？「お待ちなさい、私はここにいます」。「私」が医師として現れ、そのことが病院に初めてやってくる者を安心させる。「しかし教えておきましょう、『私』は何者でも、絶対に何者でもありません。また私に従った場合には、あなたは道を見出すでしょう。しかしもしまだ私に従う準備ができていなかったら、出ていったほうがいいでしょう。もしまだ必要なら、あなたは自分自身で戻ってくるでしょう」。このようにして普通の人を驚かせるような対話が紡ぎ出される。しかしこの対話は、普通から遠い人、つまり疎外された〔＝他者に身をあずけた〕人を自己に還帰させる。これはべったりとした家族的関係を持つこととはほど遠い。とりわけこの種の「病気」では、家族という機構の中で増幅されたしくじりの影響が見られる。その意図を理解するのは難しい。最良の意図が最悪であることが多いからだ。

治療行為を取り巻くべきものを以上のように描き出してみた。治療を取り巻くものというよりは、それにすり込まれ、それを基礎付け、構造化するものと言った方がよいかもしれない。その場合、電気ショックは、器質的な靄を消し去ることによって、真理に到達するための手段のひとつにすぎない。だが作業が開始されるのは、自己自身の正当化が動き出す瞬間においてである。すなわち、まず私は誰なのか、そして君はなぜ君なのか、何者なのか、というわけだ。このような空間においてこそ、諸関係を解消し、世界との回路を繋ぎ直さなければならない。

〈精神医療センター〉を脱疎外のために組織することは、治療者ひとりひとりの生き方、その他人に対する経験に基づいている。このような他者との関係の弁証法を自分自身の内で働かせることについて、誰かが特権を持つはずはない。治療チームの構造そのものは、チームの主体ひとりひとりが、人物から人格へ、役割からごく普通の関係へ、というきわめて豊かな広がりを、ほとんど自動的に活用できるように構築されなければならない。この構造化は、各メンバーの学位の序列と対応するものではなく、ある種の共同体におけるある種の生活様式に左右される。この共同体を「治療共同体」と呼ぶことができるだろう。医師―モニター(1)―看護師―スタッフの相互関係は、技術的な人物の相互関係であるが、この役割にしがみついてしまい、人間的価値の階層性を信じてしまったら、危険なことになる。人格と役割を混同するのは――この語のより社会学的な意味で――疎外の一形態なのだ。だが人格と役割を分離するためには、ある平面から別の平面へのすばやい移行が習慣的になるような、日常的な鍛錬を維持することが必要である。

この領域で生じる困難は以下のようなものだ。すなわち、治療グループの各人は、この結果に自動的に、ほとんど自分の本性からのように達しなければならないが、自己の内では総体に対する展望を保持し、そしてそこから生じる方針を維持しなければならないという困難である。この結果に達するためには、グループそのものの一定の構造化が必要である。ここで困難は最大になる。〔だが〕さまざまな解決が存在するかもしれないではないか。

しかしながら以下のような根本的な考え方を中心に据えなくてはならない。すなわち、治療者のグループと病人のグループの弁証法が要請するさまざまな活動が、諸委員会によって組織される、という考え方である。言い換えるならば、階層性があるとしてもそれは委員会と委員会の間だけであり、理想的には各人がすべての委員会に参加すべきなのだ。委員会の外での関係は機能的に異なったものであり、ひとりひとりのパーソナリティの隠れた側面を現させる。この組織を土台にしてこそ、医師は医師として、病人には危険を与えない存在として登場できることもあると思われる。さもないと、医師の人格に神話的な資格が付与される。この資格は——魔術的で疎外的な関係の諸性質に加え——多かれ少なかれ隠されたかたちで、人間の悲惨さにつけこんだり、略奪したりする者と同様のものになってしまうのだ。このことは、頽廃的な父権主義《パターナリズム》というすこぶる怪しげな装いを纏《まと》ったとしても、狂気の世界という、すぐれて非医学的な世界への医学の介入を非常に危険なものとしてしまうだろう。

言い換えるならば、医療行為が肯定的な効力を持ちうるためには、いま描き出したようなグループの構造に媒介されなければならないということだ。とりわけ重度の「精神疾患者」に対する医療行為ではそうだ。その場合には真の疎外〔＝精神異常、譲渡。本来は自分自身に対してよそ者になること〕——この概念が持つ〔他者に自己を奪われるという〕超越という意味を含めて——が問題になっているからである。ただしたんなる「抑うつ状態」の場合ですら、このように治療を構造化したほうがはるかに有効なことが確認されている。

治療スタッフのこのような秩序づけの技術的な困難や細部、また人物と人格の弁証法が停滞を引き起こすこともある点については、ここでは詳しく述べることはできない。だが強調すべきもっとも重要なことは、治療が進むにつれて次第に、狂人の行動において、環境への反作用が大きくなってくると気づくようになる点である。このことはきわめて普通に確認されているが、これが引き起こす困難ゆえ、真摯に体験されることは稀である。つまり〈狂人をなす（faire le fou）〔＝陽気に馬鹿騒ぎする〕〉ということは、狂人という超越的存在が扱われる方法と、強く連関しているということである。そして治療者という枠組は、この構造すなわち、このように狂人が作られる（＝馬鹿騒ぎが行われる）ようにするこのなされる行為（le faire）に責任を持っているのだ。治療の目的は、さまざまな実験を蓄積し、組織されたこの困難な領域に道を切り開くことである。この実験はさまざまな「非社会化」として現れ、病的平衡状態に至るが、ある人の後ろめたさが、別の人の無力感のありかを隠蔽する。だがこの実験は病院環境の日常的実践に圧倒的な力で入り込んでいるのだ。

だから精神医療センターは、捉え「難い」ものとして現れなければならない。分刻みの正確な日程表で規則的に機能しながらも、この厳格さは、治療グループの各人の自由と人間的厚みの度合に比例したものでなくてはならない。同一化と参与のレベルも、コントロールされた分散状態を示し、これが「病人」ひとりひとりの体系的な再教育を準備する。これによって土台の上にのみ、精神科の治療は誠実なものとして溶け込んでいくことができる。こうしてこそ、何年にもわたり失われていた対話が再開されることも多い。〔たとえばある病人との〕関係は日常的なものからかけ離れていた。生活環境はすり切れ、〔彼が発する〕シグナルは歪められていた。日常的なグループとのつながりは、孤立と共に生きられた歪みを生んでいた。彼への接近はすべて、危険で恐るべき侵入と受け取られた。ちょっとした変化で建物が崩れてしまうかのように。砦が崩れ、名を持たぬもの、本質的に見ることができないようなものを現しかねなかった。手を差し出して迷路を導くしかなかった。あらゆる神話的な論理が活用され、さまざまな様態で、承認という生きられた現象を表現することができた。

またある女性の「病人」は、自分が赴くことができる特定の場所が世界に存在すると知っていた。彼女の迫害的な行いや妄想的な関係の中で混乱していたため、家族と面会をさせようとしても来ないのではないかと恐れていたが、彼女はやって来た。入院が家族によって神秘化されているがゆえに、入院と同時に体系的に排除されてしまう人たちも、自分の意志で〔病院《クリニック》に〕戻ってくる。というのも、この排除のほうが、ふだん周囲を取り巻く人々が嘆いたり威嚇したりする状態よりも、自分のことを理解してくれていると彼女には思えたからである。各人がそれなりの道を進んでいるので、この領域はデリケートであることもある。関係の重圧は大きいので、いわば橋を落として、よりよいコミュニケーションを確保するほうが有益である。ある世界から別の世界へつながることはなく、ひとつの世界からもうひとつへと飛ぶしかない。「狂人」と「正常者」は意味を持たない深淵で隔てられている。この存在しない空間を這って進むことはできない。非連続性は、治療という務めをうまく進めるために引き受けることを学ばなければならない重要な試練なのだ。この試練を引き受けること、それはこの試練をグループに伝えることだ。だからこそ、社会的様態では非日常的なことを現させるという、日常的な鍛錬がなされる。脱疎外とは、なによりもまず疎外の引き受け、すなわち〈無〉に正面から向き合うことなのだから。

このような視点から人材を養成するためには、とりわけ以下のような点を指摘しておくと興味深いだろう。

迎え入れ。関係を開始する始元的な行為である迎え入れは、脱疎外の観点から研究され、またとりわけ構造化されるべきである。医師が推進力を与える。医師とはいわば入門の秘訣を与える人物である。これに、スタッフの治療技術の多様性や柔軟性が問われるプロセスが弾みをつける。各人物の解明はバランスのとれた方法でなされる。こうして迎え入れは、ぶり返しや逃亡の可能性や再加入などを伴いながら、滞在中ずっと続く。

治療グループの人物構成。グループのひとつひとつにおいて、「〈精神医療センター〉のスタッフ」特有の性質を示すような、さまざまな要因を見出すべきであり、さらには数量化さえすべきである。

主に経済的および治療的な要因である。こうした要因の意識化の作業は、共同生活および関係の脱神秘化という長い努力を必要とする。たとえば料理人、リネン係、掃除係、秘書、技術者らは、どのような点において自分の領域にいながら治療グループのメンバーとなるのか。関係の曖昧さが必要な場合、それは厳密な意味で個人間の関係にしか宿り得ない。だがグループは開かれているべきであり、事物は普通の世界で備えていた魔術的・技術的な性質を喪失するべきである。脱疎外について語るのなら、密かな死角をなくしておくこと、技術的な関係の神秘化を喪失させることが基本である。さもなければグループは神秘化され、あらゆる社会治療はグループ的な欺瞞へと堕落しかねない。これはたんなる受動的状態より疎外する力が大きい。本来の精神医学の作業が打ち立てられるのは、構造化された自由という土台の上になのである。もちろんのこと、あらゆる疎外的な関係が取り除かれるためには、〈センター〉全体が一貫していなければならないし、指導は医学的でなくてはならない。

　スタッフの養成と維持に関して強調しておかなければならないのは、役割の相互交換の可能性という理想である。だから現在すこぶる評判の悪い「専門化」という概念は排除される。「専門化した」スタッフはみないかがわしいものとして疑われなければならない。真の専門化が獲得されるとしたら、それはグループの諸活動のそれぞれに具体的に参加することによってなのである。これは時間のかかる、またやっかいな課題だが、本質的に重要だ。

　治療委員会。つねに危険なものとなりかねない逸脱の動きをしかるべき時に導くためには、ある種の委員会の警戒が必要である。ここでは特定の治療センターの構造上の細部に立ち入ることはできない。脱疎外のための行為を妨げない環境を作れるよう、もっとも根本的に思われるごく一般的な原則論に留めておいた。

病人の異質なグループ。あらゆるレベル、階層、範疇の病人を混ぜ合わせることについては利点しか見いだせない。病因となるグループ化をコントロールすることで、これまで明らかにされなかった側面を見いだせる。

したがって基本的な構文も作れない解離した病人が、言語の世界に生まれ直し、驚くべきコミュニケーションレベルに達することもある。そのとき身振りによる攻撃が、病気の悪化や「医療」監禁のせいで失われてしまった世界性へと置き換わるのだ。このような方法では、病人を「治した」とは言えない。しかし環境の振る舞いを緩やかに、そして粘り強く脱神秘化することによって、真の疎外――真の問題――、本質的な独自性を暴き出した印象は持つのだ。

脱疎外はとくに第一段階の脱疎外として現れる。すなわち、異様なものを前にしたときの反動的な行動の喪失である。こうした振る舞いを消し去ることで精神医療センターは効率的なものとなる。

地方の自由奉仕活動――クール゠シュヴェルニのクリニック

次に以下の三つの制度がどのように発展し、どのように機能しているか、説明しよう。〈献立委員会〉、病人の迎え入れ、そして〈おしゃべりマリオネット（marionettes-cancan）〉の三つである。

この主題を位置付けてみるためには、私たちの集合性（collectivité）における病人の生活の本質的な特徴がどのようなものか、ざっと描き出す必要があるだろう。

この精神科病院はソローニュのはずれの城館に創立された。どこまでが所有地なのか、はっきりしない。森と牧草地と荒野からなる地域である。病人は自由である。歩き回る自由がある。どこに行ってもよい。外でも、寝室でも、どの部局にでも。困ったことが起きることはない。リネン室に用があれば、そこに行く、同様に台所やオフィスに行く。さらには医療事務室へ、管理事務所へ行く、ということである。ひそかに隠された場所はひとつもない。迎え入れ委員会は巡回している。食堂、クラブ、寝室、台所というように、至るところをぶらつく。病人との接触はもっとも適切な場所でなされる。事務室、台所、バー、建物の外など、いろいろである。

　病人が好みに従って自然に自分の場を見つけられるような、人間的な空間を打ち立てることが重要である。「寝室」のパターン、「寝室やサロンや中庭のパターン」ではなく、多様な可能性を孕んだ複雑なパターンなのである。

　病人は建物内のほとんどすべての道具を使用する権利がある。レンジ、掃除機、ミシン、タイプライター、電話、アトリエなどである。(2) 空間の自由、物《オブジェ》に対する自由がある。物が重要な場を回復し、有用なもののサイクルに再び入っていく。これはたいへんよい影響を与えるように見えた。実践的なものへ開かれること、神秘の消失、事物が固有の現実性の内に置かれること、道具が自由に使えること、これらのことは病気ゆえすべてを神秘化しがちな人にはたいへん有益である。人間と物とを分離する助けとして重要なのだ。かつての統合失調症者はこの種の「治療」にたいへんよく反応していた。物が、使える何かになるのだ。「医師、看護師、病人は物の前では平等である。みなそれを使う。それだけだ」

　私たちが目にしているのは平凡な事態である。物とは人間関係を再構築する手段にすぎない。ただし物を神秘化せず、みながそれを使うという条件の下で。とはいえ、こうした物のいくつかを使用するための制度を作るのも妨げられていない。たとえば掃除機を使うのは〈メンテナンス委員会〉の人たちである。料理長が決めた時間割を考えなければならないし、ミシンやアイロンを手にするにはリネン室の時間割に従わなければならない。

〈献立委員会〉

〈献立委員会〉はどのように生まれたか。病人たちの「衝迫」からだったとは思えない。とくに要求があったわけではない。病院はできてから七ヶ月しか経っていなかった。急性の症状を抱えた人が多く、病人は次々と交替していた。〈献立委員会〉は、スタッフのメンバーに建物に関心を持ってもらうために作った――彼らは病人と接触がなく、また接触しようとも思わなかったのだ。「ここは病院であって、ホテルではない」と繰り返したくなかった。これは、実践的な問題についての議論によって、スタッフ全体を病人に接触させる多くの試み――そのいくつかは完全に成功した――のひとつだったのである。

だから〈献立委員会〉は、料理長、食料品購入責任者、配膳担当者、医師、モニターの看護師、そして病人代表から成る。委員会は週一回である。病人代表は、二週間に一回の〈総会〉で指名される。彼らは他の病人のアドバイスを集約し、毎日の献立の掲示板に掲示される、献立委員会報告書を作成するのである。

当初はなかなか難しかった。料理長は病人と接触する必要性を理解しなかった。それで台所に閉じこもり、彼らを邪魔者扱いする傾向もあった。「モニターの看護師」も同様だった。そこで台所という秘密の場所が作られてしまった。スタッフの何人かのメンバーはこの立場に居直り、こうしたトラブルを正当化する理由を拵えた。つまり台所は専門家の仕事場であり、専門家というものは誰も立ち入れない空間を持っているはずだと言うのである。

問題を逆転させ、専門家としての料理人ではなく、モニターとしての料理人という概念を獲得しなければならなかった。〈献立委員会〉が生まれたのは、このような葛藤に満ちあふれた空気の中でだったのだ。

一ヶ月経って、モニターとしての料理長がやめることになった。〈献立委員会〉もおざなりになっていた。新しい料理長が着任すると、〈献立委員会〉は非常に規則的に動くようになった。重要なのは、病人代表が施設の基本的な問題に直面することである。たんに献立に文句を言うのではなく（ただしこれも有益である。たとえ、「その食材はいま旬ではない、それは高すぎる、今あるオーブンではそんな献立はできない」などと答えて、人物の配置を変えさせようとしても）、実践的ないくつかの問題解決に参加することが大事だ。たとえば「肉が野菜と一緒に出されることを受け入れてもらえるか」という問いは、多くの物を動かし、多くの人を動かす。料理人が料理をとり分け、食卓にのせるやり方が問題になる。また、材料の購入、料理を出す時間、配膳者の交替（おそらくあまり気の利かない人だったのだろう）も考慮される。したがってこのような問題を解決することで、複合的な社会関係の総体が刺激され、代表が表明したたんなる欲望が生活そのものにおいて社会化する。

この〈献立委員会〉によって、たえず注意すべき多くの点が明らかになった。一部、食料品を買う際、割高になっていたこと、さらにはある種の「料理」の発案、配膳の日程の配分などである。

そしてみなが手に入れた成果は、台所が建物の他の場所と同じように、すべての人にとって住みうる場になったということである。料理人をモニターに変えた、と言ってもよい。

病院での滞在中に人が台所に留まることもよくあった。一七歳の若き統合失調症者Ｄ・Ｍは、インシュリン治療後に台所で働いたし、二八歳のアルコール中毒者Ｊ・Ｊ氏はいつも台所で過ごしていた

（彼は機械工だったが、料理人になりたかったのだ）。また他の多くの病人も、一日中ではないが、自由に台所にやってきて、何か手伝うことはないかと聞いてくる。

台所、そしてそこで起きるすべてのこと（tout ce qui s'y passe）に代表される治療上の利点を消し去ることはいずれにせよ愚かなことだろう。ペンキ塗りされていようといまいと、寝室の沈黙や、人工的なサロンのおしゃべりなどよりは、人々を位置付け直すのに役に立ち、効率的な面があるのだ。

〈迎え入れ委員会〉

誰かを受け入れるというのは時に気まずいものだ。とくに受け入れられる誰かもまた気まずい思いをしていたら。ある男性の病人が到着するとする。彼は自分が病人であることを知らないこともある。もちろん医師がこの病人に会う。医師は彼が病気であること、治療のためにここに留まらなければならないことの説得に成功する場合も多い。だがすべてが始まるのはそれからだ。正直に言えば、そこまではいかず、病人を動物のようにつかまえるわけにはいかないことを感じる。あるいはせいぜい外科治療の救急患者のように扱うだけだ。病人があまりに混乱していて、そうするほかない場合を除けばそうなのだ。だがそれは稀なことである。初めはどうしたらよいかわからない。気まずい思いをし、少々買いかぶられているようにも思う。〔医師の〕仕事着はないので、衣服の発する言語を所作や言葉で置き換えなくてはならない。説得しようとするものの、私たちの議論は通らないことが多い。ひとまず一緒にぶらつき、様々な部屋を訪問させ、いろいろなことを勧めてみる。全体としてはうまくいく。だがすぐに気づくのは、こうした行為の成功は私たちの方法のおかげではないということだ。病人は私たちの言うことなど聞かず、私たちと一緒にいながら他の病人を見ている。そこですぐに私たちはこの実態を活用した。他の患者の影響を活用したのである。

　まずこの新しい入院患者と接触できそうな別のある患者が呼ばれた。これは効率的である。患者たちには時間がたっぷりあるが、私たちは忙しいことが多い。また彼らはより「環境に浴している」。ただしすみやかに迎え入れるよう彼らに促す必要がある。これはかならずしも簡単なことではない。だが私たち医師の間でも同じ困難はあった。臆病な患者がいて、迎え入れる人々に直面させるのが難しかったのだ。だが、これにも慣れた。もちろん医師の制服を着たほうが、たやすく貫禄を示せて、自分自身にとっても簡単であろう。

　そこでひとつの制度を設置することがすみやかに決定された。それが〈迎え入れ委員会〉である。この委員会は――総会で二週間ごとに一部、再任可能で――、相互に異なった人々から構成されるように努めた。すなわち男女、老人、若者、異質な社会階層などである。委員会のメンバーがかならずみずから迎え入れなければならないわけではない。他の人より迎え入れに積極的に参加するだけの話だ。委員会のメンバーではない人が、頼まれもしないのに、みずから迎え入れを行うこともしばしば見られる。制度が作り出すのは、一般的な流れの問題だけなのだ。全員がかかわるが、あくまで制度によって導かれてそうするのである。そしてこれはとてもうまくいった（時にはあまりにも手厚く迎える人を制止しなければならないこともあった）。最近でもかなり難しいケースがあったが、迎え入れという複合体ゆえ解決できた。この複合体はスタッフのメンバーと病人全員を集結させているのである。

　たとえば二七歳の迫害妄想をもつ統合失調症者であるR嬢は、その振る舞いゆえに強制的な措置、すなわち保護室での五日間の拘束を受けて、ある施設から移ってきた。彼女は母親、そして理解ある家族のメンバーに伴われて到着した。医師との長い話し合いの後、看護師そして〈迎え入れ委員会〉の病人数人とともに、建物の中を散策した。この散策のあいだ彼女は叔父の傍を離れようとしなかった。その場で警察に拘束されることをおそれていたのだ。ためらいはきわめて強かった。ぜったい残りたくないわ、と彼女。話し合いがなされる。彼女は医師に、数日後に戻ると約束する。私たちは彼女を出発させた。彼女が母親と一緒に戻って来たのは十日ほど経ってからだった。態度はかわらない。クラブ(3)の代表が母親を説得して状況を説明しようとする。女性患者と他の患者たちとの話し合いが行われる。彼女はときどき譲歩するが、すぐに妄想的な態勢に戻り、母親の傍に隠れる。どうしようもない。彼女はまた病院を後にするが、荷物を置いていってよいか聞き、その二日後に医師と一緒に母親なしで戻ることを約束する。実際二日後に医師と戻ってくる(ただし困難は大きかった。とりわけ言語的な困難である。また依然として警察に追われていると思い込んでいた)。彼女が到着すると、〈迎え入れ委員会〉が頼まれもしないのにフルパワーで機能する。この女性患者は、彼らが心から解決してやりたいと思うケースになったのだ。彼女は自分が自由であること、散歩できることも実感できなかった。

彼女は病院にとどまる。しかし翌日の午後五時頃、彼女は病院から遁走し、増水していた川を泳いで渡り、隣村のはずれの農家にたどり着く。午後八時に知らせが来たので迎えに行く。農婦は彼女をとてもよく接待してくれていた。そうして女性患者は病院に戻る。彼女は最悪のこと(保護室に入れられること、拘束衣を着せられることなど)を恐れていた。迎え入れは控えめだった。彼女は夜の会に行く。〈おしゃべりマリオネット〉〔後述〕は水泳の事件をユーモラスに話す。ゲームにも参加し、ダンスもする。誰もが起きたことを意識していた。迎え入れは完了したように思われる。あとは細部の問題にすぎない。彼女は医学的治療を受け入れる。

この場合には迎え入れはきわめて完璧に機能したと思われる。正規の〈迎え入れ委員会〉は多くの時間を使って、母親と患者を説得した。スタッフは意識する間もなくこの委員会に組み込まれることになる。たとえば、この女性患者が水泳から戻ったときには、私たちと一緒に食事させ、リネン室で着替えるように言い、看護師が服を貸してやることなどが重要だった。また食卓を片付け、食器を洗うのを手伝うよう、命ずるのも重要だった。全員が参加することで、出来事が劇的でなくなったのだ。要は自然体で存在することである。過度に保護的でもなく「警察」的でもなく。これはなかなかむずかしい。つねに成功するわけではない。だが、幸いなことに、病人たちがいて、私たちを助けてくれる。


「おしゃべりマリオネット」

マリオネットについてはすでに言及した。たいへん多くの議論があった。真の意味でのマリオネットを演じるのは時期尚早だった。つまり、病人たちが、ドラマ性をもった自由な主題で、治療的な作用を持ちうるようなマリオネットをするにはまだ早かったのだ。看護師のひとりはまったく主旨を理解せず、自分でマリオネットをやり始めた。病人たちにやらせて失敗するより、看護師がうまくやるマリオネットのほうがよいと言うのだ。

このことについて議論するのに飽き飽きした私たちは、おしゃべりマリオネットなるものを始めることにした。すなわち病人たちはそれに参加しないこと、個人が創作するのではなく、毎週の土曜の夜の会の始めに、一週間の出来事を人形の口を通して話すことが決定された。マリオネットは一つだけにするか、二つ必要かについても議論した。何度か試みてみて、二つのマリオネットの対話という原則が定められた。男と女の対話である。その二人を「私のいとこと、女いとこ」と呼ぶことにした。テーマ音楽から始めることが習慣になった。ひとりの病人がピアノを弾き、全員が歌うのだ。会は平均して一五分くらい、ときには三〇分ほど続いた。ひとりひとり（病人とスタッフ）がメモ帳を持っていて、土曜に言ってもらいたいと思うことを書き込んでおく。準備はそれだけだ。対話は自然なもので、部屋にいる人に声をかけて、できるだけ多くの人が参加できるようにした。

初めの数ヶ月は、〈クラブ〉の委員会（スタッフのメンバーから成る週ごとの会合）に、誰が土曜のマリオネットを担当するか指示した。初めはいろいろ交替したが、かなりの時間がたって、つねに同じ二人がやることになった。これは変えてもよいのだが、そのことはあまり重要ではないと思える。〈いとこ〉と〈女いとこ〉は――始めてから一年になるが――病院で重要な人物になったような印象を与える。彼らには自分なりの生活があり、夜の会ごとに想像上の細部が与えられる。彼らのパーソナリティが司会者としてのパーソナリティと交ざり合うことはまったく、またはほとんどなかった。〈いとこ〉と〈女いとこ〉は自律して存在していた。これは私たちが公にはあえて口にはできない内容を言わせることを可能にした。それでますますうまく受け入れられた。マリオネットが進行中の治療について語ることもある。たとえばある人がこれ以上インシュリン治療を受けられないと言う。別の人は今週外出し、誰も知らないうちに村に行ったが、マリオネットたちは気づいてしまった（これは治療中のアルコール中毒患者の話で、隣村に少々飲みに行ったのだ）。また別の者はたいへん怠け者で、不平ばかりこぼしたがった。こうしたことすべてが想像上の逸話と混ざり合う。〈いとこ〉と〈女いとこ〉は〈迎え入れ委員会〉に参加していると言うこともできる。新しく来た人には挨拶し、去らなければならない人には別れの言葉を言うのだ。

このような口頭によるニュースは、壁新聞[4]や印刷した新聞の活動を妨げるどころか、その反対だった。イベントが予告され、コメントの方法について考察するのが重要なことである。〈いとこ〉と〈女いとこ〉が、病人たち自身によってなされる真のマリオネットの上演に参加したこともあった。これはまったく異なった領域のものであったが、彼らはそれで「困った」様子はなかった。この「おしゃべりマリオネット」の原則は保持して、さらに応用的に発展させるべきだと思われる。接触がつらいときに、助けになってくれることが多いからである。

※一九五五年に『現前(*Présence*)』誌(「病人の世界」の季刊誌、五四号、一九五六年)は、R・P・ロベールを介して、ラ・ボルド病院について執筆するよう依頼してきた。当時ラ・ボルドは創立されてから二年経っていた。

この号は精神疾患の特集である。ドメゾン、ドゥシネ、ポメル、ル＝ギヤン、ブカール、シヴァドン、そしてトスケイェスら、何人かの精神科医が寄稿した。

第二部はC.E.M.E.A(積極的教育法の訓練センター)の紀要『社会生活と治療(*Vie sociale et traitement*)』誌に出された。

【訳註】

(1) ラ・ボルド病院における医師以外のスタッフ。多賀茂氏によれば、二〇〇七年現在で一〇七人のモニターがおり、うち二五人が看護師であったという（前掲書『医療環境を変える』、一三頁参照）。

（2）atelier.「労働者の主体性に基礎を置く作業場」をイメージした諸活動。いわゆる作業療法のようなものだけでなく、夏の演劇祭なども含むという（『医療環境を変える』、一八頁以下を参照）。

（3）club. ラ・ボルド病院における脱疎外的組織の中心。詳細については第13章を参照。

（4）ラ・ボルド病院で古くから続いている活動。第6章で論じられるフレネ教育学の影響で始められ、「穏やかな転移」の道具として機能したという（『医療環境を変える』、二〇頁）。

第2章　病人を直接的に取り巻くものの制度精神療法の環境における分析

精神医学の症候群の一部の組み立てにおいて、〔病人の周囲を〕取り巻くもの[1]が構造的価値を持っています。あらゆる臨床の詳細な記述が提起するのが、病理形成[2](pathoplastie)というやっかいな問題です。病人が入り込んでいる環境《ミリウ》が病気の様式を変えてしまうことが多いということです。したがって、精神医療の環境の構造を自覚することは、それをまるごと脱疎外へと方向付ける試みにおいて有益なのです。それによって次第にこのようなタイプの社会的疎外が、狂気の——より超越論的な——疎外と弁証法的に結び付いていることが開示されるのです。こうしてはじめて、あらゆる精神療法は(個人的治療であれ、グループ治療であれ、生物学的治療であれ)、その指示においても、また効果においても、首尾一貫したかたちで組み立てられます。そしてまた疾病学的概念もそこで明確になります。環境という技法によってこそ私たちは、各人のパーソナリティのさまざまな地帯を解明することができます。さもなければそれは永遠に闇の中に留まってしまっていたでしょう。このことから、この研究の治療的な利点が生まれてきます。それは多くの面を明るみに出し、そのそれぞれの面が、病人をできるだけすみやかに復帰させるための「引き留め(accrochage)」の手段になるのです。

病院は「歓待的(hospitalier)」であるべきでしょう。精神医学の歓待とは、——たとえこのうえなく異様な病人であっても——心的外傷を与えないようなかたちで〈他人〉を迎え入れることにあり、そのようにして病人との間に本来的な関係をつねに維持しなければならないのですから。

　当然のことながらこれを成し遂げるためには、施設の包括的な方向付けが治療的である点が必要です。それゆえとりわけ、方向付けが医学的なものであることが必須です。病院とは治療の道具であり、医師はそれを統御（maîtrise）しなければなりません。医師は経済的な下部構造を完全に方向付け、この〔病院という〕技術的で巨大な装置の脱疎外の効率性をコントロールし、そして国家に対しても、病人に対しても、おのれの役割を自覚しなければならないのです。「疎外的な圧力」はきわめて遠くから来るものであり、精神医学的環境は、世界とのこのような関係を治療的にコントロールする選択的な装置でなくてはなりません。

　このようなことが可能になるには、それぞれの対象や関係や機能が脱疎外へと方向付けられるようなかたちで、〈精神医療センター〉の構造が組み立てられなくてはなりません。制度療法はこのような必要性にもっともうまく応えると思われます。というのもこれは、病院の全スタッフと病人全員の間に、医学的にコントロールされた媒介のシステムを創出しようと目指すからです。「治療者—被治療者」の弁証法は、古くさくなりすぎた構造を転倒し、創出すべき媒介的なシステム全体に意義を与えるような、特異な秩序を打ち立ててくれるのです。

〈精神医療センター〉で働くすべての人々を「治療者」とみなすならば、「治療者」のグループを拡大することができます。このグループが、個人間のものであろうと、グループの包括的活動《サンタリテ》であろうと、病人と社会的関係を保ちます。このグループは「自然的にも」不均質なものです。つまり、ある程度しっかりとした布置と関係することで、ある程度安定しているさまざまな「〈私たち〉」を分類することができます（たとえば、台所、事務所、医療サービスなど、サービスによる分類。そして、組合によるグループ化、性別や家族によるグループ化など、政治的類縁性によるグループ化など）。医師の機能は、この異質なグループを文化的に構成し、それが脱疎外の方向に効率的に向かうようにし、病人たちの異質なグループと治療的に接合することにあります。

このネットワークの解明を試みる前に、〈看護師〉と〈モニター〉にとくに要求されることを明確にしておく必要があると思われます。ここで職業の問題が提起されますが、これについては指摘だけにとどめます。〈看護師〉は精神医学的「〈歓待〉」の代表者です。〈看護師〉は〈他人〉に関心を持つことが必要です（「関心」という範疇は――キルケゴールが解明したように――美的なものと倫理的なものの蝶番《ちょうつがい》の一つです）。ところで、この脱疎外を目指す治療的な関心においては、看護師のひとりひとりが自己自身を可用的《ディスポニビリテ》なものにすることが必要なのですが、この可用性をうまく統御するのは難しい。(3) 幸いなことに、制度的なシステムがこの可用性の関係を媒介してはくれますが、看護する人がこのような特殊な性格を培わなければ危険なしに効率的に働くことはできないという事情は、まったく変わりはありません。――ある程度は――〈他者〉への「共感による接近」の学習はありますが、現代世界の構造においては、人格や環境が社会的疎外のシステムによって特徴付けられてしまっていて、このような共感の関係を破壊し、感情の「機械化」をもたらそうとしている。したがって看護師は「集中的な関係」を職業的に繰り広げることが要求されますが、社会的圧力はたえずそれを、諸関係の「並列化（étalement）」へと促してしまうのです。

修道院のようなシステムならこの要求をもっと簡単に引き受けていたかもしれません。〈他者〉ははじめから兄弟として、神における兄弟として現れていたからです。しかしこのシステムは――たえざる変革の努力にもかかわらず——、現代の環境では堕落してしまっています。

看護師は給料をもらっています。それゆえ看護師は政治的—世俗的ネットワークに入り込んでおり、精神医療の効率を高めるためにはこのことを自覚しておかなくてはなりません。これは環境の「物質的な」統御を確実にしようとするような、テクノクラシー的な誘惑に流されることではありません。努力が向けられる「対象」が明確にされなければなりません。実際のところ——病人であろうとスタッフであろうと——、こうした「活用＝搾取（exploitation）」の対象は「対象＝主体（objets-sujets）」であり、〔主体という〕第二の項を忘却することは、人間関係の総体を頽廃させ、グループが〈宗教〉という堕落形態に陥りかねません。すなわち父権主義《パターナリズム》、社会的欺瞞、治療的圧迫などです。さらに厳密な意味において言えば、経済的なレベルでも、生産量の減少を課せられることになります。衰弱した共感関係を理解するには、誇張されたかたちで技術性を発展させることは有益ではありません——それどころではないのです。

したがって必要なのは、〈精神医療センター〉の社会環境で起きていることをより精緻に理解しようとすることでしょう。そこに、人間関係の「統御《メトリーズ》」を再導入するのです。

治療グループで作用している「諸力」はきわめて複合的です。その総体を規則付けている一般法則を引き出さなくてはなりません。ある種のトポロジー〔＝位相幾何学〕の練り上げを試みることによって、図表《ダイヤグラム》を制作することもできるでしょう。もちろんのこと、これは〔オーギュスト・コントのような〕「社会物理学」の大系などではおよそありません。それはある人間的秩序であり、そこでは法則は象徴的秩序——シニフィアン*1——の表現としてしか存在しません。この象徴秩序の起源は交換にあると思われます。交換はあらゆる民族誌的記述の要石ですね。このとき個人的な出来事は因果性の連鎖に捕らわれているように見え、この連鎖と別の連鎖との交差が日常生活の網目を形作っています。シニフィエのネットワークは、グループの成員であるさまざまな人々の想像的審級を維持しています。ヒステリー的な伝染現象や、鏡像的な反復の現象を理解するためにはこのネットワークを研究しなければなりません。それは個人の最も近傍にある社会的疎外の極を形作っています。このネットワークをトポロジーに練り上げることは、さまざまな状況をまとめ上げるような研究によってなされ、グループの総体のある種の精神療法的戦略の基礎を提供しうるのです。

　というのもこうした交換、給付[4]〔＝贈与〕と反対給付〔＝返礼〕のエネルギーを形作っているのは、グループにおける情念的な関係の秩序づけであるからです。〈情念〉の秩序とは、そのうえに相互関係的な網目を描き出すことができるような秩序であり、それは象徴的ネットワークによって切り取られた想像的ネットワークなのです。効果的な言葉が相互関係や了解の結び目や布置の〈中心〉を暴き出してくれます。そして、この布置のトポグラフィーはある種の法則に依存しています。「贈与者―被贈与者」という交換のポテンシャルの蓄積は、複合的な形象を形成するに至り、特別なプレグナンツ[5]を持つゲシュタルトが、言葉によって真に組織化的な機能に定着させられると、主体のそれぞれがこのゲシュタルトを引き受けます。イマーゴ[6]という明確な概念によって定義される機能ですね。

　こうした概略的説明が持つ実践的な利点は、環境の治療的操作に接近する道を切り開くことにあります。ある特定のシステムに働きかけるだけで、環境の「ミクロ社会学的な」構造をまるごと変容させることができます。このことを近似的に表現するならば、「制度環境」のある種の統御をすることが可能になるということです。

〈クラブ〉の長であった、あるパラノイア患者の例を挙げましょう。しばらくの間彼の活動は、制度の中で誘導されていました。その後で、「パラノイア的布置」というきわめて特殊な布置が作られます。そこには他のパラノイア患者、少々倒錯的な精神病者、強迫症者などが集まっていました。この布置はあっという間に動きを止め、環境を脱疎外的にしていた交換のシステム全体を閉塞させたのです。したがって、たとえばこうした病的な枠組に捕らわれてしまった強迫神経症者を治療するには、この布置を攻撃する必要があります。制度的な媒介によれば、かなり穏やかなやり方で行うことができます。たとえば〈総会〉のときに新たな長を選ぶよう案配するわけです。病的な布置の破壊は、大量のエネルギーの出現を引き起こすので、それが現れたらすぐに押さえ込まなければなりません。たとえばパラノイア患者の「人格」を暴くことで、もめごとが復活したり、ある種の強迫性の症状が悪化したり、逃亡のおそれが生じたりしてしまうのです。そのとき各個人の生活史において現在の問題を位置付け直すためには、個人的ないしは集合的な精神療法が必要なことも多いのです。各人は交換のネットワークにおける回路に配置し直され、それぞれの「社会的地位」が掘り下げられます（それぞれの布置に、治療スタッフのメンバーが含まれていることに注意すべきです）。このことが——とりわけ——示すのは、制度精神療法はコントロールされた環境でしかなされえないこと、治療的な意図を持った行為と制度的システムの総体のネットワークの間に、病因となる干渉が生じる場合もあることです。

看護師ひとりひとりに要求されていること、それは看護師が自分に割り当てられる役割に次々と投射する備給の量をコントロールすることなのですが、これはとても難しい。ある環境で形作られる相互関係は——とりわけこの環境が混成的な場合[*2]——、変動の少ない均衡したネットワークを形成するに至りますが、これを適切に活用しなければならないのです。人々を相互に結び付けているものをすべて知ることが重要です。たとえば職業的魅力、性的な親和性、政治参加などです。また、グループや下位グループの形成、三角関係、鏡像的な反復の状況、グループの生活のリズム、選択対象なども知らなくてはなりません。これらすべてのベクトルを明示し、分散の図表《ダイヤグラム》のようなものを概略的に制作できるよう、恒常的な警戒《ヴィジランス》(7)(vigilance)が必要なのです。このことによって――人工的に創出された職業的ネットワーク、たとえば総括ミーティング(8)、グループの形態についての批判的議論やそのまとまりの度合などを土台として――、全体の構造を尊重するような介入技法が制度化できるのです。そうすれば介入もきわめて経済的になり、明確さの度合の少ない別のシステムよりはるかに高い生産性を得ることができます。ひとつの人格《ペルソンヌ》に介入したとしても、もしそれがネットワークの広大なシステムの結節点であったなら、非常に複合的な状況全体を解決できるのです。介入が厳密な意味で精神分析的なものか、状況的なものか、それともたんなる技術的助言であるべきかを決定できなくてはなりません。言い換えるならば、この意味の領野において、効率的に何かを変えるための力を、どのような点に加えるのかを知らなくてはならないのです。

きちんと明確にしておかなくてはならないと思われること、それはこれがグループの精神療法ではなく、精神疾患を患う人を治療するために打ち立てなくてはならない特定の文化的環境を――脱疎外に向けて――効率的に機能させるということです。結論としてひとつの例がこの概念をごく簡潔に例証してくれるでしょう。医師のグループと看護師のグループの間にある関係のあり方は、そのままのかたちで、看護師のグループと病人のグループの間に伝達されるということです。この伝達は神秘的なものではない。このような転移の活性化は、看護師において内面的な関係が次第に出現することによってなされます。看護師は、自分の「人格」と「人物」の間に現れる緻密な弁証法的な働きを自発的に操作することを習得するのです。もし医師が看護師に対して脱疎外的関係——表現の自由、〈他者〉の尊重、共感関係、現実という水準へのたえざる置き換えなど——を繰り広げるならば、看護師は病人に対して同じ関係を展開するようになるでしょう。そのとき看護師のグループは、医学的審級と病人の間の媒介のシステムとして現れるのです。

※ *Acta psychotherapica, Psychanalytica Orthoped*, n°7, 1957 所収。チューリッヒでの会議原稿。一九五七年九月にチューリッヒで開催された第二回「国際精神医学会議」において、制度精神療法についての円卓会議が行われた。その多くの参加者（トスケイェス、エーム、トリュビアら）が、三年後にG.T.P.S.I（「制度精神療法の作業グループ」）を作る。

【原註】

＊1 ここではジャック・ラカン博士が、シニフィエと対置しているような意味あいでこの用語を使っている（『フランス精神分析誌』（*Revue française de psychanalyse*）、第一号、第二号参照）。

＊2 脱疎外的な象徴的審級を統御するためには、このことはたいへん推奨に値する。

【訳註】

（1） entourage. 患者を取り巻く周囲の人々、及びさまざまな諸制度や施設（病院、教室など）の物の総体を指す。

（2）本来はドイツの精神医学者カール・ビルンバウムの用語。より詳細には第11章の訳註（1）（2）を参照。
（3）disponibilité. 制度精神療法の技法のひとつ。その詳細については第3章参照。
（4）prestation. マルセル・モースの『贈与論』（吉田禎吾・江川純一訳、ちくま学芸文庫、二〇〇九年）の用語で、主に気前よく提供される贈り物のこと。それに対する返礼が「反対給付」である。モースの著作集への序文をクロード・レヴィ＝ストロースが書き、モースの贈与論を、構造主義的な「交換」のシステム論として解釈したことでも有名。
（5）ゲシュタルト心理学の用語。図から浮かび上がる「よき形態」という特権的形態を支える力。
（6）imago. 精神分析用語。主体の行動や他者理解を方向付ける対象。「父のイマーゴ」「母のイマーゴ」というように使われる。
（7）vigilance.「可用性」と結び付いた、制度精神療法の重要な技法である。第3章参照。
（8）réunion. ラ・ボルド病院において、滞在者も含め全員が集まって行われる会合。その理論的背景については第10章を参照。

第3章　看護師の精神療法への参加

この問題について語る前に、精神疾患者が治療されている制度環境（ambiance）を再現しておこうと思います。そのためには制度精神療法の環境において病人を直接的に取り巻くものについて、チューリッヒの学会での原稿〔第2章〕をご参照いただくのが有益かと思い、お配りしました。

精神療法とは何かを定義する必要があるでしょうか。ここでは以下のことをはっきりさせるにとどめておきましょう。私たちは、分析的な関係を原形とするような、ある特別な医療技術に対して、精神療法という名前を与えているということです。

看護師はなによりもまず制度環境に参加する者です。すなわち、制度化されたシステム、想像的・象徴的・現実的交換のネットワークです。それを統御するのは医師であり、この環境を脱疎外の方向へと導いていくのです。

〈精神医療センター〉はスタッフのいくつかのグループが接合してできています。治療者のグループと被治療者のグループの関係があります。これを定義すべきです。

治療者のグループが形作る文化的「構築物[1]」に固有な要因を取り出す試みが可能です。その際、二つの要因が根源的だと思われます。可用性と警戒です。

可用性は、個人的な水準にも「グループ性」の水準にも位置付けられます。これは自由の概念の基礎の一つ、疎外に対する戦いの本質的な要素です。これは間主観的な領域にも、そして厳密に空間的・建築的な領域にも現れます。

この観点から、経済的機能、行政、会計、料理、リネン、メンテナンスなどの整備について研究してみるのも面白いでしょう。

この特徴――可用性――は、古典的な精神療法では、個人的な側面で必要とされるものです。とくに統合失調症のような精神病を治療するときに必要なのです。私たちが確認したのは、可用性という特徴こそが、解離したパーソナリティの統合を可能にし、そして世界における新たな関係の誕生を助けることにより、ある程度まではその再構築も可能にするということです。

明らかなのは、こうした特徴が有効であるのは、もう一つの特徴、つまり警戒と組み合わさったときだけだということです。

グループ内で警戒という特徴が得られるのは、多くのミーティングのきわめて明確なシステムによってなのです。

治療者たちのグループのこうした文化的側面が得られるためには、恒常的な医学的指導が必要です。その結果、治療者のチームを構成し、それを統御することで制度環境の技法がたしかなものとなるのです。

こうした環境《ミリウ》の構造化が、その構成員である個人ひとりひとりにおいて、内的な変容を引き起こすことはたしかです。それがあらゆる職業訓練のために必要な土台となるわけです。

看護師はそのさまざまな役割とみずからの人格、その人物と人格、世界への参加と病人との接触などの間で、ますます緩やかな遊びの場を獲得しなければならない。私たちは、先ほど定義した諸特徴とこの遊びの場の関係を理解できるのです。

こうしたさまざまな要素を解明してはじめて、いわばその積分を示すような、より根本的な問題を提起できます。すなわち、グループの水準でも、個人の水準でも、打ち解けた態度（通常の世界では統合失調症者が失った態度）を身につけることができるのです。

このようなことを準備すれば、異様なものの恒常的な迎え入れを自発的に統御することができます。この異様なものは、狂人の日常的な平凡さの背後に隠れているのです。

この地点においてこそ、社会的疎外と狂気の疎外〔＝精神異常〕という二つの概念が交差します。この二つを区別することが決定的に重要です。日常の実践でこの地点に達してはじめて、精神療法の真の問題を明確に立てることができるでしょう。実際のところ精神療法が可能なのは、その場からあらゆる有害なものが取り払われたときなのです。こうした場は、うまくコントロールされていないグループでは、すぐに強制収容所のごとき様相を呈してしまうのです。

しかしグループにおいて何を精神療法的関係と呼ぶことができるのでしょうか。このような関係はどの点において可能なのでしょうか。それはたんなる制度環境の関係とはっきりと区別されるのでしょうか。

・重度の統合失調症者である二〇歳の青年B・Rの例

パリのクリニックから移送。予後の見立ては非常に暗い。破瓜的・カタトニー的な類型(2)の統合失調症。衝動的行動。脳波図にはてんかん性の乱れがみられる。第一回のラ・ボルド滞在は一九五七年八月から一一月。改善がみられる。制度環境に以前より積極的に参加。ただし人間関係においてはある種の受動性と同性愛への親和性がみられる。

きわめて典型的な家族的制度環境（厳格で権威主義的な母親、弱気な父親）に戻ったために再発、再適応の手段の欠如（きわめて隔離された地方環境）。帰還時は解離が激しい。はっきりとやる気は示すが、なにごとにも集中できず、衝動的な振る舞いがみられるが、理解ある制度環境を感じると自分を制御できるようになる。かなり自由に歩き回る。

さらに彼はより外向的になる。同性愛的な態度の布置は同様。

統合失調症の少女K嬢がやってくる。解離がひどく、エロティックで色情狂的。青年は彼女に惹かれるものを感じる。彼女に恋する。彼は以前にもまして活動的になり、彼を取り巻くものへの関心を強めていく。

ここまではコントロールされた制度環境の現象についてしか語ることができておらず、精神療法とは言えません。

三月初め、彼は両親に電話したいと頼んでくる。家に帰りたいと強く望む。自分のところに来てくれるよう親に電話で頼む。私たちとしては、家に帰るという可能性がどの程度現実的なのか、そして必要ならもうすこし病院《クリニック》に留まるかどうか、家族と一緒に考える、という提案を彼に受け入れてもらう。

両親がやってくる。彼は非常に陰気。母親は初め、かなり距離を取り、攻撃的で、わざわざ来させられたことに不平を言う。父親は成り行きに身をまかす。私は彼の前で彼らにとても暴力的な態度を示し、訪問を強いられたのを批判する態度を示したことを非難する。私は、面会室から退出させて、息子さんと話したら、もう少し後で戻ってくるように彼らに言う。

彼らは一五分後に戻ってくるが、おびえているような態度で、礼儀正しく、抜き足差し足で歩くような様子。彼のほうはあいかわらず暗く、自閉的。面会室に入り、両親も同席させていいか頼んでくる。私はすぐ了承。

両親と私は、慎重に会話を始める。「様子はよくありません。あなた方に会うということで、動揺し、いつもより自分に閉じこもってしまっている。しかし最近は、二週間ほど前から、具合が良くなってきていたのです……」「本当に良くなってきていました。多くのことに関心を持っていましたし」。私はこう話しながら彼の方を共犯者のように見て、若い女性患者への最近の愛着についていたんにほのめかす。

それから一〇分ほど経って、彼が話し始める。「思い出しました。それはNにある練兵場でのことでした」。両親は彼がでたらめを言っていると考え、息子の状態の悪化を確認したと思って、絶望したような身振りをする。私は静かに彼の言うことを聞くように告げ、彼に続けさせる。「そう、午後でした……高校で、サッカーの試合があって……ほんとうに急なことでした。すべてが止まってしまった。それからあとは動かない。ああ変な病気だ、いやな病気だ。一五歳か一六歳のときかな」。母親が遮り、少々攻撃的な口調で、間違いだと言う。病気になったのはその一年以上後でしょ。その次の年も試験の成績はよかったじゃない……それに対し彼は、絶対に間違っていないとわかってる、ときっぱりと答える。次の年にはたしかに試験でうまくやった。でもそのときはもう病気で、それを隠すために猛勉強したんだよ。さらにこう付け加える。「このことを話せたのは初めてだけど……」。そして数秒後、彼は自発的に両親にこう告げる。「ああ、パパやママが見えなかった、言っていることも聞こえなかった、でもいまはクリアになってる」

彼が状況の主導権を握っており、むしろ両親のほうが彼の問いにぎこちなくおどおどしながら答えているような印象でした。続く何日か、彼はずっとよくなり、病院《クリニック》にもう少し留まることを受入れ、なにか仕事をする準備をしたいと言い始めます。その翌朝、彼は、水道が壊れているのに蛇口をいじってなんとか水を出そうとしているモニターの女性に近づき、配管工になりたいと言います。この仕事の勉強がしたいな、配管や蛇口に興味があるし。それ以来、毎日のように、彼が現実に関心を示す徴候が観察されるようになります。

しかしあいかわらずＫ嬢とはいつも一緒にいたがります。

私たちは毎週のミーティングで、さっそくこうしたすべての問題について話しました。ＲとＫの関係は細かく監視しなければならない、だが完全に禁止するような、乱暴なやり方で介入することはとくに避けなくてはならない、むしろこうした変化を利用して、彼との間に精神療法的関係を取り結ばなくてはならないことが決定されたのです。

だからたしかなのは、スタッフの態度が、関係の新しい様態において、精神療法的な指数となっており、この新しい様態を発展させなければならないということです。この特定のケースで言えば、集合的な精神療法の方向付けの行動化（mise en action）のようなものがみられます。すなわち、制度化されたあらゆる媒介を用いた集合的戦略（医学的ミーティング、病人の作業グループ、個人的な精神療法の関係など）があるのです。このことは情報のより緻密な循環を必要とさせます。それも明示的な方法だけではなく、自然発生的で無意識なレベルででも必要なのです。このような意味で、治療環境が、意識的な努力なしに、すみやかにより首尾一貫した効率的な態度を取れるようになるには、この特定のケースについてきちっと話すだけで十分なのです。

このようなケースについて精神療法的関係を語ることはできるでしょうか。日常的な諸関係のコントロールの作業は、この新しい呼び方に値するほど特別なものでしょうか。

精神療法における看護師の役割という問題が正当化されるのは、このような地点においてなのでしょうか。私としては否と答えなければならないと思います。というのもこのようなケースでは、たとえ制度化されたあらゆる媒介によって、病人のパーソナリティを再構築するような備給があるとしても、象徴的に要《かなめ》となるのは、医師、または、その病人の精神療法士として指名されたモニターとの個人的な精神療法の関係に留まっているからです。ある特定の場合には、先ほど示してきた脱疎外的な制度環境の構造において、つねに存在しなければならないものがあります。可用性や警戒などです。

たしかなことは、これが治療グループやそれを構成する人員に対して、たえざる文化的な向上を要求するということです。その目的はある病人と回りの世界との間にある交換を停止させないこと、歪めないことなのです。看護師はグループに、情報を交換する＝形態化する（informatif）人間として登場すべきであり、歪める（déformatif）人間としてあらわれるべきではないのです。だからこそすでに示したような制度環境の技術的な統御が要求されるのです。

「制度的現象」の緩衝器としての役割をもう一度強調しておきましょう。制度的現象は治療スタッフの――ぎこちないこともある――介入の危険性を減らします。それは個人間の関係のセキュリティの余白を大幅に広げてくれるでしょう。つまり媒介機関（アトリエ、共同作業、ある特定の問題についてのミーティングなど）の衝突を投射し、日常の個人間の関係に生まれがちな攻撃的な争いを和らげてくれることによって可能になるのです。スタッフ間、スタッフと病人、そして病人同士の関係についても同じことが妥当します。

病院環境のコミュニケーションの網目に突発しうるすべての変化を正確に共示的に捉えるのは、きわめて困難なことです。しかしながらそれを各瞬間にしなければなりません。それをもっとも明快に表現しうるのは具体的なケースについてでしょう。そこで問題になるのは、恒常的な分析作業なのですが、その道具それ自体もまた象徴的ネットワークに捕らわれています。この象徴的ネットワークは、歩き回る病人、治療者と被治療者の可変的な布置、医師のパーソナリティなど、動態的な構成と関係付けられながら、弁証法的な仕方で、恒常的に再構成されることを要求するのです。

最近のことですが、ごく実践的な問題が提起されました。何人かの病人がしばらく前から身体を洗ったり、髭を剃ったり、下着を替えたりすることをいやがるようになったということです。ある「汚さ」の布置のようなものが見出されたと思われました。その中心要素は、倒錯的とも言えるほど繊細さが研ぎ澄まされた、とくに難しいひとりの病人でした。この病人がある小グループを誘導する要素となり、その「ヴァルデマール」(3)的な本性はこの数日より鋭敏に現れていました。じっさい本人からもしだいに臭気が満ちてきたのですが。彼の提案により、私たちは彼が二週間ほど自宅で過ごすこと、そしてこの小さな布置の(大部分がパラノイア患者である)残りのメンバーには、衛生処置と「清浄療法《カロセラピー》」のみを施しました。

治療者が被治療者を責任をもって引き受ける(prendre en charge)という集合的作業については、事実上病人の数と同じくらいの例を挙げることもできるでしょう。

ビニ療法(4)〔電気痙攣療法〕を受けていた病人の症例を見てみましょう。これは「消滅」という厳密に生物学的な作業として行われましたが、当然のことながら、想定されるあらゆる「制度環境」的および精神療法的な準備もなされました。彼のパーソナリティの整形術的な再構築をできるだけ支えるよう、この特定の症例に対して取るべき態度を研究する必要性が集合的に生じてきました。この問題についてのグループ討論がなされました。この病人を一時的に近くのクリニックに移すべきか。あまりの環境の変化ゆえ、一種の情動不全を引き起こす危険はないか。授乳のような母性的な関係を意図する精神療法として、インシュリン療法をすぐに始めるべきではないか。私たちが達した暫定的な結論は、医師を責任者とするナーシングの限定的なチームを作ることでした。さらに必要ならば、別の医師がより個人的な精神療法を始める。ナーシングチームは二人の女性看護師とひとりの（女性）医師から構成されました。病人が自発的に発する会話を、毎日記録する記録簿が作られました。すべてのスタッフが集合する点検《コントロール》ミーティングでは、毎日何分か、病人が位置している段階の分析がなされます。これらすべてのことは、自己を再構築しつつある病人の回りに、有害ではないがきわめて警戒に満ちた制度環境を創出する試みなのです。

　このナーシングチームのメンバーそれぞれのパーソナリティが、ある程度まで病人の再構築の様態に重大な影響を与えることは明らかです。したがって、こうした治療的な布置の緻密なコントロールと、修正が可能であることが必要なのです。

　最後に、私たちが創設し、意欲的に関わっているあるグループの状況をご説明します。何らかの構造を制度化するためには、すでにそこにあるものを考慮しなければならないと思われます。制度の無条件な創造などを信じてはいない。すでに密かに機能している基底（sous-jacence）、そしてそこから医師が新たな構築物を出現させなければならないものがあるのです。純粋な創設などを信じてしまうのは隔離のメカニズムの結果であり、医師は当然のことながらこれには不信の念を抱かなくてはなりません。出来合いの説明的なシステムを信じてしまうと、医師は世界の他の部分から切り離された神話に閉じこもり、事実上存在する治療チームに加われなくなってしまう傾向があまりに強いのです。

先ほどの例で、ビニ療法を受けている病人のナーシングチームの構築の話をしました。実を言えば、私たちはすでに存在していたものを明確にしたにすぎません。ただし、役割を体系的に区切り、輪郭付けることで、治療のプロセスが現れ、新たな有効性がもたらされるのです。チームの二人の女性モニターはすでに病人の世話をしていました。しかし彼女たちは、排泄、食事、会話など、日常の作業の必要性に促されて、自発的に世話をしていたのです。彼女たちを再指名する前に、誰がこの病人の世話をしたいか、尋ねてみました。この質問に潜在的に描き出されている意図は、質問に対する沈黙が、以下の点を全員に確認させるということにほかなりません。すなわち、すでに病人の世話をしていた二人が引き続き面倒を見ること、そして彼女たちの役割は公式にグループによって認められ、より活動的になり、治療システムの総体によりうまく組み込まれることが期待されるということです。

その時、何人かが、モニターのパーソナリティの構造がかならずしも要求された仕事に適合していないのではないかと考えました。そこで病人の治療的な布置を制度として具現するような、純粋に医学的な第三項が付加されることになりました。すでに存在している機能を開示する弁証法は、治療チームの凝集性を高め、精神医学的治療の包括的なシステムを動かすために必要だという印象を持ったのです。このプロセスにおいてこそ、制度環境の二つの技法〔可用性と警戒〕と精神療法の技法が接続します。このケースで言えば、二人の女性モニターは精神療法の補助者であり、全体的なグループや医師たちによってコントロールされているのです。このような基礎的な準備によって、私たちは次の段階に到達できます。すなわち、まずそれまでの介入が開示してきたものがあり、そのうえで明確な指示やすみやかな決定、治療上の仮説の実施、精神医学的規則の応用などが行なわれます。これらの規則は病人の安心感をゆるがすことなく、スタッフ全体に開示することができるものです。

すでにそこにある構造を尊重することは、現れてくるさまざまなケースが要求する必要性に応じて、その構造が進展していくためのもっとも有効な手段です。開示と暴露という集合的メカニズムの作動によって、すでにそこにある諸関係のヒエログリフ的なシステムに読み取るべき、グループの生のエネルギー論的方程式に触れることになります。このことは、その時の方程式に正確に触れるたびごとに確認されるのです。そうしてある病人を別の病人に対して位置付ける情報のネットワークが自然発生的に作動し、疾病学的な系列が打ち立てられます。これを転写するのは非常に興味深いことなのです。

そのとき私たちは膨大な解読作業を前にしているように感じます。私たちはそのうちいくつかの特権的な要素だけを選択し、ある種の関係のシステムを認知するプロセスを開始する。この関係のシステムに働きかけることで、〈精神療法センター〉の総体の構造を健全に保てるのです。この集合的な作業において、精神療法の方向性を定義できます。それは制度化された環境にしか存在し得ない、コントロールされた方向性なのです。この組み立てに医師と看護師は捕らわれているのであり、そのことで彼らは一時的であれ、真の精神療法を明確化できるのです。

※セーヴル〔フランス〕における学会発表。『精神医学情報（*Information psychiatrique*）』誌、一九五八年第五号所収。

G・ドメゾン[6]博士主催のもと、一九五八—一九五九年度にいくつかの会合がセーヴルで開かれた。そこにはたいへん多くの精神科医が集まり、当時の歴史的コンテクストにおける主要な問題が提起された。なかでもセクターの問題と精神医学チームにおける看護師の役割の問題が論じられた。精神医療への看護師の参加の問題は、きわめて活発かつ相矛盾する議論を引き起こした。

【訳註】

(1) いつでもそこに待機していて、自由に活用される存在であることを指すと思われる。またハイデガーの「用具存在性(Zuhandenheit)」が意識されているとも考えられる。

(2) 破瓜病、カタトニー(緊張症)は、いずれも統合失調症の類型とされることが多い精神疾患の名称。

(3) waldemardien とあるが、エドガー・アラン・ポーの「ヴァルデマール(Vardemard)氏の症例の真相」の主人公の名の誤記か。瀕死のヴァルデマール氏は、催眠療法を受けて、本来死んでいる時期にも生き続けるが、最後は催眠がとけると同時に死ぬ。臭気を漂わせ続ける患者と死後も生き続ける主人公を重ねたものか。

(4) イタリアの精神科医で、電気痙攣療法の発案者として知られる Lucio Bini (1908-1964) がはじめた療法。

(5) institutionner.「制度化」とも訳せるが、この訳語は instituer という一般的な語にあて、前者はより具体的で惰性的なニュアンスを含めるため「制度として具現する」などと訳す。同様に、institutionalisation という名詞形も institution の動詞的用法(「制度化する」)と区別するため同様に訳す。

(6) Georges Daumezon (1912-1979)。フランスの医師。看護師の地位の歴史の研究を基に、病院の階層構造の改革、ミーティングの創出などの活動を行い、一九五二年に、ケクランとともに書いた論文において、「制度精神療法」という用語を初めて使用する。

第4章　精神医学における専門的訓練への寄与

I

次のような考えから出発してみること。ここはまさに「監禁施設（renfermerie）」であり、私自身が最初に閉じ込められたのだが、外的な圧力によって私はさらに多くの人々を収容しなくてはならない。ただそれにも限界があって、改めて人を受け入れるためには、〔すでにいる人を外に〕出さなくてはならない。ただ、そのやり方はどうでもいいというわけにはゆかない。ここから私自身が外に出ようという誘惑が生じる。さまざまな逃げ道があって、大学は多少なりとも巧妙な逃げ道の、幅広い選択肢を私に与えてくれる。理論、抽象、薬理学、心理学、作業療法、ミクロ社会学、等々。

ただ、こうした夢想から抜け出れば、私はいつも彼らのもとに戻ります。あるいは私自身のもとへと戻るのです。そしてこの点はいつもかわりません。それは、今風に言えば、精神の病の「治療（traitement）」という、このばかげた企ての核心でありつづけます。それは、ばかげてはいますが、しかしそれだけにいっそう価値のある企てなのです。

問題なのは、私の現前〔私がそこにいるということ〕が、それにおいて何かを変えるかどうかという点です。人々のこの小さな集まりは、彼らにも私自身にも手に負えないような何かを引き起こします。社会的疎外、内因性の狂気、世間からの排斥などです。

私がこちらではなくあちらを向くということが、私がいるこの特殊な世界に対する影響力を持っていたりするのでしょうか。

こうした謎めいた意味生成作用《シニフィアンス》にみちた世界において、私は「〈精神治療センター〉」を「創造した」のでした。

私が何も「創造し」てはいないということ、これは明らかです。最大限に見積もっても、私がおこなったのはただ、ささやかな溝を掘って、流れが通るようにし、その小さな流れの中で何ができるか、自分に見えるようにしたというだけです。この点では、それはまさに児戯に等しいものにとどまっています。砂のお城、トンネル、溝というわけです。〔海辺で〕ハエと戯れるハマトビムシ。誰がハエで、誰がハマトビムシでしょうか。誰が「特権を授ける者」で、誰が「授けられる者」でしょうか。誰が「治療者」で、誰が「被治療者」でしょうか。

〈測量士〉を、〈裁判官〉を、〈理性〉を、〈経験〉を呼んで来なくてはならないのでしょうか。しかし何を測ればよいのでしょうか。そして何を用いて測ればよいのでしょうか。

別の見方からすれば、表面的にはそこに問題はありません。「内因性うつ」があれば、いくらか電気ショックをかけてやって、それで具合は良くなる、というわけです。神経症的な障害であれば、精神療法と、根気強さ、それで大丈夫。統合失調症でも……。

最も巧妙な「逃げ道」、それは「問題はない」と言ってしまうことなのです。

これは自分を安心させ、私のうちにもほかの人たちのうちにもある疎外〔＝精神異常〕から、それを否定することによって逃避する一つのやり方です。そうして「狂人たち（les fous）」を監禁する慣習が残るわけですが、それは誤りであり、いまなお現在時制の恥辱なのです。

とはいえ私は自分の役割を果たさなくてはなりません。私は「医師」で、他の人は看護師、病人です。しかしこれは窮屈です。時として私は「医師で看護師」で、他の人は病人です。あるいは〔私は〕「医師で病人」で、他の人が「看護師」です。そしてさらに、場合によってはそんなに簡単なことではなく、全てが入り混じります。ここから次のような誘惑が生じます。すなわち、もうひとひねり加えた「治療者」と「被治療者」といった概念を使い、これらの概念はその時々の必要に従って誰の属詞にもなり得る、と主張したいという誘惑です。もちろん――「自然的欲求」を云々するときのような――必要（besoin）などというものはなく、そこにあるのは各々《おのおの》がその鍵を見いだしていると思い込んでいる、「要求」という文化的ベクトルである、ということは重々承知の上でのことです。

ここでは単純化して、精神分析は治療（soins）の方法である、言い換えれば、私が精神分析を受けるとすれば、私の分析家は私を治療しているのだ、つまり私は被治療者なのだ、と申し上げることにしましょう。

つまり、私の身分規定からすれば私は治療者であるわけですが、〔にもかかわらず〕私は治療を受けることになります。もし私のスタッフのなかから――そのうちの何人かは実際に治療者でありうるわけですが――一部を選んで私が精神分析を施したとすると、私は彼らを治療し、その範囲では彼らを被治療者とみなしているということになります。すなわち私は、彼ら自身治療された治療者であるような治療者を治療する治療された治療者だということになる……。一人の病人がやってきて、「治療を受けたいと要求した」とします。彼はこのグループに、ある先入見を、あるア・プリオリをもって入ってきます。すなわち自分は治療されなくてはならないという先入見です。しかし彼は実際には、また治療者でもあるということが、やがて明らかになります。

これらの概念は互いに干渉を起こし、たいへん相対的なものになることがはっきりわかります。だから悪いというわけではないのですが、しかし明確化しなければ、意味のない空っぽの概念になる危険があります。〔しかし〕このリスクがあることを理由にそれを利用しないとすれば、さらにいっそう単純化した考え方ということになるでしょう。

換言すれば、問題は次のようなものであることがわかります。すなわち自分の仕事をするためにそこにいる人——私はここに含まれています——と、「精神医療（soin psychiatrique）」というこの特殊な素材《マチエール》の「消費者」としてそこにいる人がいる、ということです。

こうした「生産者—消費者」関係は、「治療者—被治療者」関係や「医師—患者」関係と重なる部分を持ちます。まさにその特殊な空間において、自らの向かう方向を定めようと努めなくてはなりません。

Ⅱ

日常生活とそのさまざまな習慣的現れは、私たちが人々とその関係について持ちうる理解を、最も鈍らせるものです。こうした鈍化がとりわけはっきりとあらわれるのは、一つの集合性（une collectivité）が発展しているときです。〔そうしたときには〕病的感情発作の反応の相乗効果がおこり、気が滅入るような単調さをもった停滞的均衡のシステムが、施設ごとに組織されます。〔そうして〕スケープゴートやグループによる排除、卑俗な競合関係が生む分裂、参加者の思考領野の狭窄、役割による知性の曇り、ある一つの役目をひたすらこなすことがかならず引き起こす愚鈍化などの現象がおきるのです。こうした諸因子はひたすら疎外を増進するもので、あらゆる集合性の腐敗をしめすものです。

したがって、こうしたものと闘うための手段を見つけなくてはなりません。閉鎖的で、世界と敵対する、疎外的なシステムへと退化していこうとする、こうしたまったく「自然な」傾向と闘う手段を見つけなくてはならないのです。

まさにこうした精神において、私たちは継続的に制度システム学（la systématique institutionnelle）を展開してきましたが、その際、次の点を強調していました。すなわち存在するのは制度それ自体といったものではなく、非常に複雑な間人間的弁証法なのだ、という点です。私たちはここで、現在進行中の一つの経験について特にくわしく説明したいと思います。あまりはっきりした結果を示せないことをお詫びしますが、数年ほどでこうした方法の妥当性について判断できるようになるでしょう。

制度が成立させているあの環境《アンビアンス》――仕事の現実と直接に接続するかたちで設定された、ある種の交流〔＝交換〕中継点――を背景として、さまざまな人々が生活し〔実存し〕、彼ら自身のドラマを生きています。

どのような点において、こうした「実存化」は精神医学的治療に介入してくるのでしょうか。

精神医学的な仕事では、それぞれのパーソナリティにおいて、たいへん特殊な構造を発達させることが求められます。すなわち可用性《ディスポニビリテ》〔＝柔軟さ〕や警戒《ヴィジランス》、進んでコミュニケーションしようとする態度などです。こうした構造は、通常の技法によっては獲得されず、特殊な労働システムへの実存的な参加《アンガージュマン》の、ある一定の形態によって獲得されます。しかし、スタッフをさまざまな理論的・実践的問題によって、最適な仕方で形態化《アンフォルメ》するためには、いかなるものも軽視されてはなりません。制度はつねにこのように方向づけられなくてはならないのです（とはいえ彼らを単なる情報《アンフォルマシオン》の中継点に還元するということが問題なのではありません）。

病院《クリニック》に雇用されていた人々の一部が古典的なフロイト的精神分析を始めたことによって、ほとんど実験的と言ってよいような状況が生まれました。その輪郭をトポロジー的に明確化するということが、私たちには不可欠とは言わないまでも、必要であるように思われました。病院の外部の分析家のところに行っていた者もあれば、施設の上司である医師にかかっている者もある、といった具合だったのです。

もちろん問題なのは、程度の差こそあれ満足を与えるような、暗示的な仕方で、個人がグループへ適応できるようにする、といったことではなく、自分の実存の真理を深める道を進んでゆくということなのです。この意味で、グループが、全体的な諸問題にたいして同期がとれない局面にある一部の人々を排除するということがあったとしても、それが特に整形術的であるとは私は思いません。問題なのはなにより、あらゆる制度化されたシステムが持つ、エントロピーの「自然な」増大と闘うということなのです。まさに、各人がいっそう緊密に、その人を支え、またその人自身が構造化する無意識に接続されるということを目指して、私たちはそうした闘いのために努力しています。コミュニケーションは、それが鏡像的で対称的な関係の段階を乗り越えて、よりいっそう根本的な世界へと入っていったときにはじめて脱疎外するものとなると私たちは確信しています。そうした世界においては、分散状態（la variance）が他人との関係を、絶対的な非対称性という様式に従って位置づけるのです。

こうした努力が制度化されたのは、精神医学的〈集合態〉の無意識的ネットワークに働きかけるようにするためです。このことが、私たちが日常的に操作しているあらゆる制度的システムと矛盾しないということは明らかです。そこには私たちが立てているア・プリオリな命題が一つあります。すなわちグループの脱疎外のプロセスは、各人の分析的な作業と同時に進行する、という命題です。こうしたことは、私たちが、関係している個人的な審級と、労働の集合的な審級の連接を明確化することができたときに、はじめて考えうるものとなります。

私たち自身が精神分析を行ったいくつかの事例は、こうした連接をとりわけ明確に解明してくれました。分析的な語りには、スタッフの他のメンバーや病人、私たちがコントロールしている諸制度とのさまざまな摩擦が作用しています。精神医療計画の全体的管理者としての医師の立ち位置は、彼が自分のスタッフの分析家である場合、維持するのが特に難しいものとなります。それは諸関係を事細かに腑分けし、グループの包括的活動《サンタリテ》のシステムとしての制度的構造を、徐々にアップデートしてゆくことを要請するのです。個人間の関係は、依然として個人分析の管轄です。しかし時として大変解きほぐすことの難しい、一部の情動的グループや制度間の弁証法が存在します。まさにそこにおいて、さまざまな戦略的側面が明らかにされなくてはならず、複数の人による抵抗の束や、仕事において外面化されるアクティング・アウト[1]的なタイプのさまざまな現れを検知するために、最高度の警戒《ヴィジランス》が必要になってきます。

このような困難にもかかわらず、こうした見方に従って行われる分析を継続する必要があると私は考えました。これらの相互関係を繊細に取り扱うということは結局、そうした文化的システムの全体をもうすこしよりはっきり見ようと決意することにすぎないのです。「見る（voir）」ということが、ここである技法的な参加《アンガージュマン》を含意しているということは明らかです。そうした参加《アンガージュマン》は、目に見える（vu）機構とはまったく別のものを構造化しています。分析的技法は、ここでグループ全体への作用因子として介入するのです。まさにこの意味において、私は次のことを問おうと思っていました。すなわち、スタッフの誰かを分析するということは、治療を受けにやってくる病人にとって有用なのか、ということです。答えはそこに含まれているように思われます。そしてここまで述べてきたことからして、その答えは肯定的なものになっています。

Ⅲ

しかしこうした分節化の中で何が作用しうるのか、また何が明らかになりうるのかをより正確に示すのに先だって、このような制度化された治療関係において、謎めいた「起きて＝いる＝こと（ce-qui-se-passe）」を、さらに復元してゆくことが必要です。

私たちはここで、日常的な仕事の諸構造の細部にまで立ち戻ろうとは思いません。そうした諸問題については、一九五七年八月にチューリッヒで開催された、第二回グループ国際精神療法会議での発表（「病人を直接的に取り巻くものの制度精神療法の環境における分析」〔第2章〕）で素描しました。その問題となっているのは、シニフィアンの糸による難解な機織り作業であるように思われます。その帆布《キャンバス》の組成は、一つの法則に従っています。この法則を識別して、具体的なそれぞれの事例と連接させなくてはなりません。

治療の効力は、〈精神医療センター〉の基礎となるチームの建築術的構成に応じて決まります。ただ、そうした建築術的構成はとても複雑で、「起きて＝いる＝こと」の理解を極度に難しいものにしています。チームは異質な人員から構成される必要があるとする考え方は、この種の治療組織において、いまやまったく当然のものになっていると思われます。これに関して私たちは、たいへん有用なイマーゴという概念に注意を促してきました。私、きみ、きみたち、彼、彼ら、私たち、といった、さまざまな自我のあいだの絶え間ない相互作用は、他方で日常生活の密度の高い生地を形成するはずであり、それが情動的な「暖かさ（chaleur）」や、一部の領域の、安全に感じられたり、そうでなかったりするという側面、自由な意志の疎通、そこで提供される暮らし〔＝実存〕の「厚み」……を条件づけています。こうした交流〔＝交換〕の技法は、他の論文で取り上げられていますので、そうしたさまざまな仕事の領域についてもここでは特に述べることはしません。

私たちが申し上げたいのは単に以下のようなことです。すなわち、これこれの場所に具体的に実現する精神医学的〈集合態〉が存在し、そしてその〈集合態〉が〔世界へと〕組み込まれたことによって、世界とのある一定の交流の様式、「治療の要求（demande de soins）」のベクトルを巡って組織されるべき交流の様式を基礎づけ、あるいはそうした交流の様式によって基礎づけられるのだということ。問題を一般的な方程式にするにあたってこの根本的な項を立てることなくしては、私たちは何も妥当なことは言えないのだということ。まさに私たちが以前、社会的「圧力」と呼んだものを分析するなかで、あらゆる精神医学的「治療（traitement）」の諸効果を条件づけている象徴的構造が発見されるのだということ。こういったことです。この構造そのもののうちにそれぞれの治療的行為はその本質を見出すのだと私たちは確信しています。この論文の枠内では、私たちは一部の所与を素描することしかできないのですが、それらの所与は大変厳しく批判的な詳しい記述を必要とするものです。問題なのは、交流〔＝交換〕の現象学です。まさにこうした見方の中で、私たちはすでに「生産者―消費者」関係について語っていました。病人はある側面において、治療〈集合態〉のユーザーとして現れてくるのです。他方で古典的な分析の問題系における「要求と欲望」に関するラカンの研究[2]は、こうした実質的に未踏査の関係を解明するにあたり、私たちにとって非常に貴重なものです。

　まさにこれらの概念を彫琢（「反芻処理」）することによって、私たちは無意識の、ある一定の統御に至ることができるのだと思います。私たちが申し上げていた、こうした象徴的構造は、スタッフの給与を一律にしたりしなかったり、さまざまな役割に機能的な階層を設定したり、一部の職能を交換可能にしたりしなかったり、医師と看護師の関係や、毎日の仕事の編成の型《タイプ》を変えたりといった、具体的でテクニカルな配置《アジャンスマン》によって手直しすることができるのです。

　世界は物事を不透明にするその現実と共にそこにあります。そうした現実は、私たちが築き上げようと努めているものをひたすら解体しようとします。しかしまさにそこにおいてこそ、治療者―被治療者関係が真の問題と結びつきます。すなわち沈澱作用、慢性化、遺棄神経症[3]、統合失調症的障害の減少、等々の問題です。

　私たちがこうしたさまざまな労働条件に注意を促すのは、病院の内部で私たちが行うことになった分析に関する、あらゆる誤解を解くためです。これは気晴らしの技法ではありません。分析はまさに、精神医学的〈集合態〉の基盤となる象徴的構造にアクセスできるようにするやり方の一つであるべきなのです。

Ⅳ

諸関係のこうした複雑な錯綜のうちに、私はあるいくつかの構造を指摘しようと思います。それは、未だ明かされぬそうした道筋において、私たちの方向を定めるために必要なステッチ留め[4](capitonnage)です——もっともそこから浮かび上がってくるさまざまな線は、まだそれほどはっきりと規定されてはいないのですが。

しかしこうした方向付けを行う領域を定めるためには、私自身が特殊な空間に身を置かなくてはなりません。どのような異様な次元において自分を規定すれば、私は自分がいないところに現前しているということになるのでしょうか。そこでは、重ね書きされた書き物どころか、羊皮紙自体がいまだかつて存在したことがなかったものなのですが、しかし私たちはそれを読む読み方を学び直さなくてはならないのです。別の言い方をすれば、それは、あの「エスがあったところに、私が生じなくてはならない[5](wo es war, soll ich werden)」の空間へと飛び込んで、ほとんどイニシエーション的な道筋を辿るなかで生じるさまざまな出会いが、自然に導き出されるようにするということです。

私たちは、一部の下位グループの「抵抗」を実際に経験することができました。これらのグループは、何人かのモニターの分析に関する、分析の一般的な問題を意識していました。この抵抗は、時にモニターを一部の文化的セクターから排除するという、深刻な形をとることがありました。私たちがそこで目の当たりにしたのは、シニフィアンの領野におけるこのモニターの排除[6](forclusion)の構造のほとんど実験的な創出であり、それには現実感の喪失と結びついたさまざまな帰結が伴っていました。分析関係における私のポジションのせいで、私はこの被分析者のグループへの関係の整形術的回復には、直接に介入することができませんでした。もし介入したとすれば、私は満足を与えるような態度をとったことになり、それは進行中の分析の、あらゆる深化を閉ざしてしまったことでしょう。これに対して、私は内部で隔離しようとする疎外的な態度と闘うべく、制度を媒介として介入せざるをえませんでした。こうした介入は、分析家と被分析者の関係の外側にあるものの、その介入が被分析者によって真の解釈として生きられることには、何の不都合もないと思われます。これは〈集合態〉への介入が、二者関係において直接的な介入が持ちかねない侵入的な性格を失い、グループの総体がこれを象徴的領野の抑圧（Verdrängung）された地帯《ゾーン》を露わにすることとして経験するためです。これには制度的システムの因果性を掘り起こすという利点があります。あるミーティング、ある活動がはっきりと結びついている基底的なものがあるのですが、これは、それが誘導する要求が公に主張されたときに、はじめて現れてくるのです。

　こうした抵抗は、治療の〈集合態〉の基礎構造を変えようとするときに克服しなくてはならない惰性の、大変特殊な一例にすぎないのですが、このことを見失わないようにしながら、今度はたとえばグループによって繰り返されるアクティング・アウトといった、他のいくつかの現象を強調するのが有益であるように思います。

　分析を受けている人々は皆、交流〔＝交換〕の様態にいっそう敏感になります。これは分析が、要求や欲望の分節化によって、存在を問い直すものであるからです。こうした他者の承認の要請――精神医学の仕事の現実の底層をなす、職業的な要請――の領野においては、シニフィアンの無意識的な執存（insistance）が個々人に、ある特殊な徴《しるし》を刻みつけています。その徴は面談〔＝出会い〕（rencontres）の技法のうちで、展開されて役割となります。しかしながら、分析によって起動されたプロセスは――個々の主体と他の諸主体の間に成立する複雑な関係のなかで――特殊な緊張関係のさまざまなシステムに有利に働きます。それらのシステムは、去勢的な様式において経験される、〈集合態〉の圧力を利するような仕方で、独特のメッセージを誘起します。その読解は困難ですが、もしそれがうまくゆけば、治療システムの全体について、思いがけない解明をもたらしてくれるのです。こうしたアクティング・アウトは、個々人においては分析家がある固有のトポロジーのうちで、自分の位置の中心を絶えず定め直すことにより減少させるべきものであるわけですが、精神医学的〈集合態〉の要求の地平においては、主要な構成要素の一つとなっています。この構成要素を、医師は自らの力の及ぶ限り弁証法化し、これを制度精神療法の精密器具として利用するようにしなくてはなりません。

たしかにそこには、各々の演ずる劇が深刻なものとなるリスクがあります――そのリスクはとりわけ、そうした構造についての無知があるときにはっきりしています。それが私が何人かのモニターの分析を個人的に行うに至った理由の一つです。これには一部のアクティング・アウトの解読を容易にし――そのときアクティング・アウトは部分的にアクティング・インとなります――各々の交流〔＝交換〕システムにおいて、これらをより容易に弁証法化できるようにするという利点があるのです。

以上の全ては、日常の職業的実践において、ある一定の自信を持ち続けるためのものです。

しかし精神医学的〈集合態〉の包括的な構造が、一つの特性を持っていることは強調しておきましょう。この特性は、一つの価値体系《システム》の構成を含意しています。ある一定のシニフィアン的メカニズムを機能させるということによって、ある振る舞いは要請され、別の振る舞いは排除されます。そこから「退行的な」振る舞いが逐一確認できるようになりますが、これはシニフィアン的な「機構」の解明に行き着くはずです。

　別な言い方をするなら、シニフィエのうちに何か怪しいものが現れて来るや否や、すべての注意がそうしたものに向けられ、〈集合態〉の要求の領野において、その分節化が試みられるのでなくてはなりません。たとえば、一方である分析家が休暇をとったことが要求の脱分節化《デザルティキュラシオン》を促進し、他方で施設の精神病者たち――無意識の真の検出装置たち――のうちに、たいへんはっきりと死の幻想《ファンタスム》が現れる、といったかなり危機的な瞬間には、同性愛的なスタイルの小グループが形成され、それに伴って欲望の線がもつれ合う（一人で作業を受け持つことの不可能性、偽の秘密の漏洩といったタイプの言語的なスタンドプレー、異性に対する欲求不満的な介入、隠れて行われる露出を伴う窃視症的表出、無力症や意気阻喪、メッセージの混乱といったタイプのヒステリー性の転換、等々）といった事態が見られます。こうしたすべては、しばしば一個の神経症的パーソナリティによって誘発される、誤認《メコネサンス》の状況を示すものです。そうしたパーソナリティは非常に強力な暗示能力を持っているので、他のもっと脆弱な人たちに悪影響を与えることになるのです。明らかに、そうした布置は〈集合態〉全体の機能に対して、第一級の危険となります。それは、あるシステムにおいてスタッフの一部の要素が結晶化したものであり、それが交流〔＝交換〕の必要な弁証法を阻害するのです。

　こうした現象の徹底的な分析は、手早く、そしてしばしば手荒な介入を要請します。実際私たちは、できるだけ速くこうした病理的形成物を解消するため、各々の「理解するための時間[7]（le temps pour comprendre)」を考慮することはできません。そうした病理的形成物がグループ全体に対して持つ、解体的な力はとりわけ強力なのです。

こうしたグループの現象は——各々の分析的な緊張関係が緩む時期にはしばしば生ずるのですが——集合的なアクティング・アウトなのでしょうか。そこで問題になっているのは、極度に複雑な構造であるように思われます。それは正真正銘の泥沼であり、そのなかでは反復や想起、幻想《ファンタスム》、壮挙、症状、コントロールされないカタルシスが、〈集合態〉の絶え間ない要請に対する逃げ道として現れてきます。

こうした一次的な病理的布置に、直接介入することは可能です。こうした介入は病理的な文脈と連係して、アクティング・アウトの構造を出現させるのです。そしてそれは必要とされる要求とともに、言語という形での最終的な分節化を準備するためです。

私たちがこの例によって示したいと思っていたのは、アクティング・アウトがある暴露の弁証法の結果であるということです。この弁証法において、暴露されるべきものは暴露のあとではじめて存在するようになるのですが、しかし、にもかかわらず——全く反対に——それはもし暴露されなければ、稀に見るほど力強い解体的な機能を持ってしまいます。そうした機能の終わりは——言われるべきであった〈ことば《ヴェルブ》〉が欠けていた場合には——偶発的に、そのグループの主体の一人の、正真正銘の死によって訪れるということもありうるのです。

参加者がしばしば害のない状況であるかのようにして経験する、このような極端に病理的な状況は、非常にすばやく収束させなくてはならないのですが、こうした状況の他に、より危険でなく、問われるべき問いの基底にあるものを形成するためにはむしろ展開するにまかせたほうがよいような状況がありります。しかし介入に含まれる、医療的な決定の行為は、いずれの状況についても、ある特定の、ほとんど予知のような類の認識を要求します。そうした認識は時として、「パラノイア的認識⑻（connaissance paranoïaque）」と似ていることがありうるのです。この認識は、双数的関係においてはもちろん病理的なものなのですが、グループの中で展開する無意識的な緊張関係の探知にあたっては、精密な装置となります。こうしたわけで私たちは、一部の精神病者の幻想《ファンタスム》と行動を高く評価しています。彼らはグループ全体と連接していることによって、介入が行われるべきトポロジー的な場所を、私たちに非常にしばしば指し示してくれるのです。

効果的な介入がもつ、先取的な側面は、精神医学的〈集合態〉の行う文化変容（acculturation）の軸となっているように思われます。あるいはただ単に、私たちが制度化すべき治療的コントロールの弁証法の目印となっているように思われるのです。

V

私たちは自然な話の続きとして、システムのうちに古典的な分析の諸審級（退行、固着、抑圧 « Verdrängung » 等）を指摘することもできるでしょう。こうした現象学的分析は、ミクロ社会学的な方法を導入し、その一部の概念を批判するためには必要であるように思われます。〔ただ〕この論文の枠内では、こうした議論の領域に踏み込むことはしないつもりです。

私たちは単に、次のような問題を提起しようと思っていたのでした。制度精神療法のあらゆる首尾一貫したシステムは、精神医学的治療〈集合態〉という意味作用《シニフィカシオン》のネットワークを、最大限に分節化しようとするのでなくてはなりません。そうした基盤の上で、私たちは、サイコドラマや、精神分析応用教育法ミーティング（réunions psychagogiques）、作業療法アトリエ、生物学的治療、等々の、より個別的なさまざまな技法を実践することができるのです。

治療チームに加わろうとするあらゆる人は、あるはっきりと規定された方向に向けて自らを専門化してゆきます。このプロセスこそが、効果的なあらゆる専門的訓練にとっての横糸の役割を果たします。私たちはこの問題について、他の論文で取り扱ってきました。ここで指摘したいと思っていたのはただ、〈集合態〉の歴史性が各人において帯びる実存的な重要性であり、そうした歴史性を無意識的に分節化することによって、その人は治療者の役割に就くことができる、ということだったのです。

※一九五八年九月にバルセロナで開催された、「国際精神療法会議」の枠内で行われた報告のテクスト。このテクストは、精神医療のチームの参加者の、病院内における分析の実践的問題をはじめて提起している。

【訳註】

（1）アクティング・アウトはフロイトの用語で、「想起」する代わりに行為する無意識の衝動的行為をさす。第6章訳註（12）も参照。

（2）ラカンは一九五〇年代の後半に、エディプスコンプレックスの再定義の文脈（とりわけセミネール『対象関係』および『無意識の形成物』）において、一般に人間の望むという行為を、身体的な「欲求（besoin）」、他者（の欲望）に向けられた欲望としての「要求（demande）」、「欲求」および「要求」からの差異によって規定される「欲望（désir）」に分ける三分法を提案した。〈集合態〉における患者とそれを取り巻く人々との関係において、「要求」は鍵概念の一つとなっている。

(3) 遺棄神経症（abandonnisme）とは、遺棄されるのではないかという不安や、捨てられたと思い込んでしまうといった症状を主訴とする神経症をいう。

(4) 布と布がずれないように縫い止めることで、構造の要となる点をいう比喩表現。ラカンが欲望の定義に際して導入した図式、いわゆる「グラフ」を形容した表現「クッションのステッチ《ポワン・ド・キャピトン》」に由来する。

(5) フロイト『続精神分析入門講義』（一九三二年）の第三一講末尾に現れる一文で、精神分析において生ずるべき出来事を要約したものとしてさまざまな解釈の対象となってきた。ラカンはこれを「自我」ならぬ「主体（＝私）」の到来の必然を説いたものとして理解した。

(6) ラカンがフロイトの症例「狼男」の患者が見た幻覚を検討する中で、フロイトが用いたドイツ語の Verwerfung にあてた仏語訳。ラカンはのちに精神病の発症を、象徴界の要となるシニフィアンである「父の名」の「排除（forclusion）」によって説明するようになった。

(7) ラカンが論文「論理的時間と先取りされた確信の断言」（一九四五年。『エクリ』所収）で導入した用語。同じ状況の所与から出発して論理的な課題に答えることを求められた三個の主体が辿るはずの推論のプロセスに、ラカンは主体が状況を瞬時にみてとる「眼差しの瞬間（l'instant du regard）」、他者の立場に身を置いて他者の推論を推測する「理解するための時間（le temps pour comprendre）」、そしてそこから急いで帰結を導き出して行動に移る「結論する時（le moment de conclure）」の三つのステップを区別した。

(8) ラカンは一九三〇年代に、博士論文『人格との関係から見たパラノイア精神病』（一九三二年）の構想を発展させ、人間の認識が一般にパラノイアの妄想と同様の構造を持つとする「パラノイア的認識の理論」を唱えたとされる。

第5章　個人開業の精神分析家と病院の精神科医の合同会議のためのプロジェクト

見たところたいへん異なっている、二つの営みの領域を比較することで、精神分析を理論的に深めてゆくことは可能でしょうか。「個人開業の精神分析家が病院の精神科医に（あるいはその逆に、病院の精神科医が個人開業の精神分析家に）何をもたらすことができるだろうか」と問うには、これらの領域の境界画定が丁寧になされなくてはなりません。ここで病院の精神医学が話題となるときに問題になっているのは、とりわけ「制度精神医学（psychiatrie institutionnelle）」の営みであるということ、この点をまず指摘しておくことが重要です。歴史的に確かなことがらを繰り返す必要がないようにということで申し上げますが、多くの精神分析家が、この科学のそもそものはじめから、病院環境において精神分析に従事してきました。歴史上のさまざまな偶発事によって、その後彼らの大部分が病院の外にその拠点をおくことになりました。しかし、部分的にはまさに精神分析の革命的な影響のもとで、精神病院における制度治療学（thérapeutique institutionnelle）は成立できたのでした。現在の運動は、分析技法を病院労働における諸条件にあわせて再調整しようとするものだと見なすことができるのでしょうか。

病院制度の簡潔な記述

病院制度のあらゆる記述において、ひとつの全体性を記述するという罠に落ちるのを避けること。この点については、サルトルの用語が役に立ちます。脱全体化された全体性。実践《プラクシス》、プロセス。グループ、〈集合態〉、等々。

実践的惰性態(le pratico-inerte)への横滑りの「自然な」運動、内的疎外のシステムに捉えられてしまうということ、こうしたことを私たちは考慮しなくてはなりません――そしてこれが、精神科医が自分の病院においてする仕事の、第一の、そして恒常的な意味でなくてはならないのです。精神科医が働きかける必要のある材料そのものの、無からの(ex nihilo)産出が持っている、前後の脈絡なく出現する、条件づけられていないものという性格を強調しなくてはなりません。精神科医は分析家同様に、大文字の〈他者〉の場所にいるのであって、彼を「現存在」として基礎づける彼自身の欲望をはっきりと現出させなくてはならないのです。まさにこの――無意識的な代謝《メタボリズム》を示すものである――現出のうちで、彼は効力を持つことができます。明らかに、まさにこの道を通って、私たちは病院及び精神医学の「対象」のほうへと進んでゆくことができるのです。

固有の意味における精神医学的な技法は、まさにこの軸を中心として階層化されなくてはならないように思われます。患者への多次元的なアプローチは、このとき治療的な意味を帯びます。しかしとりわけ、グループを取り扱うにあたっての、グループとして自らを構成することの必要性を強調しなくてはなりません。それは単なるチームなのではなく、精神医学的グループなのです。そうしたグループと病院全体のあいだの、位相同相性(une homéomorphie)をとおして、患者たちのグループというものが存在すると仮定することができます。しかしそうした位相同相性が成立するためには、精神医学的グループが「空胞的（vacuolique）」なモデルに基づいて構成されなくてはなりません。すなわちグループが弁証法的に空虚な形式を、一種の「反グループ（anti-groupe）」を創出し、さまざまな要求の回路が一つの象徴的な場所のうちで、はっきりと像を結ぶようにするのでなくてはなりません。それは例の〔ラカンの〕大文字の〈他者〉の概念の、グループへの応用なのです。これは要求の満足が起こることを予防するために申し上げています。そうした満足はグループを変質させ、「親分・子分関係(1)（caïdats）」の多様な形式のうちに、程度の差こそあれ結晶化した〈集合態〉へと堕落させてしまうのです。

精神分析理論の統一性

技法には非常にさまざまな種類のものが存在しますが、それらはいずれも同じ理論に基づいています。制度治療学が、その精神療法的な機能に関して基礎としているのは、フロイト理論です。戯れに以下のフロイトのテクストを引用してみてもよいでしょう。一九一八年九月にブダペストで開催された、第五回精神分析大会における「精神分析療法の新しい道」についての講演からの抜粋です。

「〔…〕神経症は個々人による無力な援助に任せられてはならない。そうすれば、精神分析の教育を受けた医師が統括する〈施設〉ないしは〈診療所《クリニック》〉が設置され、そこでは、さもなくば飲酒癖に陥っていたであろう男性や、欲求不満の重みに耐えきれず崩れそうになっている女性、粗暴になるか神経症に陥るかの二者択一が目の前に突きつけられている子供たちが、精神分析によって抵抗する力や働く力を保つことができるようにする努力がなされることでしょう。こうした治療は無料で受けられるでしょう。国家がこの義務を切実なものと感じるまでには長くかかるかもしれません。現在の状況からすれば、そうした改革はさらに遅れるかもしれません。恐らく、このような施設は最初は民間の主導によって始められるでしょうが、いつかその必要性が認められなければなりません。

〔…〕また、私たちの治療法を多くの人々に適用するにあたって、分析という純金に直接暗示という鉛をたっぷり混ぜる必要が生じる公算は大きいでしょう。また、そのときには、戦争神経症の治療の場合のように、催眠による影響が再び用いられもしましょう。しかしながら、たとえこの大衆的な精神療法とその諸要素の形式がどのようなものであれ、その最も効果的で重要な構成部分は確実に、厳密で不偏不党である精神分析から借りてこられたものであり続けるでしょう(2)」

「個人開業の精神分析家」と病院の精神科医の比較対照という問題は、それ以上に精神分析のさまざまな応用の間の比較対照です。すなわち、分析家の面談室《キャビネ》における分析の実践と、病院における分析の実践を比較対照するということなのです。

さまざまな問題を、

——疾病学的な観点から検討しなくてはなりませんし、また、

——実践的な観点から検討しなくてはなりません。つまり、個人開業の精神分析と病院における精神分析の適用範囲が、互いにどのような境界線を持っているか。ある一部のケースをあつかうことができるかどうか。二つのシステム間で、場合によってはなされうる協力。分析家の「中立性(neutralité)」(次節参照)の問題などです。

古典的には、病院の精神科医は精神病の精神分析のほうによりいっそう向かいます。ただそれを厳

密な仕方で定義するのは困難です。

病院生活に固有のさまざまな問題が存在します。たとえば、

——患者の日常的な暮らしのケア〔＝引き受け〕。「〔患者を〕直接に取り巻くもの」の分析の必要はここからきています。これは病院の内外を問わず取り結ばれる、一対一の分析関係と連係することがあり得るからです。

——あるカテゴリーの統合失調症者については、一対一の分析関係の提起するさまざまな問題はそもそも生じない。これに対して、彼らをグループのなかでどのようにケアするか〔＝引き受けるか〕という点は、そのものとして検討されなくてはならない精神分析的問題である。

——両親に対する精神療法的ケア〔＝引き受け〕の問題は、入院患者についても入院していない者についても生じうるものであり、したがって病院に固有の問題ではない、等々。

分析家の中立性[3]の問題

この問題の根底にあるのが、「転移（transfert）[4]」の理論的問題です。

病院の構造分析。象徴界、想像界、現実界といった、さまざまな界域。これらの界域を統御するということ。どの界域に対して介入しているのか、常に心得ているということ。

この問題は、病院における分析的コントロールの問題を包含している。この問題はつぎのようなものとして考えることができます。

——病院外部の分析家による、分析家の個人的コントロール。

——そして内部の精神分析的グループによる、内部的コントロール。

そうしたグループを構成する必要性。それが引き起こすあらゆる困難。このグループと、病院の他のグループの総体の間の相互作用。そこから由来する、より弁証法的な構造を通過する必要性（「反グループ」）。

病院の「精神分析的グループ」は、このグループを構成する人々の、（外部の精神分析家と行われる）個人的精神分析に対する「抵抗」の構造として現れてくることがありえます。

（本日行う比較対照は、ある視角から見ると、この問題の問題化として現れてくるかもしれません）。

これについては「外部の精神分析家のグループ」およびその（諸）構造を参照する必要があります。

別な言い方をするなら、多少限定的な形で問いを立てることができます。個人開業の精神分析家による「病院の制度精神科医」の分析が提起する固有の問題はあるのだろうか、という問いです。

一般的な仕方で提起するのが極度に難しい問題ですが、これは病院における労働条件が、病院ごとにたいへん異なるためです。ただこの問いを別な仕方で立てることは可能でしょう。つまり、グループとグループの比較対照（これは別に章を立てて取り扱うべき重要な問題です）という形で立てるかわりに、個人開業の精神分析が病院の精神分析と同じ科学的対象を持っているかどうかを問わなくてはならないのです。ただこうした水準で問題をたてることで、ある混乱が引き起こされる可能性があります。そうした混乱は、興味深いが問題とはずれている、生態学的・疾病学的な考察に行き着くおそれがあります（「自然的」と言われるような環境にある個人を、精神医学的な環境にある個人と対立させる等）。

次のような問いを立てた方がよいでしょう。すなわち「個人開業の分析家の職業趨性的[5]（opérotropisé）な欲望〔そうした職業選択へと向かわせる欲望〕は、病院の精神科医の職業趨性的な欲望と同じ領域に属しているのか」という問いです。

この問いを立てるには、そのそれぞれの「職業適性」システムについての社会的・分析的調査が必要になってくるかもしれません（例えば、ボナフェとトスケイェスによる「精神科医の人物像」といったアプローチの仕事）。そうした調査の項目をいくつか挙げることができます。

——各人の（経済的、家族的等の）ステータス。

——あるカーストへの所属。

階級《クラス》や国家、〈社会保障〉等との連接。

——グループや〈集合態〉との関係の様態。

——諸々のイデオロギー。

——さまざまな理論的立場。精神分析の、精神医学とのさまざまな関係。

——精神分析の、哲学や〈存在〉のさまざまな捉え方等との関係。換言すれば、個人開業の精神分析家の「疎外」の型《タイプ》はどのようなものか。

病院の精神科医の「疎外」の型《タイプ》はどのようなものか。

これは部分的には、「それぞれのクライアントの社会的類型《タイプ》はどのようなものか」という問いによって解明されます。

戯画的に、次のように言えるでしょう。

——安楽な、また「富裕」な人たちは、とりわけ個人開業の精神分析家が診ている。

——これにたいして病院の精神科医が相手にしているのは、浮浪者《ルンペン》から大金持ちまで、はるかに幅広い社会階層に渡っている。

このことはすでに、分析療法のいくつかの主要な問題の理論的問題化を引き起こす可能性があります。たとえば、

――分析療法におけるお金の問題。

――無意識のさまざまな概念規定。

この最後の点は詳細に解明され、議論されなくてはなりません。問題なのは、主体とシニフィアンの諸関係なのです。つまり、治療者個人の分析の質が問題なのです。これはさまざまな仕方で定式化できます。例えば、

社会からの分析家の疎外は、通常の分析によって分析することが可能なのだろうか。

あるいは、

疎外と「反動形成」さらには「昇華構造」との関係はどのようなものだろうか。

あるいは、

社会的疎外の諸構造は、主体のパーソナリティの局所論のどこに組み込まれるのだろうか。

あるいは、

疎外は、分析的無意識と何らかの関係があるのだろうか。

これによって、治療者の「分析的中立性」の問題をいっそう正確に分節化することができます。

この問題は、次のように言うことで、よりテクニカルな仕方で定式化できます。治療者はどのようにして、転移関係のなかで自分自身の欲望を使うのだろうか、と。

結局のところ、これは分析家＝主体と、彼自身の要求の連接を探究するということに帰着します。$(\$\diamond D)$[6]（これは職業適性的な問題を、分析そのものの「限界（limites）」の問題と関連させつつ提起

する、より正確なやり方です)。

実践においては、この問題はしばしば回避されることに私たちは気付いています。とはいえこれは中心的な問題です。個人開業の分析家は、ただちに「制度的な」技法に組み込まれうるのでしょうか。彼は、自らの分析を、自分が働くことになる「集合《アンサンブル》の分析」によって補完する必要があるのではないでしょうか。そして「集合《アンサンブル》」のそうした分析は、彼自身の分析において、すでに分析されているべきであったのではないでしょうか。自我理想は直接こうした欲動構造に接続されているのではないのでしょうか。社会的疎外は、要求を存在論的に分節化する一つの要因ではないのでしょうか。

換言すれば、分析の「限界(limites)」を正確に規定することはできるのでしょうか。技法の誤りが一部の有害なアクティング・アウトを引き起こすのですが、そうしたアクティング・アウトは、根本的に分析外の領野に属するものとは区別される必要があります。

しかし個人開業の精神分析家にとっての通常の「分析外のもの」は、病院の精神科医にとっての「分析外のもの」と同じなのでしょうか。

この点がはっきりと立てられていなければ、どうして私たちは、分析的「中立性」の技法的な問題について議論することができるでしょう。分析家を彼自身の階級に閉じ込めてしまう社会的疎外ゆえに、個人開業の分析家が排除されている(forclos)とは言わないまでも、知らないままでいる(méconnu)領域が、しばしばあるのではないでしょうか。

これは、分析治療の間を通じて現れてくる、さまざまなアクティング・アウトを落ち着かせたいと望むのであれば、重要な問題です。

病院制度の内部における実験的研究の一例

病院制度の総体の、責任者にして長である精神科医。

そうした人間が看護スタッフの一人を分析します。その精神科医が、彼と分析を行っている主体との間で「制度的」労働関係にある病院の生活において生ずるさまざまな問題の、厳密な分析関係に対する効果を研究すること。

話を簡単にするとすれば、次のように図式化できます。

ψ《プサイ》、分析関係。

G、労働関係の総体。

Gψ、治療者が、彼と個人分析を行っている人物と同時にそこにいるような、程度の差こそあれ安定した精神療法グループ。

ψに対する抵抗がGにおいて、「重大な職業的過誤」型《タイプ》のアクティング・アウトを引き起こすのが確認されることがあります。

〔このとき〕二つの態度が可能です。

――Gは「規則」を適用するという仕方で反応し、主体の解雇ないし〈懲罰委員会〉の招集を宣言する。

――あるいはGψのなかで問題をあらためて取り上げる。

この〔後者の〕場合、Gψ内で何が起きるかを分析するのはたいへん有益です。Gψはψに対する抵抗そのものを検討するのではありません。

そうではなく、Gの〈法〉の侵犯の問題〔を検討するの〕です。換言すれば、一個の主体の侵犯が、Gψにおいてあらためて引き受けられるのです。

精神療法家がψに直接介入すると必ず（想像的、現実的、象徴的）諸平面の混乱が生じるということ、これは確かです。これに対して、精神療法家は被分析者のいるGψに介入することができます。これは厳密な意味での「解釈」ではないのですが、しかしこれによって侵犯を弁証法化し分析を再起動することができます。しかし〔こうした介入の〕利益はまた次の点にあります。すなわちそうした侵犯のGψにおける検討によって、Gグループを構成する法と諸主体との弁証法的な連接がわかるようになるのです。それは「法をなす（faire la loi）」という用語のあらゆる意味において、法をなすやり方の一つです。何が治療的グループとしてのグループの構造的原動力となっているのか、この点についての解明は、いつでもここから得られるのです。

特にこれによって、グループの諸構造と、いわゆる〈集合態〉の「圧力」という大雑把な概念を現象学的に研究することが可能になります。また社会的「均衡」もそうです。それは外部的なモデルを借用することで、交流〔＝交換〕の弁証法とグループの効力を「合法的に」停止させることがあります。換言すれば、Gψはψの障害を取り除き、Gを効果的にコントロールすることができるのです。当然ながら、こうした全ては、他のあらゆる因子を、そしてなかんずく〈集合態〉のシニフィアン的下部構造と呼びうるようなもの（経済的問題、構造的問題、等々）を考慮するときにはじめて意味を持ちます。

一般的問題

暮らし〔実存〕のさまざまな場
備給〔＝労力や資源、また心的エネルギーの投入〕
トポロジー
——通行の場。
——出会いの場。
——交流〔＝交換〕の場。
——非合法的な場。
——露出の場。
——仕事の場。
——遊興の場。

これらからなる碁盤目状の場所（damier）を探究しなければなりません。（「類型夢[7]」というのと同じ意味における）「類型場」を取り出すことは確かにできます。ハイデガーの言う「四方域[8]」の概念が展開されなくてはなりません。そしてこれらの場をより合理的に用いるということ。

——例：台所や事務室、リネン室、談話アトリエ、鶏舎の重要性。

どのように探究すればよいのか。たとえば、分析中の主体の「夢」のレベルで。

「場（lieu）」は「舞台《セーヌ》（Schauspiel）」の概念に、またそこで起きることへとつながります。[9] 幻想《ファンタスム》のシナリオ、演劇的関係のシナリオ、等々。

場は自身のうちに、〈集合態〉の次元を持っています。その次元は、そこで演じられることになるような類《タイプ》の場面《セーヌ》を誘発します。それは一種のシニフィアン的規定であり、それが直ちに主体を歴史的運命のなかに位置づけるのです。

こうしたトポロジー的領域において、一種の地図を作成する可能性は、ここに由来しています。この地図は、諸々の弁別的なシニフィアン的単位について領域の画定を行うのですが、その際この〔シニフィアンという〕用語にその言語学的な響きをそのままに残しています。換言すれば「舞台《セーヌ》」自体が、何か個別の空間においてひたすら「現実化」されるけれども、しかしそれ自体シニフィアン的「上演」と見なされなくてはならないようなものなのです。それは主体の無意識と、〈集合態〉のそうした「上演者〔＝代表者〕」との間の、可能な連接です。

そうした弁別単位を、描き出そうとしなくてはなりません。まさにそれらの単位を、私たちは次いで音素的単位を取り扱うのと同じやり方で取り扱うことができるのです。このように構造を設定することで、説明不能に見えた一部の行動が、実はその大部分が「意味の諸効果（effets de sens）」にすぎないということが明らかになります。こうして、それぞれの病院に固有の「分類システム」を作りあげることが可能になります。このシステムは、さまざまな解読格子のうち、象徴的および想像的諸関係の複合的な交錯である、制度の構造的ネットワークを解読できるようにするものです。

――例：分析の語りにおいて、ある主体が（何ヶ月にもわたって）木立のなかをとおる道で自分の祖母を「見かける」と言う。その道は、ある建物のまとまりを別の建物のまとまりと繋ぐ、通行の場となっている。

このところ彼は、祖母が「小さな白い家」の陰にいるのを見るといいます。それで彼は驚いています。この道は曰く付きの道で、グループの無意識に、ある種の審級が出現する場所、さまざまな人物が行き交う場所として刻み込まれています（ちょっとした「聖なる林」[10]です）。「小さな白い家」は主体にとって、あるいくつかの外傷的《トラウマ》な経験に満ちた場所だったことなどがあって、特に際だった場所になっています。

これらさまざまな舞台的な場所における祖母の超自我的な出現は、〈集合態〉が持っているいくつかの側面に解明をもたらすもので、この限定されたプラットフォームにおいて、分析を行っているこの主体の実存をおおきく超えるいくつかの古い関係を分節化しています。そうした「証言」を集めることは、〈集合態〉を構造化している「場（lieux）」の地図を制作する助けとなります。

――例：シニフィアン的で捉え難い知覚から、さまざまな徘徊性常同症[11]の固定した道程まで、数多くの事例を示すことができるだろう。

これは空間の使用とそのさまざまな疾病学的様態の問題への一つの貢献をもたらしうるものです（この貢献は、病院を建てる人が単に建物を建てるだけではなく、精神医学的により機能的な建築術的構成を設定する助けとなるかもしれません）。

ただ、日常的実践という点では、これはモニターがどのような役割を持ちうるのかを理解する一助となり得ます。モニターは、病人たちがやって来て、組織をつくり、働き、暮らす、〔設備・人員の〕配備された空間を真に「分析する者〔＝分析家〕（analyste）」なのです。モニターの役割は、さまざまな主体をうまく配置し、明確な言葉で自分のことを語らせるようにする象徴的現前という役割です。これらの介入には、「アトリエ・ミーティング（réunions d'ateliers）」と名付けられたものによって媒介されたグループのディスクールにおいて、さまざまに変化する解釈指標が付与されます。

たくさんのベッドのある寝室

こうして形成されたグループを分析するということ。これらのグループの領域を画定し、精神療法的な領野を創出するために、部屋（素材、雰囲気）の責任者を養成する必要性。部屋はこのとき、私たちが働きかける対象としての場になります。

そこでもまた、分析的なコントロールが可能です。

この限定された領野が、総体と連接しているということは注意しなくてはなりません。まさに部屋の責任者によって、たとえば「清掃」部門との連接が可能になります。清掃ミーティングはこうして、精神療法的コントロールのミーティングとなり得ます。清掃チームのこれこれのメンバーに対する、一部患者の備給を問題化すること、働くにあたって生じるいざこざを調停することで緊張を調節すること、ある型《タイプ》の行動が生み出す反響を自覚すること、等々。他のメンテナンスや調理などの部門についても事情は同様です。

このようなネットワークにおいて起きるあらゆることは、精神分析的なパースペクティヴのなかで、はじめて治療的効力という意味を持つようになるのです。

※この「導入主題」はフランス精神分析協会に属する精神分析家の小グループの求めに応じて、一九六三年一月にストラスブールにおいて病院精神科医と精神分析家の間で開催されるはずだったミーティングの準備のために起草された。

この合同会議は実現しなかった。

しかしながらこのテクストは、G.T.P.S.I. のミーティングのうち、一九六三年の春に行われたたいへん重要なミーティングの口火を切る役割を果たした。私たちはこのテクストを「町の分析家と田舎の精神科医（Psychanalystes des villes et psychiatres des champs）」と呼んできた〔ラ・フォンテーヌの寓話「町のねずみと田舎のねずみ（Le rat de ville et le rat des champs）」への暗示〕。

【訳註】

（1）「カイド（caïd）」とは北アフリカのイスラム教徒の地方官で、警察、司法、徴税をつかさどった者を指す呼称。転じてやくざ者のボス、親分を指す言い方となった。

（2）「精神分析療法の道」『フロイト全集16』（鷲田清一監修、岩波書店、二〇〇七年）、一〇三―一〇四頁〔pp. 192-193〕を元に、本書の仏語原文に照らして修正した。

（3）フロイトが唱えた精神分析の技法的な原則。分析主体において生ずる分析家に対する陽性あるいは陰性の感情的反応、いわゆる「転移」が、現実の分析家に由来するものではなく、過去の周囲の人々との間に取り結ばれていた関係が無意識的に持ち込まれたものであることがはっきりするように――換言すれば分析家が分析主体にとっての「鏡面」となるように（フロイト「精神分析治療に際して医師が注意すべきことども」）――分析家が分析主体の言動に対して中立的な立場をとることを求める考え方を指す。

（4）ラカンが一九五三年のフランス精神分析協会の創立講演で導入した三つ組の概念。

（5）ハンガリー出身の心理学者レオポルド・ソンディの用語。彼は職業選択が潜在的な遺伝素質、すなわち「遺伝趨性（Genotropismus）」によって規定されていると考え、これを「職業趨性（Operotropismus）」と呼んだ（レオポルド・ソンディ『運命への挑戦――運命心理学論集』金沢文庫、一九七三年、五七―五八頁）。

（6）ラカンのいわゆる「グラフ」のなかで現れる定式。ラカンは精神分析のプロセスにおいて、主体が自らの「要求」と向き合い、これと対峙（confrontation）することによって分裂を余儀なくされる瞬間を重視し、これを分裂した主体を表す$\$$と要求を表すDを菱形で結ぶこの定式で表した。

(7) フロイトは『夢解釈』において、近親者の死の夢、試験の夢といった、多くの人がみる典型的な夢を「類型夢」と呼んだ。

(8) 「四方域（das Geviert）」は後期ハイデガーの用語で、世界を「天空」「大地」「神々」「死すべき者ども」の四項の関係において考える構想を指す。

(9) フロイトは『夢解釈』のなかで、グスタフ・フェヒナーを引用しつつ夢を「他の舞台（ein anderer Schauplatz）」と呼んだ。

(10) 「聖なる林（Sacro bosco）」はイタリアのボマルツォにある庭園の名称。この庭園は叢林のなかにさまざまな怪物の彫像を配した趣向で有名である。

(11) 同じ道筋を通って徘徊を繰り返す症状。

第6章　学校環境における疲労の問題

疲労とは何か。誰が疲れているのか。教師と生徒は相互に疲れさせ合っているのか。現代の構造において学校は両者を疲れさせているのではないか。学校という〈集合態〉における労働の整備と、疲労という現代の奇妙な症候群には関係があるのではないか。疲労の物理的、生物学的、生態学的な原因に注目するあまり、本質的な要因が放置されてしまっているのではないか。すなわち、不安、個人間の緊張、グループにおける孤立、消えることのない葛藤の蓄積、制止の維持、耐え忍ばれる侮辱、無益な競争などが。精神科医ウリ博士は、この複合的な問題を解決するとまでは言わないが、ガイドラインを描き、問題を提起し、そして可能ならばその研究に着手することを可能にしようとする。彼の臨床経験、そして「制度精神療法」の諸技法への取り組みが、この疲労の現象に突破口を切り開く。これは一連のプロセスから生じうる帰結であり、この錯綜した糸をこそ辛抱強く解きほぐし始めなければならないのだ。

I

この発表の目的は何でしょう。

私たちがたずさわっていることに話を限ったとしても、こんな短時間で疲労について語ることはできません。

そこで私は、「疲労」と「教室の組織」の関係について問題を提起する助けになるような、いくつかの主要なガイドラインを図式的に提示してみたいと思いました。このガイドラインはきわめて複雑です。たくさんの研究がすすみつつあります（たとえばプラハには、疲労だけをもっぱら主題にする研究所があります）。私たちがいかに無知かを自覚しておく必要があるでしょう。

しかしながら以下の三つの構造論的な系列をつねに念頭に置かなければなりません。つまり生理学、社会学、精神分析という三つの系列です。

この三者において私はいくつかの地帯や領域を明らかにし、議論に活用して、この問題をめぐる理論的構築や足場とすることを試みてみたい。今日それができるかはわかりませんが、こうした模索の過程でいくつかの支点を見出し、それを出発点に「教室」で「起きていること」を記述したり分類したり階層化したりすることを試みたいのです（「教室において何が起きているのか」という問題を提起することは、実際のところ私たちがつねにたずさわっていることのひとつと言えるでしょう）。

だから疲労という――流行りの問題は――、グループとしての「教室」という、ほとんど探究されていないきわめて複合的な総体にいくつかの補助線を引き、皮膜をいくつか剥がし、いくつかの断層を追跡し、いくつかの行動を導くための口実にすぎません。
疲労概念は混乱《コンフューズ》しているというより稠密《コンパクト》なのですが、この概念によって日常的な問題系と同一平面上に立つことができるでしょう。つまり、いまだ「教育学」と呼ばれている問題系です。

Ⅱ

疲労については多くのことが書かれました。器官の疲労、中枢神経系と連動した全身疲労などです。ここではいくつかの先行研究を指示するにとどめましょう。〔P・〕ショシャールの口頭発表と論文、*1〔S・G・〕マザラキスの「ノイズと精神疲労」についての口頭発表、*2 J・フェサールの論文、*3『百科事典』のラクロのいくつかの論文*4などです。またR・ドゥブレとD・ドゥアディの「今日の学校システムにおけるフランスの生徒の疲労」（一九六二年一月一八日）についての報告もあります。*5 これらは指摘にとどめますが、参照すると有益でしょう。

Ⅲ

生理学的な側面について、あとで話すことに光をあててくれるいくつかの概念を拾っておきましょう。

a　まずアメリカの生理学者の論文をお読みになることをお薦めします。ヘンリー・ビーチャー(2)です（「とりわけ痛みに関する主観的反応の研究への、病理学と実験の寄与」*6）。これは「疲労」を研究したものではありませんが、方法論的観点から役立つ問題を取り扱っています。すなわち主観的反応は、痛みのほかにも多くの現象に応用できるのです。彼は閾値の概念そして反応的要素（composante réactionnelle）という概念について語っています。彼は以下のように指摘します。

「第二次世界大戦中のアンツィオ橋の海岸堡で主に行われた研究（Beecher, 1946）によれば、手足の骨折、胸郭や腹腔の創傷、軟組織にまで広がった傷によって先進的な病院に連れてこられた兵士のうち、四分の一だけ痛みを和らげてほしいと答えた。以下のような基準を満たすような病人だけが選ばれた。多くの場合、モルヒネなどの鎮痛剤はまったく、あるいは少なくとも四時間は使われない。病人たちの意識ははっきりしていてショックは受けていない。想像していただきたいがアンツィオ橋の海岸堡はまさに地獄で、何ヶ月ものあいだ、夜も昼も爆撃はやまなかった。そこにいた人間は生きて出られるとは思えなかった。兵士たちの傷は病院という安心できる場所への入場券のようなものだったのだ。彼らにとって戦争はもう終わっていた。初めの一時間は痛みに悩まされることはなかった。手術を受けた民間人に対する研究（Beecher 1956）によれば、割合は正反対だった。つまり八〇パーセント以上の民間人が痛みを感じて、それを和らげてほしいと願ったのである」

そのほかにも多くの観察を行ったうえで、彼はこう結論づけます。

「傷の意義（signification）が、そこから帰結する痛みを規定する。怪我をした兵士はまちがいなく傷によって多くの神経終末を刺激されていたと思うし、神経インパルスは放たれていたはずだが、四分の三の兵士は痛みを感じなかった。なんらかのかたちでどこかに障壁があったのだ。おそらくこのようなことが生じるのは、傷を負った出来事を兵士は幸福な現象として解釈し、民間人は不幸なことと解釈したからだろう。傷の意義の重要性が明白に証明されたことで、実験的な苦痛に対抗する鎮痛作用の有効性の研究にとって、病的な苦痛の重要性を確認することができるだろう」

他方ビーチャーは——薬学研究を通して——、鎮痛作用が、完全には痛みの閾値を変化させず、むしろ彼が反応的な要素と呼ぶものを変化させることを確認します。それに対して、鎮痛作用の量を変化させても痛みの閾値は変化しないが、不安という要因を導入することで閾値を変えることはできるとしています。

「不安という要素を導入すれば、痛みの実験的閾値は鎮痛剤の働きを感受するものとなる」

感じ取られるもの、主観的なものの他の領域において一般化を行う場合に注意すべきは、痛みの意義が大きく介入するので、鎮痛剤の用量がゼロから一〇〇まで変化することです。このような観点から、疲れ、疲弊、不安などの現象を位置付け、区別することができるでしょう。この点については後でお話しします。

b　次に神経生理学上のある明確な一点についてお話ししましょう。疲労について発表するときにつねに多かれ少なかれしばしば持ち出されるのは、疲労と中枢器官の結びつきです。疲労と私たちが言うとき、疲れているのは何なのか。神経的な疲労の場合では？　全身疲労の場合では？　疲れているのは網様系です。網様系は中心的な系で、非常に特異な構造を備えています。実を言えば、それはさまざまな系の連合として、皮質と網様組織の網様系、つまり、大脳の基礎にある神経系の地帯と大脳皮質との結合として記述されなければなりません。その全体が多少なりとも閉鎖的な回路を形作るのです。この問題についてはたいへん多くの論文があります[*7]。この観点から疲労を考察することはたいへん面白いでしょうが、主題から完全にはずれてしまいますね。

いくつか要点のみを取り上げてみましょう。この網様系を明確に記述したひとりに、マグーン[3]という人がいます。この系はさまざまな大きさの細胞からできた組織の地帯を含み、それがさまざまに分岐しています。これはまさしく、多かれ少なかれ可変的な布置を備えた宇宙なのです。空間的なイメージに捕らわれて、さまざまな系を多かれ少なかれ細かく記述し、きわめて近くから観察しさえすれば、すべてを理解できるなどと思ってはなりません。関係する通路は、身体のすべての地点から到達しますが、真の意味で特別な通路ではないのです。たとえば感覚的な通路（触覚、聴覚、視覚など）は直接に大脳皮質に繋がります。この系に到達するのは、この道（外側毛体路）から発する付属的な通路なのです。

網様系とは、それと閉じられた回路を形成する皮質の介入を伴いながら、ノイズを主観的に中和しうるようなものです。このノイズは（たとえば道の車のノイズのような）単調なものであっても、とても強烈です。他方この網様系のほかに離散視床系があり、これが異様さの印象とでも名づけうるものを皮質に直接伝えます。単調な大音響の中では眠れるのに、きわめて小さな奇妙な音でも覚醒するのは、この系の存在から説明されます。これは皮質へエネルギーを送り、警戒機能を維持する発電機のようなものです。

ここで（終脳の眠りと間脳―菱脳《りょうのう》の眠り、そして「逆説睡眠の位相」を区別しつつ）疲労と眠りの関係についてお話しし、睡眠不足による死があるという事実を指摘しておくのも興味深いでしょう。しかし後でお話しすることのために強調しておきたい、もっと重要だと思われることがあります。それは、こうした総体の中で皮質がどのように機能するか、ということです。いくつかの研究によれば、皮質はこの回路で増幅器として機能することが示されています。それは皮質に到達するものすべて、網様系から皮質へ続く通路だけでなく、ほかのものもすべて増幅するのです。それはまた変調器としても機能します。

言い換えるならば、「観念」を増幅したり変調させたりするために整えられた、一定の度合の自由があって、非常に多様な通路から来るメッセージをすべて加速させているということです。

生理学の領域において、もうひとつ別の側面を指摘しておきたいと思います。よりうまく理解していただくためには、最近まで通用していた空間的＝時間的な図式、解剖学的図式、あるいは電気的図式から少々離れ、生化学的特殊性というひとつのパラメーターを出す必要があります（これはたとえば中枢神経系についての薬理学研究にとって非常に重要です。この点についてはP・ヴァイス（P. Weiss）の研究を参照できます。彼はずいぶん昔にその原理を打ち立てました。彼はこう書いています。

「私が参照している現象からわかるのは、中枢神経系が末梢受容器やエフェクターと高度に『分節された』特殊な関係を打ち立てていることである。このような『語彙』において、受容器とエフェクターはいわば固有名を持つ。それは末梢単位のそれぞれを性格付けるはっきりと区別された生化学的特徴のおかげである。これらは、ひとつひとつニューロンの対応する集合態にその性格を投影し、起きていることを末梢神経の終末に情報として伝える（中略）。

したがって一般的に言って神経系は、有限な特殊性を付与されており、それらは運動的および感覚的な器官のモザイクに対応するのである」

生化学的特殊性という問題は、レセルピン、マジェプティル、ラーガクティルなどいわゆる向精神薬を使用した際、細胞のレベルで何が起きているかを理解しようとするときに重要な問題となります。解剖学的または構造的な位置決定より支配的なのは、化学的な「位置決定」です（セロトニンの位置決定、アドレナリンの誘導体の位置決定など）。

最後にこうした神経生理学についてのニュース速報を終わらせるために、以下のことを確認しておきましょう。すなわち神経系で何が機能しているかを知ろうとすると、説明図式が適用される地点が変化しつつあるということです。

これまでは、神経のメカニズムにおいて重要なのは、高貴な組織であるニューロンにあると考えられていました。しかし次第に知られてきたのは、神経膠《こう》という結合組織が主要な役割を持っていることです。

この点についてはラボリによるものを初めとして大量の研究があります。[*9] 彼はこの結合組織における代謝を研究しました。そして機能不全の原理があるのは、まさにこの代謝の変質や変化にあると思われます。「高貴な細胞」はこの結合組織の代謝に従うのです。

c　こうしたすべての側面を統合しようと試みることで、たとえば注意といった、純粋心理学あるいは実験心理学の領域で論じられていた諸概念をより正面から記述することができるようになります

（ここでは「注意」の仮説的なメカニズムには立ち入りません。たとえばM・ジュヴェ[*10]の論文を参照してください）。また記憶の仮説的なメカニズムにも立ち入りません（これについてはたとえばマモ[*11]の論文を参照してください）。

注意や記憶の問題は多くの教育学者たちの関心の的であり、またこの問題についての現在の生理学的概念により、注意や記憶などを獲得する方法についての考察にたどり着くことができます。

同様に学習についても一連の理論があります。こうした新しい側面を考慮するような条件付けの現象が再び問題にされるのです。当然のことながらこうした研究は教育学者たちの関心を惹きました。

言い換えるならば、疲弊や怠慢や衰弱などについて語るためには、神経生理学の問題を参照するのがよいということです。たとえばポール・ヴァイスは以下のように記しております[*8]。

「中枢ニューロンの柔軟さは学習や適応や協同や規制的な調整一般を説明するのに不可欠と思われる。現在では少なくともこの仮説の正しさを示す一般的な生物学的なモデルがある」

さらに後の部分では次のように記しています。

「ある個人において、それぞれの単位が秩序付けられたり相互に結合したりする方法に関して、（神経発達の）大きな多様性と個性が存在する」

また最後に次のように記します。

「他方、神経系の『発達』の諸位相について、あたかもこうした単位や系のすべてが同等の運命を持つかのように語ることはまったく正しくないと思われる。ニューロン群のなかで最も大きく生命にかかわる部分が、運命のごとき単一の目的から自由な、個体発生上の成長期にとどまり続けることをよりよく理解するために、学習や適応や代償の機能を考察しなければならない」

いまお話ししたことはすべて目安にすぎません。たとえば皮質の散在系――これについてはそれが増幅器や変調器であるとお話ししましたが――は訓練され、回復し、教育をされうるのです。少々戯画的で不完全な言い方をしてしまうのですが、教育学的行為の目的はこの系のよりよい機能を獲得することなのでしょう。この系がいわば直接に私たちを取り巻くもの、すなわち制度環境や他者に接続していることに注目すれば、このことの興味はさらに増すことでしょう。

Ⅳ

「私たちを取り巻くもの」と言いましたが、これについて少々お話ししましょう。「私たちを取り巻くもの」という概念は至極あいまいだからです。

この問題には後で立ち戻って、さらに明確にできるか検討します。私たちを取り巻くものにおいて、何が疲労を引き起こすのか。この主題については多くの研究がなされてきました。

a　さまざまな分野のこうした研究の全体からきわめて明白なかたちで次のような結論が出されます。すなわち先ほど強調したように、疲労の効果における本質的なパラメーターは、私たちを取り巻くものの意義だということです。この視点からもう一度ビーチャーを引用しましょう。*6 痛みについての研究で彼は、「反応的要因」や「閾値」という概念を使って問題をみごとに解明していました。彼の研究は「生理学的な意味での——刺激と主観的応答の間には関係がない」ことを明快に示していたと言います。そしてもう少し後でこう付け加えます。「感覚や気質は、行動をコントロールすることで行動学の発展の根源的な要素をなすような要因であることが多い」

b　この主題（私たちを取り巻くものと疲労の関係）について私は戯れに、さまざまな分野で語られていることをいろいろよせ集めてみました。その抜粋をいくつか急いで読んでみましょう。この講演の主題からあまり離れてもいけませんから、教室の日常の作業で起きうることというほぼ同様の問題のことを類比的に考えながら、これらの抜粋を移し替えたり聞き取ったりすることにしましょう。

たとえばスポーツのトレーニングでは何に重点が置かれているか。陸上選手のトレーニングを専門にする医師の考察を試みに取り上げてみましょう。

「当然のことであるが、心理的なよい条件が現れるには、二つのことが準備されていることが必要である。〔一つは〕体質上のバランスのよさ、ゆったりとした気持ち、トレーニングにおける試技により、コントロールされた、容易さの感覚であるが、〔もう一つは〕陸上選手が置かれている精神的、社会的、職業的ないしは家族的な環境である。この点について強調すべきは、『トレーナーと陸上選手』の交流、そしてトレーナーが演じうる心理的役割の重要性である。同じように、クラブやチーム内の『スポーツ的な生活環境』も陸上選手などの能率に決定的な影響を持ちうる*[12]」

陸上選手を生徒に、トレーナーを教師に置き換えてみると面白いでしょう。

労働の心理学や産業心理学の過剰なまでに広範で非常に正確な文献には、そのままで置き換えることはできないものの、教室で起きうることの研究の方法論的導入として使えるような、興味深いことが書かれています。たとえばヴァイスとイングリッシュ（English）によるアメリカの電気会社を対象にした産業心理学の報告の抜粋を見てみましょう。この研究の目的は、効率性を高めるために、人間関係の視点からどのような方策を取るかを決定することです。

この会社における「通常の生産労働者について何年にもわたって行われた疲労についての研究が示したところによれば、彼らの精神状態は効率性を決定する飛び抜けて重要な要因である」

「［…］優良な精神状態や仕事のやる気を作り出す重要な要因は、より大きな自由、より厳格さの少ない管理、そして現場監督に叱責されるおそれなしに仕事のペースを変化させられることである*[13]」

電話交換手の仕事に関する、ル＝ギヤン博士とブゴワン博士の研究*[14]を参照してください。労働条件によるいわゆる「擬似神経症」についてはきわめて重要な研究がなされています。大部分の被雇用者が、自分たちを最も疲れさせるのは、手作業や勤勉さの要請よりはむしろ、監視されていると感じること、とりわけ知らず識らずのうちに監視されていると感じることだ、と語っていることが報告されています。つまり監督はいつでも彼らの話を耳にすることができるが、そのことを本人は知らないという状態です。これは耐えがたい緊張で、疲労状態というよりは、むしろ疲弊状態を生み出します。回復に非常に長い休息が必要なほどです。場合によっては職を変えざるを得なくなります。

また別の視点から、G・グッゲンハイムは次のように記しています。*15

「〔…〕産業的関係についての研究は労働問題における情動的要因の重要性を強調した。たとえばE・マヨ（E. Mayo）によるホーソン調査によれば、疲労の研究において真っ先に注目すべきは、労働の外的条件ではないということが示されている。たとえば照明の強さと生産量の関係ではなく、むしろ仕事に対する労働者の態度である。研究者たちの結論によれば、労働に影響する多くの要因についての不適切な思いこみのゆえに、疲労に関して、そして疲労と結び付く身体的・物理的要因にあまりに多くの重要性が付与されてしまっているという。

この実験は、主体のその労働に対する態度、労働者にとっての労働の広い意味での意義の重要性を強調する点において優れている。個人間そして個人内での多様性、利害との結びつきなどである」

さらに次のように言う。

「こうして生理学的なレベルでの機能的損失、すなわち感じ取られる疲労と、生産性のレベルでの機能的損失とのずれが説明される」

他の分野、芸術の分野でもこの意義の問題が見出される。たとえばジャン＝ルイ・バロー(4)は演技について以下のように言います。

「演技による教育、身体的および精神的トレーニングの目的は、無益な動揺が有益なものを消してしまう割合を減らすことである。だから〈演技〉は実存の根源的活動であり、『公共的な効用性』であり、自己防御などに役立つ*16」

別の分野でもセルジュ・リファール(5)が次のように言っています。

「私はダンスに日常的な休息を見出した*17」

作文のテーマにしてみたら面白いでしょうね。

またサン＝テクジュペリは「徒刑場は何の役にも立たない、つるはしの一撃だ*18」と言います。

これもよく考えてみると面白いでしょう。

「心身医学」と呼ばれるものを検討してみると、結局同じ趣旨の発言が見つかります。

「戦闘中の兵士の雑音への生理学的および心理学的適応」について、戦時中に起きた問題の研究がなされました。ここでもとくに次のようなことが強調されています。

「心理的適応において、雑音の要因は戦闘状況の情動的要因に密接に関連している。社会心理学的要因や動機はときに雑音への過剰適応を引き起こし、そのため個人の身体的健康や、さらには精神的健康も害される」[*19]

疲労の社会的要因の重要性を強調するのはあまりに自明なことでしょう。ジャン・ヴァーグ教授の「疲労の病因論的状況と診断」についての小論を引用するにとどめます。彼はいくつかの要因を挙げています。

「持続的な注意の必要性―単調さ―雑音―悪臭―閉鎖的空気―環境の汚さ―ぶつかり合い―いいかげんな食事やその成分のバランスの悪さ―睡眠不足―人工的な刺激―移動手段での混雑―興奮―解決不可能な多くの問題―幸福の妨げになるものが多いことへの不条理感―多くのいさかいなど。これらはすべて筋組織の諸要素のみならず、有機体全体のホメオスタシスに反するものである」[*20]

さて、この引用のカタログ（これらは結局同じことの確認に収斂していることがわかるでしょう。つまり、意義というものは、いずれにせよエネルギー論的なもの、神経系という機構の生産性、そしてパーソナリティ全体と関係があるということです）にけりをつけるために、技法的な面、とりわけ学習の技法の面で、リズムとカデンツという概念を重視しなければならないことを強調しておこうと思います。

実際リズムとカデンツの分節様式は、生産性と疲労のヴァリエーションを大きく条件付けうるのです。

このことを少々解明するため、クラーゲス[(6)]を引用しておきたいと思います。彼は彼なりのやり方で、

〈リズム〉と〈カデンツ〉の本質的な違いについて語っていました。『筆跡における性格表現[21]』において彼は次のように記しています。

「〈生命〉はリズムにおいて表現される。それに対して〈精神〉は韻律的カデンツを利用して、〈生命〉のリズム的衝動をそれ固有の法則へと従わせるのだ」

もう少し先の部分では次のように言っています。

「韻律的カデンツの『拍』と呼ばれるものは、リズムの流れを規則的な間隔で中断するものである。それはリズムの上昇的および下降的な連続性を、系列《セリ》の非連続性に従わせる。韻律的カデンツの諸時間の連続が時間的系列を作るのとおなじように、巻き尺の線の連続は空間的系列を作る」

そして最後に、類比から出発して、以下のように言います。

「どの波も前の波とまったく同じ形や長さを持つことはけっしてない。どの呼吸もどの脈搏も同じものはない」

主題からはずれたことを言っているように思うかもしれません。だがこの引用を、ルモワンヌ博士が、労働の生産性という明確な技法に関して、きわめて興味深い発表[22]で語ったことと並べてみれば、そうでもありません。その一節を少々長くなりますが引用します。

「モッソ以来、リズムは休息にほかならないことが知られている。運動の途中に差し挟まれる休息である。各個人は固有のリズムを持つ。このことを発見し、それに従うことで、ヴァルターは、かつて三週間かかっていた時計職人の見習い期間を三時間にまで切り詰めることに成功した。まず労働者が課題を果たすのにかかる時間を計る。その長さはいろいろであったが、次第にもっとも頻繁だと思われる時間がわかってくる。そこでその時間に合わせて、職人の視界に入るよう小さな緑のランプを取り付ける。職人は、時間を浪費するのやめなくてはならないばかりではなく、さらには仕事を中断したときは、再びランプがつくまで再開してはならない。しばらくたつと、職人はランプの光がついている時間よりも短い間で仕事をするようになる。そうなってはじめて、ランプの光がついている時間が短縮され、職人の新たなリズムにカデンツが調節される。運動のリズムであれ、挿入される休息（たとえば一時間に五分）のリズムであれ、リズムとは労働の内部に含まれた休息なのである」(7)

これは日程の中断、リクリエーションなどについての議論を再燃させるような引用です。このように「私たちを取り巻くもの」の問題、そして疲労というもうひとつの問題が持つ重要性についてのささやかな探究を長々と続けることもできるでしょう。しかし確認しておかなくてはならないのは、こうしたすべてのことは、神経生理学においても産業心理学の技法としても、ごく表面的なものだということです。これでは疲労の問題そのものにそれほど迫っているとは言えない。

a　私たちが教室における日常的な実践でかかわっているのは、個人の疲労です。このような具体的な問題に迫るために、代謝の記述や神経学的記述や主観的な記述などをしたところで、どれだけ役に立つでしょうか。言い換えるならば、これまで描き出してきた要因と矛盾することなく、むしろそれらをうまく接合し、同時に、どのような具体的な手段によれば事態を統御できるかを示してくれるような、別の次元がないでしょうか。けっきょくのところ、この疲労の問題について何ができるというのでしょう。なぜこのことについて語られるのか。流行だからか。流行だとしたら、それが何かの役にたつことを検証できるでしょうか。

だからこそ私はこう言っていたのです。「なんだ、これは教室で行われていることについて語ろうとするための口実なのだ」と。おそらくそれは、ある技法、ある構造などにつながっている扉、それも小さな扉です。そしてまた、扉だけで十分なのです。広かろうと狭かろうと、それを通り抜ければ、多くのことが見えてきます。

だからいずれにせよ疲労を探究していくことは重要です。しかし神経生理学的観点、産業心理学的観点、あるいはカデンツやリズムのような、高尚な哲学に留まっていてはいけません。たとえば「よい雰囲気」などについて語られるときなどがそうです（じっさいよく語られています。「この教室には『雰囲気』がある」とか「ない」とかいう具合です）。制度環境の技法と接続しないならば、あまりそんなことは言わない方がいいでしょう。さもないと、この「よい雰囲気」なるものはすぐに、視察の日や大きな行事が行われる日などに、ときどき取り出せばよいような神話的な補助手段に成り下がります。興味深いものになりうる方法があるにはあります。精神分析です。しかし精神分析はあまりにも「馬鹿のひとつ覚え」です。精神分析は至るところにあります。あたかも、事態の「精神分析的側面」を示さなければ「真摯に」何かをすることができないかのように。神経生理学的側面、社会学的側面、「なんとか的側面」という具合です。このような態度では、もうこの側面に迫ることもできない。こうしたすべての側面をひとつの首尾一貫した観点に統合しようと試みなければならないのです。

たとえば精神分析は、衰弱（asthénie）の精神病理学についてどのような光をもたらしてくれるのでしょうか（精神医学では、疲労というよりは衰弱という言葉を使います）。

それが示すのは疲労のひとつの原因だけです。すなわち、抑圧、禁圧、ナルシス的備給などを維持するため、リビードのエネルギーを動員するからです。これは非常に重大であるように見えます。

これは各人に固有であり、日常的な実践に属することです。これが当然だということは、ちょっと考えてみればわかるでしょう。臨床的記述の面では、たとえば強迫症者は、一日のうちに膨大なエネルギーの消耗を示しています。重度の強迫症では、このエネルギーを脇道に逸らし、何にせよ役立てるためのちょっとした工夫が見いだせないのです。朝起きるのがたいへんつらく、身繕いは延々と続き、夜の七時になってもまだ靴をはいていないという具合です。そこからなんとか脱却するときには完全に消耗している。このケースでは何が起きているのでしょうか。儀礼行為と同じように、日常の行為でも、決まり切ったこと、まったく役に立たないようにみえることが続く。それらがあまりに多くのエネルギーを奪ってしまうので、役に立つことをするためのエネルギーがもう残っていないのです。強迫症者が決断しようとするときも同じです。具合が悪くなってしまうほどです。エネルギーはどこを流れるのか。何に変換されるのか。それは個人に有益な何かには変換されません。

だが強迫症者だけではありません。たとえばヒステリー者でも、同様のエネルギーの消耗の問題がみられます。反復行動における想像的固着でも、ほかの面でもそうです。恋愛面でも、衣服や感情表現の面でも、ある対象から別の対象へ移動するときにそうなるのです。また「転職」の問題（これは心身医学の大部分の文献に素材を提供しています）で奪われるエネルギーも同様です。これも悪しきエネルギー配分のひとつの形態なのです。徒競走の選手やダンサーであった病人がヒステリー性の麻痺を示すと、本当にその人は苦しみます。文書作成能力の高い、行政機関で働く女性たちが、上司と仕事上の争いになることがあります。彼女たちは「書痙」〔手のふるえや痛み〕を示す。これは悲惨で、治すのは容易ではありません。エネルギーの悪しき配分があるのです。だからリビードのエネルギーの動員が抑圧や禁圧を維持するのに役立っているというのは、でたらめなことではありません。それはこうした事例の臨床的な見取図を構造化しているのです。

神経症的な葛藤が強烈であればあるほど、自由エネルギー(8)の部分が少ないままであると言えます。このレベルには、先ほど神経生理学に関してお話しした「反動形成」の概念（これは同様の問題を取り扱っています）と連関させて考えることができるでしょう。これは使用可能な自由エネルギーとなにがしら関係があるのです。

だがこの問題は脇に置いておきましょう。この「疲労とは何か」という問題をより明確にするには、精神分析のもうひとつの次元に話を移したほうがよいと思います。

つまり「これは感情なのか、症状なのか、幻想なのか」と自問することができます。最終的にはわかりませんが、おそらくそのすべてなのでしょう。だが私の考えでは、それをどうするかによって答えが変わってきます。今日の観点（疲労と学校環境）においては、疲労とは症状だと言うほうがよいだろうと思うのです。

こんなふうに大雑把に話すのは難しいですし、みなさんを疲れさせたくはないのですが、これは集合的な症状でしょう（というのは、これは他の諸概念とさらに長くつながっていくからです）。症状とは、たんなる記号ではない何かを意味するものです。「症状とは何か」と問い、問題を発展させなくてはなりません。そうでなければ「そうだな、それは幻想ではないから症状だ」などと言うことに意味はありません。厳密に生理学的、代謝的な構成要素のほかに、「いったい何をもって、それが症状だということになるのか」を問うことができます。「それは症状だ」と言われること、それはつねに何かに関係します。「それは何の症状なのか」と問えるということです。〔しかし〕「疲労」の症状とは言いません。疲労そのものが症状だからです。そして次に「この症状を何が引き起こすのか」、さらには「どのような手段で」と問うのです。

さらに推論を進めてみるとすぐに気づかれるのは、あらゆる〔疲労以外の〕症状（症状について語る、ということは、それを存在せしめることになります。それ以前には症状ではなかった。それと認められなくてはならず、そうでなければそれは存在しないもの、ないものなのです）一般と同じように、「誰のための〔＝誰に対する〕症状なのか」と問うことができます。というのも、症状について語られ、それを確認した時点で、「それは誰のためか、誰を目指しているのか」という問いがあるからです。「何の症状なのか。この症状を引き起こすのは何か。どのような手段で」といった問い（何かをはっきりさせようと思うなら提起しなければならない問い）から出発したうえで、疲労とは何かの不調ではないか、などとごく曖昧に言ってもよいのでしょうか。泥沼に入り込んでしまわない前に、すでに道の定まった伝統的で周知の接近方法で、この問題を明確にすることにしましょう。関心＝興味の問題です。

b　教育学では「関心の中心」という言葉がよく使われます。「それに関心があるか」「生徒の関心をかきたてることはできるか」という具合です。

ここではしっかりとした基礎の上にいます。他方、多くの心身研究によって、関心の欠如がまさに疲労の源泉だと言うことも確かめられています。心身医学について語られるときにつねに引き合いに出されるある医師の文章を数行引きましょう。アレキサンダーです[*23(9)]。彼はこう言います（教室を念頭に置かなくてはなりません）。

「きまりきった退屈な努力に身をゆだねていると、個人は比較的短い一定の時間ののち、疲労を感じる。しかし強くそれに関心を持つと、仕事に集中しても疲弊したと感じないことがある」

もちろんこんなことはあたりまえですが、繰り返しておくことはよいことです。さらに先で彼はこう言います。

「この特別な疲労状態は（中略）、習慣的かつ一般的に関心が不在である主体において見出された。強い疲労症候群が生まれるのは、気掛かりだった計画を諦めなくてはならず、心の中でいやだったり反発を感じたりしていることをしぶしぶ続けるときである」

このことは実践面でも重要に思われます。さらにアレキサンダーは、こうした疲労をすべてインシュリン過剰へと帰着させてしまいますが、やや議論の余地があります。彼はこうも言っています。

「外的な条件を変化させることで、こうした病人を大きく変えることができる。彼らの趣向の自然な傾向に添うことができるからだ」

これらは結局のところ、実践的教育学のちょっとしたアドバイスであり、医学的に確認されているものです。

そこで「関心とは何か」という問題に戻りましょう。私たちの関心を惹くものについて、「それは何か個人的なことに応えてくれる」「私はそれに関心がある」という言い方をします。また「それは私に大きく関係がある」とか「それには熱狂する」などとも言います。またそれと連関して「それが好きだ」などとも言えます。そのようにして、手当たり次第にいろいろ考えてみることです。そうすればすでに問題がはっきりします。「それは何かに応えてくれる」と言うとき、少々強迫的になることがあります。つまり「応えてくれるからには、何か要求したに違いない」と言えます。ここにはひとつの次元が隠れています。要求《ドゥマンド》（*demande*）という次元です[10]。

同様に「ああ、それか、それは本当に私に関係がある（この言葉をゆっくり吟味しなければなりません。「それは本当に私に関係がある（ça me regarde）」〔直訳すれば「それは私を見ている」〕という語がつかわれているのは偶然ではないのです）」と言うとき、この重要な機能に位置付けることのできるひとつの次元があります。それは私たちが生き、働いている生地《せいち》、すなわち想像界なのです。想像界とは、諸イメージの世界、生きられたイメージです。「それは私に関係がある（＝私を見ている）」と言うとき、想像的な世界に触れているのです。しかし「それは私を熱狂させる」と言うときには、別のことが問題になっており、はるかに真剣なものです。それはまた関心の一形態、大きな関心です。

もちろん「それは私を熱狂させる」で問題になっているのは「〈存在〉」です。それについて、つまり「存在」については形而上学的な議論が必要でしょう。「それはそこにあるもののことだ」と図式化することもできるでしょう。かならずしも目には見えないけれど、そこにあるものを存在せしめるものなのです。それこそが「現実界」です。現実界とは見られるものではなく、そこにあるもののことです。こうしてまさに精神分析の問題そのものである問題系へと進んできました。フロイトの発見は、その研究の中心に「欲望」を置いたことです。欲望とは人間的な主体を特徴付けるものです。そして欲望とはまさに、存在がそこにあるようにせしめるものなのです。言い換えるならば、「それは私を熱狂させる」と言う場合に、それは「欲望」の問題系全体に開かれた窓なのです。

　しかし「ああそれか、それは気に入ってるよ」と言うとき、問題になっているのがフロイトの「快感原則」[11]であると考えることもできます。

　こうしたことは少々人為的に思えるかもしれません。しかし私が考えるに、こうした視点を検討していく時間があったとしたら、実に一貫した事態にたどり着き、何が問題なのかを確認できるでしょう。というのも、関心について語りながら私の「関心を引く」ように思えるのは、結局のところこの関心概念を、精神分析においてすでにそれなりに構造化されている一種の記述に帰着させることなのです。

　このことから、教師の実践そのものにおいて、関心について提起されるひとつの問題があると言えます。このように表現できるでしょう。「どのようにしたら、すべての人の関心を引きうるような何かを醸成できるのか」。というのは、教師が生徒全員の関心を引くことがないのは、本当によくあることだからです。教師は何人かの関心を引きます（少なくとも、いわば伝統的な状況においては）。

そこで「関心を持たない者さえ関心を持つような手管がないか」と自問するかもしれません。そのときその教師は、医師の仕事をしているのです。疲労に対して効率的に戦おうとしている。これは論理的なことです。すでに証明したように、関心を持てば疲れは少なくなり、だから全員の関心を引けば、教室で疲れている人が少なくなるでしょう。

　これは、演繹による一種の推論によって、以下のように自問する必要がある問題だと思います。すなわち、関心というこの特別な現象が現れ、抗疲労的な力を持つようにするために、個人において賭けられているものは何なのか、ということです（個人と言いましたが、それ以上特定しません。生徒でも、教師でも、誰でもいいのです）。言い換えるならば、そこでどのような調節が、どのようなレベルで働いているのかということです。もちろん初めの数節で述べたことに戻って、それは細網的・皮質的・網状的システムが問題だと言ってしまう誘惑にかられないでもありません。しかしそのようなことは、関心を高めるために、そのレシピや「こつ」を実践的に手に入れる助けになるでしょうか。そうは思えません。だから――これこそが有益だと思うのですが――精神分析が明確にした、より根源的な構造を導入しなければならないのです。もちろんその構造の分節の程度はいろいろですが。この構造によってこそ、人間は動物でない、と言うことが可能になります。もちろん人間的主体を特徴付けるものとして欲望があります。しかしそれはどこを通過するのか。ここで幻想について語ることができます。しかし幻想についてお話しすること、これはなかなか大きな問題なのです。

c　むずかしい理論化に直接に立ち入る代わりに、会話の途中に拾ったいくつかの例の助けを借りたほうがいいでしょう。「もし思い出せるなら、幻想《ファンタスム》をひとつ話してくれないか……学校で君が小さかったときの幻想を」

みなさんも御自身でおやりになってみるとよいでしょう。「そのことで思い出すのだけれど、そう、実は……」という具合です。ひとたびそれが語られた後で、あなたは個人的な思い出に頼れば十分です。というわけで学校時代の幻想の例をいくつか。

ある少年は、八歳か九歳のときに、自分は兵隊で、しかも将軍に逆らっている兵隊なのだと想像しながら学校生活を過ごしていました。何度も繰り返して状況やシナリオを反芻し、それはみごとに構成されていたのです。それらはうまく働き、彼は現実の生活でも、懲罰をものともせず、教師や生徒監督を挑発し、仲間の前で馬鹿にしようとしたのです。彼がそのことを現在になって語ると、聞いた人はそこにいるような気がするだけでなく、彼もまた、三〇年以上も前に起きたことなのに、非常に正確に再体験できるのです。とくに典型的な情景はもっとも生き生きと記憶されています。

おそらく時間がたつなかで少々脚色されてはいると思います。今度は学食での出来事です。ご存じのとおり学食では（今ではどうか知りませんが）月曜日にはグリンピースが、火曜日にはレンズ豆が、そして水曜日にはまた別のものが出て、その次の週にはそれが繰り返されるという具合でした。彼は伝統的なグリンピースのピュレを呑み込もうとしていました。彼の前にいた仲間のひとりが挑発してきたので、彼も挑発しかえそうという構えでした。そのとき彼は自分が砲兵、反抗的な砲兵だと思い込みました。ピュレが付いた匙を、カタプルト〔大型投石機〕のように使ったのです。しかし最高に面白いのは、グリンピースのピュレの砲撃を食らうのは正面の仲間だと思ったら、そのように仕組まれていたのでしょうか（それほど偶然とは思えませんが）、仲間の背後で静かに食事している教師でした。正面の仲間は身をかがめてピュレをよけたので、弾丸は教師の顔を直撃したのでした。

もちろんこれは逸話にすぎません。しかしこのような幻想は、現実世界においてあらゆる帰結を伴っているのです。というのも、このようなことを聞き、その人のことをよく知るとわかるのは、話の興味深い点がまったく同じような別の状況の話と、多くの点で重なり合うということです。主題を移し替えればいいだけです。夢想を分析してみると、そこにはいわゆるアクティング・アウトが、行為への移行[12]があることがわかります。これらはそのパーソナリティに実に特有なものです。細かく語れば語るほど、そのことがわかります。間違いありません。基本的な主題のヴァリエーションだと言ったほうが正確です。この意識的な幻想は（夢が語られるときと同じく。しかし夢の思考とは何でしょう——それはわかりませんね）それ自体が移し替え《トランスポジション》なのです。この意識的な幻想は、この個人の諸関係が無意識的に配列されたもののひこばえです。個人というのは、兄弟との関係や家族的エディプスにおける、主体としての個人のことです。

もうひとつ幻想の例を挙げましょう。ある少女は、「インディアンたち」に襲われ拷問の柱に縛り付けられている幻想を見ていました。そしてこの補助的な主題が強烈に展開していたところ、ある女性教師——彼女自身はきっと加虐的な幻想を持っていたのでしょう——は、その生徒が落ち着かない状態にあることをとがめ、ゴミ箱に両足を突っ込んだまま一時間立っているよう命じ、さらにはもしバランスを崩したら、もっとひどい罰を与えると言ったのです（少しでも動いたりしたら……情景が眼に浮かびます。倒れて崩れる彫像のイメージが）。女性教師は無意識に被虐的構造の幻想を目指していたのです。そしてこの被虐的幻想のほうは、周囲や動物に対する長い期間の攻撃に先立たれているものなのです。

この場合も、パーソナリティの本質的な一つの次元です。この次元が、自己卑下の感情に影響され、多くの制止の要因になっています。

これらいくつかの例を挙げたのは、この「幻想」という語によって何が理解されているのかを図式的におわかりいただくためです。すなわち、人間主体はそこに土台を、世界や同類との接合点を見出す、ということです。人間主体が世界と同類という二つの次元に接合していること、このことはあまりに忘れられがちです。

人間主体は（教室ならクラスの仲間など）同類と接合します。しかしそれだけでは、籐張りの椅子の、籐だけがあって、椅子がないようなものです。もちろんそれは何かに接合していて、相互関係があるのですが、それがどのような次元にあるものなのかはよくわからない。だからもうひとつ別の次元があります。それはおおよそ「人間主体は世界に属している（＝向かっている）[13]」と表現できます。だから人間主体は世界に属し、同類を持つ。この二つの次元を接合しなければならないのです。

幻想とは、個人を世界や同類に接合するのに役立つ何かである、と言うことができます。

あとはみなさんがご自由にご自分の過去の、あるいは現在の幻想を発見してください。ありとあらゆる植物相が揃うでしょう。教師や医師らの幻想を整理するには、おそらく〔植物学者の〕リンネのような分類が必要でしょう。

具体的な話に戻ると、教師と生徒はそれぞれ多くの幻想をため込んで教室にやってきます。この場面においてこそ、各個人へのグループ効果とでも呼びうるものが見出され、解明されるのです（たとえばパーソナリティの親和性のシステム、共通の、あるいは異なる趣味など）。

さきほど「関心」についてお話ししたことは、この基礎概念の上に描かれなければ、十分な意味を持ちません。私が結局お話ししたかったのはそういうことです。つまり、「関心」が十全な意味を持つためには、この幻想という概念に関係付けられなければならないということです。

ここから出発して私たちは「疲労とは何か」という問いの理解をもう一歩進めたいと思います。またとりわけ、教室における、諸技法や方法の組み合わせ《アジャンスマン》によってそれを改善する可能性に関してです。これがこの講演の主題です。

しかしながらまだ幻想とは何か、それが何の役に立つのかについてはっきりさせる必要があると思われます。

それはプラットフォーム、あるいは生化学でいう回路であると言えるでしょう。たとえばクエン酸回路というのがありますね。

クエン酸回路は非常に重要で、プロチドであれ、リピドであれ、さまざまな道から来るエネルギーを変換するのに役立ちます。とくに疲労に関して言えば、炭水化物に注目すべきです（とりわけ神経系のレベルで、クエン酸回路を含む代謝と疲労の関係について、非常に興味深い研究があります。とりわけ神経膠《こう》に関して、ある代謝システムがクエン酸回路を経由したりしなかったり、また別の分岐を経由したりすることに基づく、一種のカテゴリー分けに基づいた分類があります）。クエン酸回路の目的は、他の代謝の結果である生産物を使用可能なエネルギーのシステムに変換することにあります。非常におおざっぱに言えば、それは一種の回収でしょう。しかし同時に、この回収のプラットフォームは、合成の起点として重要です。

しかし幻想の話に戻りましょう。幻想というものを、欲望の代謝における、一種のクエン酸回路とみなすことができるでしょう。言い換えるならば、欲望について語るためには幻想について語らなければならず、究極的には幻想と症状や情念などの関係について語らなければならないのです。

別のかたちで言えば、ある個人について、その人が幻想を持たないなどと言うことには意味がありません。誰かある人について、腎臓がないとか、心臓がないとか、肝臓がないとか言うのと同じです。こうした器官と同じように重要な、ある本質的な構造なのです。

さきほど「欲望の代謝」と言いました。代謝とか欲望といった言葉を一緒くたにして使うのはやや乱暴です。しかし近似的な類比としてなら言えます。人間の特殊性をかたちづくるすべての要因は、その「現存在」を実現します。しかしどのようにその現存在を実現するのでしょう。人間がその一部であるすべての動物と同様に、人間が現存在を実現するのは、曖昧に「本能の道」と呼ばれる経路を通ってですが、この「本能の道」とはさらに詳細に検討するならば「想像界の道」であることがわかります。ご存じのとおり動物は、本能——これを欲望と混同してはなりません——を実現するために、想像界の道を経由します。儀礼行為、威嚇、競合、攻撃性、死などの働きは、他者のイメージへの一種の適合です。生命の回路ではそれは、同類〔=似たもの〕(*semblable*)の次元と呼ばれています。これは動物にもありますが、人間では別の構造をもっています。ここに幻想の問題のすべてがあります。この欲望の代謝において、さきほどいくつか例を挙げた諸幻想（自分が将軍に反抗的な兵隊だと思っている例をすでにあげました）はそれに対応する構造の分析に開かれていかなくてはなりません。つまり父親や母親との、祖父母との関係はどうか、という具合です。個人が特定の振る舞い方をするため、また、他人とはまったく異なったある考えを持つためには、他者のイメージが必要なのです。言い換えるならば、この事例で問題になっているのは、自分自身が自分自身の支えであるような個人です。それが主体と呼ばれるもの、その歴史の主体、その諸関係の主体などなのです。

したがって精神分析で「主体」と呼ばれるものに窓が開かれるのは、幻想によってなのです。といっても幻想は見えるものではなく、それによって、「象徴界」という方向へ開かれる窓があるということなのです。

このことは分析的な精神療法を理解するうえで重要です。たとえば精神病や児童の精神療法では幻想をたいへんよく使います。しかしながらこれが有効性や治療価値を持つためには、「象徴界」へと開かれた次元を考慮しなければなりません。すなわち、このうえなく個人的で内面的なもの、各人のパーソナリティにこのうえなく特有なものへと開かれた次元です。このうえなく個人的で内面的なものを目指すことにより、おのれの欲望の対象を目指しますが、この対象は他者の中にはなく、自己自身の内にあるのです。この欲望の対象こそが、主体があるという事態の原因なのです。

こうしてきわめてフロイト的な基本概念にたどり着きました。この概念は分析を基礎付け、その目的は各人を取り巻くものとその人がもつ歴史を、根源的な幻想に接続することを試みるものなのです。

d　「教室」という特権的な技法においては、仲間としてそこにいる他者たちとの関わりが大きくなります。幻想においては、他者がいるのは何かを支えるためだけにすぎません。しかしこのシナリオや迂回路を支えるためには、他者なしで、さらには他者の記憶なしですますわけにもいきません。

幻想は多くの場合、無意識的な構造を持っています。それはさまざまな道や標識のある交差点なのです。そこには治療技法としての精神分析があります。しかし教育学もあります。今日引き出しておきたいのは以下のような考え方です。結局のところ教育学は、精神療法と同じく、幻想につながっているという考え方です。とくに教室で何が起きているか真摯に研究するのは、明確に語るのは困難ですが、有益なことだと思われます。先ほど述べたように、それは個人を存在せしめるものへ開かれた窓のようなものです。同じ考え方を、個人は主体としてどこかに書き込まれている、という言い方をすることもできるでしょう。フロイト的な意味での無意識は、こうしたすべての側面、〈原簿〉に登録された主体として個人を存在せしめる象徴的システムと関係があるのです。また幻想はまさにそれゆえに、つまり象徴界との関係および想像界における同類との関係ゆえに、あらゆる現実性を織りなし、それを価値のあるものとしてみずからの内に再中心化するのです。それは（大市や市場のような交換の場として）すべてが秩序づけられる場なのです。各人は固有のスタイルで、言葉をはじめとしていろいろなものを何でも交換します。幻想がなかったとしたら、流通する言葉もないだろうし、この語のあらゆる意味で、取引＝商売＝交流（commerce）もありません。また、読み方を教えようとする教師に直接関係することを言っておきましょう。読み方を教えるのは、いったい何から出発してなのでしょうか。単語から、文字から、意味から、読まれることすべての意味からです。しかしそれが意味を持つより先に、つまりそれが言表になるより先に、どこかで準備されていなければならない。それが準備されるようにする無意識の鍋のようなものがあるのです。言語学者たちは、事実上無意識的な言表行為と、言表の違いを明確にしました。言表行為を配置するものは、幻想や代謝プロセスやシニフィアンと並置することができるでしょう。

しかし記述はこのくらいにしましょう。各人がささやかな幻想を、あたかも腎臓や肝臓や頭を持っているように持っているとしたら、いったい何が起きるのでしょう。

一人の人間という個体が世界に向かうたびごとに、目覚め、他者において自己に出会い、自分自身が問いに付されるとき、何が起きるのでしょう。

そこには個人に何かを点火するようなもうひとつの次元があります。それは一種の要求、〔どこか〕

へ向かう運動、たとえば出会いにおいて他者に「向かう」ような運動です。そのときつねに要求という態勢にいます。自分でわからず、自分が何を要求しているかまったくわからないとしても、それにもかかわらずつねにある言葉を持っていて、「ふむ、いいだろう、煙草をくれ」とかなんとか言うのです。言語においても対象においてもつねに可能な媒介があります。この媒介が要求を問題化します。要求すると言っても、究極的には、まったく何も要求せず、たんにあなたが何かを要求できることを許容することを要求するだけかもしれません。それはまさに、実践の場において、何でもかんでも要求できるようにするためです。「煙草をくれ」とでも何とでも要求できます。というのも、何かを要求するという事実だけで、空虚が創出されるからです。そして何かを要求するとき、このシステム全体の中の特定の箇所に電気の光がつきます。地下鉄の〔電気じかけの〕路線図のようなものです。下のボタンを押すと（地図の裏にどのような配線がなされているかわかりませんが）「お、〔場所を示す〕光がついた、上に、右に、下に……」というように。これは非常に雑な類比ですが、こういうイメージです。つまりボタンを押すというのが、要求を表します。そしてこの地下鉄の路線図の布置においてともる光が幻想です。要求のひとつひとつが回路全体を直接に機能させ、シニフィアンによって構造化されたこの回路が幻想なのです。

e　幻想の話はこれくらいにしましょう。

主題の核心にもう一歩踏み込むことを試みておきます。講演の趣意書に書いたことをもう一度お読みいただかなくてはなりません。「学校という〈集合態〉における労働の整備」について話さなくてはなりません。実際のところこれは私たちを取り巻く何かです。私たちを取り巻くもの、それは教室です。先ほど引用付きでお話しした「私たちを取り巻くもの」という範疇について、そろそろ何かを言わなくてはならないのですが、まだ難しいか、思いつきにみえるかもしれません。よく考えてみれば、私たちを取り巻くもの、それは何かしら人工的なもの、構築されたもの、制度化されたものです。生物学の用語を使うならば「私たちのホメオスタシスは、ますます人工的なものを利用している」と言えます。私としては非常に適切に思われる、ラボリのいくつかの文章をひきたいと思います。

「この弱さ——彼は生物学についてごく一般的に語っています——、この（人間の）弱さが可能なのは、思考というものが一方では物質を支配し、みずから自分にとっての外的環境を作り出すまでに至ったからである。この外的環境は（熱や温度測定に関して）恒常的なものである。他方、人間と世界で共住する種もみずからに対してそれを作り出した。人間は釣りや狩りをし、大地を耕すための道具を拵えた。ある種の動物を飼い慣らした。社会として集合したのは、非生物世界からよりは、むしろ人間たちから身を守るためである。そしてまた人間たちを利用するためでもあるだろう」[*24]

この文章は以下のような考えに導いてくれます。人間は衰弱した機能を補うことができる。たとえば人工呼吸器、人工腎臓、ペースメーカー、補聴器などの発明などについて考えてみればよいでしょう。器官を作られた装置にまさに置き換えることがあります。こうした機械は衰弱した器官に一時的に、あるいは時には永久に置き換わるのです。

戯画的に言えば、児童が学校に行くのは、「知」で頭の中を満たすためではなく、みずからを改変し、細網的・皮質的・網状系をより繊細に機能させるためなのではないか。そして教室とは、人工的なニューロン系のようなものとして働く一時的な養成、学習や条件付けやトレーニングの場と言えるのではないか。こうして脳の教育学の馬鹿げたモデルのようなものを構築できます。馬鹿げたというか、超現実主義で、超形而上学的《パタフィジック》とも言えるモデルを（たとえば――児童の数学教育において――、教室という形態を最大限に利用して、生徒を無意識に数学的な形態の操作に慣れさせるという試みもあります）[*25]。いずれにせよ、少なくともこうした考えは心に留めておきましょう。というのもこれは興味深い仮説であるか、あるいは問題をより具体的に提起するための足場ではあるからです。

　こうして私たちは「より具体的なもの」にたどり着きました。私たちは教室にいます。教室にいる個人は、教師も生徒も無関心ではありません。彼らは勉強やその組み立てや相互関係やプログラム編成や相互のユーモアや素材などの条件にかなり敏感に左右されます。これらは各人に働きかける。一般にはこのことの確認に終わります。こうしたネットワーク、相互関係の記述がなされることもあります。それだけでもたいへんな、ほとんど無限に続く作業です。というのも、きわめて多様な分類表に従って、さまざまに異なった側面から捉えることができるからです。ですからこうしたことはしません。

　私たちが理解しようと思うのは、個人すなわち生徒たちと、ある種の特殊な〈集合態〉すなわち教室との干渉を可能にする構造や感光板は何かということです。こうした干渉が教育、教育学と呼ばれます。いわゆる「伝統的な」教室では、生徒は列になって並び、教師は教壇に立ちます。映画館を思い出させますね。映画館と学校の間には激しいライバル関係があります。たとえば「関心」について言えば、本当に映画館と競合しようとしたら、教師は並外れた俳優になって、一日中わずかな観客の注意をひかなくてはなりません。これは容易ではありません。さらには誘惑の手段、「スペクタクル的手段」を活用することにもなります。視聴覚教材産業がその証拠です。しかしこうした手管を弄《ろう》しても、学校外で見る映画に匹敵できるでしょうか。ですから伝統的学校はこうした問題を研究するのにそれほど適当な実験場にはなりません。だからこそ私たちは何年か前に「制度教育学」と呼んだ技法に依拠することになったのです。

印刷術や協同組合のような諸技法は、とりわけ意義深く思えます。ここで示した推論に従うなら、たとえばフレネ[14]方式の印刷を念頭に置くこともできるでしょう。

足場ないしは仮説として言うのですが、こうした技法はいわば人工的な幻想と呼ぶことができるものを配備するでしょう。幻想の構造についてお話ししたことを思い出していただいて、印刷の技法へと移し替えて応用することが必要でしょう。印刷の技法は、幻想において描かれた主要な議論の輪郭に構造論的に対応するからです。とりわけこの構造は制度環境、雰囲気と呼んだ動的な下地を文字通りつなぎ止めます。それはこのふわふわ浮かぶ下地を固定する釘であり、しばしば無視される構造論的な土台の上に、想像的な関係により作られます。今ではこの問題は社会学や人類学で解明されています。各人のあらゆる相互関係、気分、関心などを条件付け、多重決定するのは、こうした構造論的で象徴的な土台なのです。さて、印刷の技法が想定するような機械や「人工的幻想」の配備、交換の配備などが効力を発揮するのは、基礎にある象徴的構造にとって根本的なものに関係するからなのです。

制度療法や制度教育学の目的は媒介の諸システムを創出することです。印刷の技法も協同組合も、個人を「〔何かに〕関して（*à propos de*）」作動させるような媒介です（媒介という用語はあまり適切ではないのですが）。この「〈それは〔何かに〕関して作動させる〉（*ça-met-en-jeu-à-propos-de*）」という語群だけを記憶に留めてもよいでしょう。そして起きていることをよく観察してみるならば、この作動とは、法＝掟との関係において、想像的な同一化（テーブルを囲んだ子どもたちは、それぞれが役割を持ち、相互に区別されます）を多少なりとも自動的に調節することなのです。

このことを理解するためには、この種の教室のおかげで進歩した生徒の個別研究《モノグラフ》を参照いただいて、行動の変化、疲労、進歩などと、同一化の関係に注目していただければ幸いです。みなさんのうち何人かとは、ミーティングで生徒の個別研究《モノグラフ》を注釈するということを試みてみましたね。だいたいの見当を付けるため、「さて、この行動変化で何が起きたのか」と問いかけてみるという方法を採ってみて、それを生徒が仲間や教師と行った肯定的ないしは否定的な同一化と結び付けてみました。

私たちが気づいたのは、こうした同一化は〈集合態〉（たとえば印刷）によって制度化された構造において働いているということです。こうした構造は結局のところ、同一化の修正の作業を支えているのです。そして同一化の修正こそが、個人を進歩させるのです。

そしてこのような同一化が作動する（＝戯れる）とき、主体のそれぞれはみずからを再発見します（主体は文字通りの意味で作動させられている。このレベルでは、労働と戯れの区別は意味がなくなります）。他者において主体が持つ自分のイメージは、主体の前にあって、たとえば印刷をしていたりしますが、これはライバル関係や誘惑の機会であるというよりは、ある種の秩序に到達する「〈ために通過しなければならないもの〉（*ce-par-quoi-il-faut-passer-pour*）です。そしてこの秩序は教室の一般的「法＝掟」によって制度化されますが、技法上の規則（このように印刷しなければならない、とか、管理する人が必要だとか）はほとんど偶然的なものです。言い換えるならば、この「〈何かの〉ための通過」においてこそ、多かれ少なかれカタルシス的（だからそれはあたかも舞台の上であるかのように演じられる＝作動させられるのです）な仕方で、各人の幻想が演じられるのです。そしてこの幻想の循環において、エネルギー論的な問題――とりわけ「疲労」――が導入される（もし子供が楽しんで印刷していれば、つまらない足し算をしなければならないときより疲労が少ないのです）。この点に関して起きていることをより明確にするために言えるのは、これこそが教室における作業のレベルにおいて、個人に対する集合態の（広い意味での）精神療法的行為だということです。生徒と教師は、「帰宅」の時間を待つという、多かれ少なかれ知られてしまっている緊張に、神経をすり減らすことがありません。

「自我理想（*idéal du moi*）」（この自我理想を位置付け、これが何か展開しなければなりません。おおまかに言えば、この場合に限れば、自我理想とは「さて学校が終わったら何をしよう」と考えることです）とその萌芽は――実施される技法が興味深かったら――教室の外部には向かわず、この教室の領野そのもののうちにあります。児童は学校生活によって強制的に中断されたビー玉遊びを再開するために、帰宅を辛抱強く待つことはありません。机の下でマスターベーションしたい誘惑にかられることもありません。このような教室という領野における主体の脱中心化によって、一種のナルシシズムの再流通が見られます。言葉がかたちを取り、エネルギーはより生産的に活用されるのです。

これはスケッチにすぎず、もっと例を引用することが必要でしょう。提起されている問題を簡単に説明するのは難しい。ヒントだけ簡単に示しておきましょう。こうして形作られる教育的な〈集合態〉（教室）のすべての努力は、昇華のプロセスをいわば「容易化」することを助けるものではないでしょうか。私が言いたいのは、教育学のひとつの主要な目的は「衝動の昇華」を実践することにあるという点です。この昇華が直接にはなされないことは指摘しておかなくてはなりません。そんなことは考えられない。硫黄が昇華するのと同じ意味で、「さて衝動がある、これで十分だ、よし、昇華された」などと言うのは言葉遊びにすぎないでしょう。そんなことではないのです。幻想が真に現れるのは、衝動と昇華の間にある、シニフィアンの代謝の中心としてなのです。個人的な幻想が作動させられ、そこで導かれ、あるごく明確な構造（たとえば印刷）において関心の的となる。この「媒介された構造」において、「教育学的昇華」とでも呼びうるものの道が見出されることを期待しうるのです。

概念を定着させるため、昇華とは何か指摘しておきましょう。簡単に言うのは容易ではないのですが。ただしラカン[*26]とともに、昇華というものをある観点からは疎外として、つまり言語と労働という二つの道における主体の二重の疎外として考察できると思います。こうして「教室で何が起きているのか」「教室とはいったい何の役に立つのか」という次元そのものが完璧に規定されると思います。「言語」を学ぶこと、「労働」を学ぶことに役立たなかったら、それはいったい何の役に立つのでしょう。もし本当にそうしたことに役立つなら、問題になっているのが昇華のプロセスであることは疑いがありません。

しかしこの昇華にはひとつのベクトル、すなわち自我理想が前提されています。こうした問題をすべて詳しく論じ直さなければならないでしょう。この自我理想はナルシシズムからエネルギーを汲み取る、といったことです。

ある方法に伴う教育的行為、学校の疲労等について語られるとき、いったい何について話しているかをより明確に位置付けることに着手するには、こうした因数を伴った方程式——というのも私は方程式を立てる以上のことはしていないのですから——を解くだけで十分なのです。

V

いくつかの概念配置を総括するため、精神病理学的やり方で、それもきわめて部分的に、教室で起きていることに関心を持たないとき（これは教室にいる生徒のごく普通の態度ですね）に何が起きているのか、指摘だけしておきたいと思います。

a　生徒があまり強い関心は持たないとき（しばし注意が欠けるくらいならたいしたことはありません。とくに本当に面白くないときは）——あたかも皮質を指や少量の何か、つまり電極か何かで触れたときのように、漠然とした制止が開始し、最終的には低次のシステムによって、「眠りの行動」が引き起こされることがあります。これはよくあることです。退屈して、寝てしまうわけですね。時間的な意味での、急性の無関心の結果で、長くは続きません。

b　しかしこれが慢性的になると重大なものになりえます。そもそもこの主題に関しては、就学の経験そのものが、非常に実現するのが生理学的に難しいもの、つまり慢性的経験〔＝実験〕と似かよったものになるのです。急性の短い実験なら容易に実現できます。生理学的に言って、動物は長生きしませんから。

しかし何ヶ月もの間、何が起こっているかを知ろうとする場合には、動物をあまり混乱させないような技法を見つけなければなりません（一種の生命的で一般的な脚色です）。

軽蔑的な意味を含めずに言えることなのですが、就学は一種の慢性的な実験なのです。個人は固有な精神病理学に従って反応します。ル＝ギヤンとその生徒が語っていたような電話交換手の例のように、ある人は、関心を失うと「擬似神経症」、つまり電話交換手がかかった神経症のようなタイプの神経症に陥り、疲弊してしまいます。しかしもっと頻繁なのは、抑うつ的な反応をする可能性です。児童の場合でも、抑うつ的な反応が見られます。クルト・シュナイダー[27]の「基本的抑うつ」を規定するものと同規模で記述できるでしょう。それはごく短い（たとえば一時間）こともあるし、さまざまな形で組織されることもあります。つねに見出されるのは、基本的な気分障害で、これは自分がなすべきことに対する意欲の欠如を伴います。倦怠（内的気質の倦怠。「なぜ倦怠するのかわからない」）は自殺を考えるまでに至り、行為への移行を伴うこともあります。また神経生理学的な意味での過敏性も見られます。雑音や不快さをがまんできず、激昂しやすくなります。また不安定さ（酩酊性の無気力症と呼ぶ人もいます）や無気力症（asthénie）もあります。またこの機会にピエール・ジャネの精神衰弱（線引き行為の障害、十分動機づけられた行為の障害）の記述を取り上げ直してもよいでしょう。こうした抑うつ的な基礎により、防衛システムの作動が助長されます。それには強迫神経症的、ヒステリー的、パラノイア的といった類型があります。

　私がこうした反動的な抑うつの概念を描写したのは、「疲労」という語が、こうした構造を蔽うためだけに存在する場合が多いと思われることを指摘するためです。病人を見て、人々は「ああ、彼は疲れている」と言います。同じように私たちは「彼は疲れている、いつからだろう」と言うのです。これはどういうことでしょう。これは言い方の問題です。「疲れている」は丁寧な言い方です。「彼は狂っている」などとは言えませんから。

同様に「怠惰」について語るとき、どういう事態を蔽っているのでしょう。また「性格障害」などと言うときは？　しかし児童の場合は、こうした抑うつ的反動は人が思う以上に柔軟なものなのです。「治す」ためにたいしたものは必要ありません。成人に比べると、ずっと元に戻しやすいのです。生徒は精神医学の面では、真に制度精神療法のメソッドにより治療できるのですから。制度精神療法のメソッドは、知られていようといまいと、教室というグループで起きていることの本質的な諸側面のひとつなのです。

※一九六四年二月六日にG.T.E.（「教育技法グループ」）で行われた講演の報告。

【原註（参考文献）】

＊1 CHAUCHARD, « Les mécanisme de la fatigue nerveuse central », *Actualités neurophysiologiques*, 2e série, éd. Masson & Cie, p. 273.

＊2 MAZARAKIS, « Le bruit et la fatigue mentale », conférence du 29-1-62, *Santé mentale*, n° 2, 1962, p. 12.

＊3 FESSARD, J., « Réflexions méthodologiques sur le problème de la fatigue », *Entretiens psychiatriques*, n° 7, P.U.F.

＊4 RACLOT, « Troubles de l'Humeur – Asthénie et dépression », *Encyclopédie médico-chirurgicale*, Vol. Psychiatrie, Tome I, p. 37-11 A10.

＊5 DEBRÉ R. ET DOUADY, « La fatigue des écoliers français dans le système scolaire actuel », 18 janvier 1962.

＊6 BEECHER, H., « Contribution de la pathologie et de l'expérimentation à l'étude des réponses subjectives particulièrement en ce qui concerne la douleur », *Actualités neurophysiologiques*, 3e série, p. 183-184.

＊7 BANVALLET, « Les relations entre l'activité corticale et l'activité réticulaire », *Actualités neurophysiologiques*, 1re série, p. 157-158.

＊8 WEISS P., « Le système nerveux vivant », *Actualités neurophysiologiques*, 2e série, p. 214-215 ; 221.

＊9 LABORIT H., « Les rapports neurono-névrogliques », *Presse médicale* no 1, 4-1-64 ; « Drogues hypothermisantes », Rap. Congrès pharmacologie, Prague, 23-8-63, *Agressologie*, 1964.

＊10 JOUVET, « Corrélations neurophysiologiques des liaisons dischroniques », *Actualités neurophysiologiques*, 2e série, p. 113-114.

＊11 MAMO H., « Bases physiologiques de la mémoire », *Presse médicale*, 8-12-62, p. 2577.

＊12 ANDRIVET, « Les méthodes modernes », *Sandorama*, été 1963.

＊13 WEISS, Cf. 8.

＊14 BEGOUIN P., « Le travail et la fatigue », *La Raison*, no 20-21 (1er trimestre 1958).

＊15 GUGUENHEIM C., « L'aspect affectif des phénomènes de la fatigue », *Le travail humain*, janvier-juin 1953.

＊16 BARRAULT J.-L., « Sport et Art dramatique », *Sandorama*, été 1963.

＊17 LIFAR S., Cf. 3.

＊18 ST-EXUPÉRY, Cf. 3.

＊19 XIIe Conférence médicale du SHAPE, 27-28-29 mai 1963, *Presse médicale*, no 43, 19-10-63, p. 2051.

＊20 VAGUE J. « Circonstances et diagnostic étiologique de la fatigue », Revue *Triangle*, 1er juillet 1963.

＊21 KLAGES, « Double signication et niveau vital », *Expressions du caractère dans l'écriture, technique de la graphologie*, p. 41-42, éd. Delachaux et Niestlé.

＊22 LEMOINE, « Intervention à la conférence de J. Fessard », p. 8.

＊23 ALEXANDER, cité par RACLOT dans : « Troubles de l'humeur, asthénie et dépression », *Encyclopédie médicochirurugicale*, Vol. Psychiatrie, Tome I, p. 37110 A 10-7.

＊24 LABORIT H., « Essai d'interprétation des phénomènes dits de défense », ch. XIV, « Résistance et soumission en physiobiologie (l'hibernation artificielle) », *Évolution des sciences*, éd. Masson & Cie, p. 113-114.

＊25 LOWENFELD M., « Un nuevo camino para la ensenanza de las matematicas », IVe Congreso internacional de psicoterapia del 1 al 7 septiembre 1958, Barcelona, Revista de psiquiatria, *psicologia medical de Europea America Latinas*, p. 617, éd. Scientai, Barcelona.

＊26 LACAN, J., 個人的メモ。

＊27 SCHNEIDER K., « Psychopathologie clinique », *Études de psychopathologie*, éd. Nauwelaerts, Paris.

【訳註】

（1）inhibition. フロイトの用語。活動の欠如、知的エネルギーの欠如、感情の制止など、自我による機能的な制限のこと。

（2）Henry K. Beecher（1904-1976）。アメリカのカンザス生まれの生理学者、麻酔学者。プラセボ（試験的に使用される偽薬）効果の発案者として有名。

（3）原書にMagoune（マグーヌ）とあるが、一九四九年に中脳網様体の重要性を強調したH. Magounの誤りか。

（4）Barrault, Jean-Louis（1910-1994）。フランスの俳優、演出家。

（5）Serge Lifar（1905-1986）。フランスの振付師、ダンサー。

（6）Ludwig Klages（1872-1956）。ドイツの哲学者、心理学者。性格学、表現学の創始者。主著に『リズムの本質』（杉浦實訳、みすず書房、一九七一年）。『筆跡と性格（Handschrift und Charakter）』に関する研究でも知られる。

（7）イタリアの生理学者Angelo Mosso（1846-1910）のことか。

（8）フロイトの用語。無意識系におけるエネルギーの完全な放出のことで、ニューロン系にせき止められた「拘束エネルギー」に対応する。

（9）Franz Alexander（1891-1964）。アメリカの精神科医、精神分析家。ブダペスト生まれ。シカゴに精神分析研究所を創立、シカゴ学派と呼ばれる。著書に『心身医学』（末松弘行監訳、学樹書院、一九九七年）がある。

（10）ラカンの用語。より詳細には、第11章、およびその訳註（4）を参照。

（11）フロイトの概念。心的機能が不快を避け、快を求めることをいう。「現実原則」に対立する。

（12） acting-out, passage-à-l'acte. アクティング・アウトはフロイトの用語で、passage-à-l'acte はそのフランス語訳であった。フロイトにおいてアクティング・アウトとは、「想起」する代わりに行為する無意識の衝動的行為を指し、殺人、自殺までをも含む。しかしウリは、ラカンにならって、このアクティング・アウトと「行為への移行」と訳される後者を厳密に区別する。アクティング・アウトが、主体的行動であり、他者への解読を求め、転移に関係するのに対して、「行為への移行」はより衝動的に「大文字の他者」の空虚に自己を献げることであり、解釈を期待しない。この区別とウリの制度精神療法の関係については、第12章を参照。

（13） être au monde. 本来はハイデガーの「世界内存在」をメルロ＝ポンティが『知覚の現象学』で訳した用語。とりわけ世界への所属、世界へ向かう運動が協調されている。

（14） Célestin Freinet（1896-1966）。フランスの教育家、フレネ教育法、自由教育と呼ばれる学校運動の創始者。生徒が運営する協同組合、生徒の文章を印刷して教科書とする教育などを行った。

第7章　転移と了解

〔本稿に〕この題をつけたのは、今日の精神医学的実践という沼地にいくつかの標識を立てるためである。そこでは「転移[1]（transfert）」と「了解（compréhension）」という語が液状化を起こしてしまっているのだ。鍵となる語のこうした劣化は、一つの実践が疎外の諸過程によって密かに蝕まれ、頽廃してしまっているということの徴《しるし》である。逆説的に、ほとんどこう言ってもいいかもしれない。了解している気がすればするほど、それだけ私たちは精神療法の固有の実践《プラクシス》から遠ざかってしまうのである。ただこれは、あらゆる合理化を諦めて、構造化されていない、単なる印象に基づいた実践のほうをよしとするべきであるということではない。

私たちがしようとしているのはただ、「情態性」や「解釈」、「言明[2]」などのハイデガー的な概念と、軽視されるべきでない一つの哲学的系列のうちにそれらを置いた批判の諸寄与に、改めて注意を促すということにすぎない。ただし私たちは、より臨床的なフィールドに身を置くことにしたい。この問題が難しいのは、私たちがここで治療的〈集合態〉とそのなかで生きる諸個人とを検討しなくてはならないということによる。この覚書ではしたがって、そうしたさまざまな問題に簡単に触れることしかできない。

個別的な分析という場面では、了解するということは、私たちが被分析者に対して感じる一種の適合の感覚である。換言すれば――ラカンがこの点を指摘しているように思うのだが――それは分析のさなかの主体の要求（demande）に対する一つの応答なのであって、そうした応答は暗黙裏に与えられる場合もあればそうでない場合もあるだろう。おわかりの通り、ここにすでに罠がある。これは、転移の効果によってそれが本当に応答となるのだとすれば、とりわけそうである。もし気をつけなければ、応答からはそうした要求の充足が結果するだろう。そしてそれは主体の欲望を押し潰し、分析は疎外的な暗示の関係のなかで行き詰まることになるだろう。そうした充足を妨げ、分析家が、了解していると思い違いをする場所から離れることができるために、転移の分析がまさにあるわけだ。しかし分析家は、さまざまな要求が欲動的なスタイルに従って、最終的な要求、すなわち無の要求に至るまで、はっきりと分節化される場所にとどまり続けなくてはならない。そのようにして守り保たれた次元は、分析家に自らを問いに付すことを、すなわち自分のパーソナリティや存在ではなく、自分自身の分析家の欲望について自らを問いに付すことを要請する。要するにそのことが一つの実践《プラクシス》の基本的な諸要素を設定するわけだが、そうした実践《プラクシス》のなかで支配的な因子は、了解という「現存在〔そこにいること〕」の根本構造ではなく、ラカンが「切断の機能」と呼んでいるようなものなのである。まさにそうした切断を「操作すること」によって、私たちは主体のシニフィアンへの連接へとアプローチすることができる。切断はシニフィアンと不可分である。分析はこうした次元に位置している。まさにこの水準においてこそ無・意味は機能しはじめ、現実的な弁証法を起動させることになるのである。そのとき転移は分析の主要な要素としてあらわれてくる。それは抵抗の徴であり、分析家の不可欠な手段である。その創造論的な効果を保つためには、転移は実体化してはならない。切断は時間的な区切《スカンシオン》りと、待機の効果を導き入れる。この効果は、言説《ディスクール》の連鎖を、予期せぬ一時的な中断においてのみ顕れうるもの、すなわち無意識へと開くのである。

「逆転移」は多くの実りをもたらしてくれる概念である。ただそれは分析家が感じ取る、転移の徴に過ぎない。本来その概念は、そうしたトポロジーから切り離すことができない。そうしないと、「逆転移」の概念はシニフィアン的な舫綱《もやいづな》をはなれて、蒙昧主義的な迷走へと飛び込んでしまうことになる。そうした迷走によってこの概念は、全体化をめざす了解の強迫化された実践に仕えることになるのだ。感情移入であれ共感であれ（シェーラーのEinfühlungとVerstehen）、「了解的思考」の全能は、強迫的な魔術であり、交換用の「無意識」の洗浄強迫であり、問題の回避、具体的な状況から距離を取り、これを孤立させることである。了解はそのとき、罪悪感を軽減するための儀式として現れてくる。その儀式は、必要な混乱を覆い隠してしまうのである。それは世界内的な「空談」[3]の領域に属するものであり、もはや何ら分析的なものをもたない領域を画定している。多くの人々が、私たちの実践のこうした退廃した側面に対して盲目であるのだが、このことは、はっきりと分かれているはずの二つの界域、すなわち象徴界と想像界を混同することから来ている。精神療法的な関係は、そのとき反映し、また反映されるきらめきを引き起こすような鏡像的な領野において、鏡像的な反省〈＝反映〉とともに生きられる。そうした反省〈＝反映〉は、「転移」と「逆転移」、「了解」と「アクティング・アウト」、「攻撃性」と「魅惑」などの単純化され堕落した概念を拠り所とするのである。しかしここは、こうした術語のそれぞれを検討すべき場ではない。私たちはただ、私たちの現今の世界における、分析の概念化と実践の逃走線を指し示すだけにしよう。これは興味深い症状であって、われわれはそこから、その理由を求めることもできるだろう。この症状は、分析の実践《プラクシス》を代理するものとして現れてくる。たとえば病院で行われることがありうる分析のさまざまな「応用」が見直しを迫るのは、たいしたものではない。不安はきちんと抽斗《ひきだし》にしまっておかれ、私たちは、まったく平静に、このうえなく疎外的な精神病院的構造のなかで、精神療法のそうしたさまざまな「技法」の応用を試みることができる。そしてそれが根本的な問題を提起することはないのである。

以上のべたようないくつかの見解は、制度精神療法の具体的な努力の真剣さと、そこで用いられる自称「分析的」概念の質の低さとの間にある不協和を明確化する助けとなりうるだろう。その不協和は、私たちが仕事をしている場所である〈集合態〉の分析を深めていったときに、いっそうはっきりと現れてくる。こうした〈集合態〉の経済的・構造的な分析から出発して、私たちはとりわけ一つの方法論を導入することになった。これは現代言語学の方法論である。ただしこの方法論は、明示的な仕方ではないものの、フロイト自身が精神分析を理論的に確立した際に、彼によって素描されていたものである。すなわち、精神医学的〈集合態〉の体系的な研究によって、私たちはフロイトが分析的科学の主要部分を示したフィールドと無縁ではけっしてないようなフィールドへと導かれてきたのである。このことは、次のことを促している。すなわち精神分析のなれの果てが、私たちの仕事の場に導き入れることになった折衷的な諸概念、そうした諸概念を私たちは日常的に受け入れているわけだが、その受け入れ方をいっそう厳密なものとするように促しているのである。

たとえば、フロイトが練り上げてきたような〈無意識〉の概念は、「分析」を自称する大部分の精神療法ではどうなってしまったのだろうか。

とはいえこの概念は、一貫した実践のいかなる概念化にとってもその鍵となるものである。この概念こそが、〈集合態〉の分析における私たちの導き手となるのでなくてはならない。（構造主義であれ解釈学であれ）凝り固まった、神話的な説明の諸体系のほうへと横滑りを起こさないためには、そうでなくてはならないのだ。

精神医学のこうした最重要の次元を護《まも》りきれないならば、私たちの徹底的な検討作業のうち、何が残るというのだろうか。そしてそうした次元は、どのようにすれば護れるのだろうか。

ここでこの問題に立ち入ることはできない。ただ、問題となっているのは、私たちの知的な道具立てと思考の習慣を問い直すということなのだ、という点だけ指摘しておこう。これは簡単なことではない。たとえば「主体」、「対象」、「対象関係」、転移、反復、欲動等々の概念についてあちこちでなされている、途方もない使われ方を指摘しさえすれば、私たちの精神医学の仕事の本質的な道具が被っている徹底的な破壊から抜け出すためには、どれだけ大きな一歩を踏み出さなくてはならないのかがわかるだろう。私たちは病院に——洗濯機やテレビや脳波計等々が導入されるのと同じやり方で——さまざまな新しい「技法」が導入されるのを目の当たりにしている。たとえば集団精神療法や、個人分析、作業療法などがその例だ。これらの技法が、さまざまな概念を持ち込んできているように思われる。それらを導入すべきではないと言いたいのではない。そうした技法はそれ自体で、病院の相互関係のネットワークを変え、長期的にはさまざまな具体的問題を引き起こす。そうした問題に立ち向かうには、手当たり次第にさまざまな手段を使ってゆかなくてはならないだろう。そのことをとおして、それらの技法は断片的な仕方ではあっても、私たちに病院のチームのメンバーのことを考えるよう促すかもしれない。ただ誤っているのは、それらが狂気の問題を解決する合理的な方法であるかのようにして提示されている、という点である。

たとえばあるグループに、指導的立場であるかどうかは問わず、ともかく一人の人を、何が起きているか「理解する（comprendre）」ことを役割とする人を送り込む、ということは、一体どんな意味を持ちうるのだろうか。もし不幸にしてその人が、そのグループで起きていることを理解しはじめたとするなら、その人が理解するのは誇示の、攻撃性の、鏡の諸効果のさまざまな関係でなくて何だろうか。それらの関係は、何から何までそのグループそのものによって創出されているのだが、〈集合態〉の生態学的な多重決定は全く無視されており、とりわけそのグループを構成している諸個人の真のシニフィアン的連接は、徹底して「覆いかくされている」のである。

そこにあるのは、不誠実な操作であり、細々した錯覚的な力関係へと注意を逸らされること、呪い師的《シャーマン》ですらない専門家を置いて階層構造を強化するということではないだろうか。なにより重大と思われるのは、概念の衰退であり、根本的シニフィアンの横領である。そこから結果として生ずるのは、隠喩的な疎外効果であり、その効果は臨床家に、現実とはかけ離れた知的な気楽さをさらにもたらしてくれる。臨床家はただでさえ、自分をなお病院の基本構造に縛り付けている結び目を断ち切ろうとする傾向を、あまりに多く持っているものなのだが。

思うに必要なのは、臨床家の批判的な注意を、そうした固有の構造へと絶えず引き戻すことである。私たちが精神医学的制度の中で引き受けなくてはならない脱疎外の作業においては、現実の精神療法的次元を護るためにさまざまなことが問われなくてはならないだろう。以下はその幾つかの例である。私たちがその中で仕事をしているような「環境」とは、結局何なのだろうか。ユーザー（「患者」）における交流〔＝交換〕のスタイルと、病院管理の諸システムとは、どのように連接しているのだろうか。ここで機能している社会的疎外の諸様態とはどのようなものだろうか。機能本位の空間を精神療法的に設定しながら、さまざまな生活の「場（lieux）」を整備する可能性はあるのだろうか。それぞれの精神病者は、その生活のさまざまな瞬間を、どのようにして備給しているのだろうか。その精神病者が、長期的には、特別な個別の精神療法を行わずとも、あまり大きな破壊的不安なしに自分の身体の境界を「画定」できるようにしてくれるような、そうした型《タイプ》の制度化された媒介とはどんなものだろうか。彼に供される転移の様態はどのようなものだろうか。その〈集合態〉の「対象a[4]」とはどのようなものだろうか。斜行性[5]の諸構造とはどのようなものだろうか。などなどである。これらは私たちが治療的「行動《アクション》」について熟考をはじめられるようになるために必要な問いである。しかしそれはまさに「解釈」という意味での「了解」そのものなのだろうか。むしろそれは、ある種のトポロジーを描くのに役立つような、目印となる点を漸進的に設定してゆくということではないだろうか。すなわち精神医学的制度がそうでなくてはならないような、たいへん特殊な「集合《アンサンブル》」のトポロジーである。そうした目印の設定は、一般化された実践《プラクシス》において、精神病的パーソナリティの転移性再接続が多少なりとも成立するために最小限必要な操作である。彼らはここで、まさに〔客を受け入れる〕主人（hôtes）にならなくてはならないのである。

※『制度精神療法（*Revue de psychothérapie institutionnelle*）』の第一号は、制度精神療法における転移の問題を取り上げていた。

この雑誌で発表された論文全体が、一九六四年八月にモレノが主催した「国際精神療法・サイコドラマ会議」の枠内で開催された円卓会議の基調報告の役割を果たした。

これらさまざまな発表は、G.T.P.S.I. の私たちのミーティングの一つの続きにあたるものであった。この

G.T.P.S.I. ミーティングは同年の七月に行われていた（これらのミーティングはそれぞれ三日間の日程で行われた。一九六四年七月に選ばれた主題は転移であった）。

【訳註】

（1）第12章参照。

（2）『存在と時間』第二九節および第三三節におけるハイデガーの用語。「情態性（Befindlichkeit）」は「もっとも熟知された日常的なもの」である「気分」を指す表現。さしあたってそうした「情態性」として投企的に与えられている存在了解を、「解釈（Auslegung）」によって仕上げ完成するにあたって、そこから派生的に現れるのが、それを言語（ないし「判断」）のかたちで示す「言明（Aussage）」である（ハイデガー『存在と時間 二』（熊野純彦訳、岩波文庫、二〇一三年）。

（3）『存在と時間』第三五節におけるハイデガーの用語。日常的な現存在にとっての理解と解釈のあり方を指す。

（4）ラカンの用語。象徴界によって支えられた想像的な媒介の外にあって、人間の欲望の対象となり、また原因ともなるものを指す。いわゆる「転移」は、この特殊な対象性の様態をめぐって成立し、また解除するとラカンは考えた。

（5）「斜行性（transversalité）」はフェリックス・ガタリの概念。「病院のピラミッド的な組織」の中における人間関係の「垂直性」、「ものと人がそこにある状況とできるだけ折り合いをつけているような事態」を表す「水平性」に対して確保されるべき第三の次元を指す（三脇康生「トランスヴェルサリテ〈斜め性〉」、前掲書『医療環境を変える』、二六―二七頁参照）。「斜行性」については第12章、第13章も参照。

第8章　エマーブル・Jの現前

かつて遠い日々の暮らしのなかで出会った男性にまつわる、あやふやな想起。私には何も言うことがない。思い出そのものが空っぽになり、四散してしまっている。その人物の、とらえどころのない奇妙さ。多くの些末な細部が、ぼんやりとひろがった一個の実存に貼り付いている。鳥打ち帽、とても薄い青の瞳。ひげのないつるりとした顔。薄い唇は人をからかうようなところもなく、語呂合わせや脱色された猥談、ありふれた、あるいは途方もない小話の無限の花飾りをたどって言葉を紡ぎ出すのにお誂《あつら》え向きだ。静かな鳥たちが、絶え間なく羽音をたてて、ノルマンディの農家やラ・ヴィレットの街区、そして一人の女性の周りを飛んでいる。何の役に立つわけでもない、果てしなく続くその飛翔は、どこにもないものの周りをめぐっている。さまざまな死んだ事物にすっかり入り込まれてしまった幻の男、彼の分裂した中心となっている、近寄りがたい、異質なものが凝り固まってできた塊の周りを。

私は毎日彼に会いに行っていた。彼が着ていた精神病院の灰色のお仕着せ。彼の古新聞、手帖や煙草巻紙の束の表紙。彼は私に、前日の昼夜についての「報告」をしたものだった。彼は証人であった。彼は目ざとい人物だった。それはどんな看護師の、あるいは「区画長」の報告よりも良い、はるかに掘り下げた、いっそう現象学的なものだった。彼こそが場の〈支配者〉（Maître）だった。この慎み深い支配者は、超越的な存在すなわち「〈祖父〉と〈祖母〉」によってその権力の座に就いていたのだった。

観察者――瞠視者《のぞきや》といわないとすればだが――という彼のポジションは、物事の秩序の中にぴったりと組み込まれていたので、彼はそれをことさらに重く考えてはいなかった。しかし彼の皮肉な言葉は、周りに尊敬の領域のようなものを創り出していた。彼は最も近いと同時に最も遠い者だった。一種のもやのようなものがあって、言葉をかき消していた。単調さ、皮肉の哀感、郷愁、消えてしまった過去にきまって向けられるとげとげしさ。彼は死者たちのなすがままに死んでしまっていたのだ。

「脳を操作する者たち、祖父と祖母は、死者なんです」

「死者こそが、私にあらゆるものを見せるんです。私は死にました。生きながら壁のなかに閉じ込められたんです。それは中国の壁です」

一九三四年（彼が収容された日付である）のある日の午後遅く、大混乱、破局が起きた。陽光が、ミツバチが、そして〈ざわめき〉があった。意味作用《シニフィカシオン》のさざめく世界への、メランコリー的な沈降。死への呼びかけ。「苦しむくらいなら、すぐにくたばる方がいい……」「彼らは私がいることを知っていました……彼らは黒ミサを行ったんです。彼らはアコーディオンを弾いていましたが、彼らに『塞《ふさ》がれて』あたりは暗くなっていました」……「いまや私のことを照らしてくれるのは、父と母でした。太陽は母であり、父は月です……夜になると祖母と祖父は私を数え上げ、私にあらゆるものを見せてくれます……地球上には一人の主人と一人の女主人しかいないんです。地球全体を、私は北極から見て、限無く知っています。皆さんが祖父と共にその全体を訪問なさるときには……」「私の考えはいつも固まっているのに、皆さんときたら風見鶏ですね……」「夜は私は退屈しないので、皆さん安心して下さい……ここには私の遺骸しかありません」

彼は戦争の始まる数日前、一九三九年八月三〇日にサン＝タルバンに入院していた。年月はゆっくりと流れていった。時の流れの外におかれた、明るい浜辺。時代の激しい苦悶のなかで宙吊りになった、パラフレニー的純粋性。彼の妻、彼の二番目の妻は、彼と一九二〇年に結婚したのだが、パリの近郊に留まっていた。別離、愛情、摩耗、孤独、絶望の衰微。一九四九年に私がその妻に会ったのは、自宅でだった。彼女は仕事から帰ってきたところだった。私は少々謎めいたメッセンジャーだった。抑え込まれた動揺、避けがたいものの次元……私が数日後、彼に訪問の様子を説明したとき、彼の顔は新たな、そして束の間の炎で輝いた。ジョゼフィーヌは生きていたのだ、世界の反対側で、この地上に。彼はそのとき六七歳で、もはや数年の寿命しか残っていなかった。

彼は一八八三年、ノルマンディの村に生まれた。彼が与えてくれた情報によれば、女きょうだいが一人あったようだが踏切事故で一八八一年に亡くなり、男きょうだいの一人は髄膜炎で一八九二年に他界、もう一人は一九〇一年に肋膜炎で亡くなっている。小作人だった両親は一八九三年には離婚していた。彼の母は一九二八年に、父は一九二九年に他界。「私の父をあなたは一九二九年の五月に殺しましたね。何か良くわからない毒でした。眼が腫れ上がっていました。お母さんは二八年でしたね。私は〔その死を〕知らせてもらえませんでした」

一五歳と半年まで、彼は農場に留まった。それから一年間の肉屋の見習い期間を経て、肉屋の小僧としてさまざまな親方のもとで働いた。一九〇三年になって彼はパリへと発った。「金を稼ぐため」であった。

一九〇四年、彼は三年間の兵役に就く。「貧乏」だった。小銭を稼ぐために自分の煙草を売っていた。

一九一一年、彼は結婚する。一九一二年に一児をもうけるが、五ヶ月で気管支肺炎のため死亡。

一九一四年に出征。しかし「気管支炎」のため除隊になる。彼は離婚したが、その理由は妻が早い時期から夫婦の住居を離れて自分の母や家族と同居し、「夫を蔑《ないがし》ろにした」ためであった。

一九二〇年に再婚。二番目の妻との夫婦仲はたいへん良好であった。

このころ彼は独立する。一九二二年にはあまり誠実でない出資者との間で失敗を経験。次いで「精肉店舗専門の不動産販売業者として」開業した。この時期を境に、変調の兆しがいくつか現れるようになったようだ。幾つもの訴訟を起こしたり、二重に税金を払わされたのではないかと疑ったり、選挙の集会で政治家をつかまえて「彼はボノー団[1]とぐるだ」と言ったりするようなことがあったのだ。しかし自殺未遂があってようやく彼はセーヌ県の精神病院に収容されることになり、一九三四年から一九三九年までそこで過ごした。

彼はたくさん書いた。手帖に、新聞の行間に、包装用紙に、白いぼろ布に……彼は自分の「作品」を寝台の下の箱の中に溜めこんでいた。それ以外のことはほとんどしていなかった。

さらになにを言うことができるだろうか。思い出はちりぢりになり、透明になっている。これは私が原因なのだろうか。私が彼の前に再び身を置いてみることを妨げる、乗り越えがたい障壁が原因なのだろうか。しかし彼は確かにそこにいた。実存し、まったく充溢した、具体的な外見を持っていたのだ。しかしそれは確かに「彼」だったのか。彼は本質的に「別のところに（ailleurs）」いたのではなかったか。彼は捉えがたい者、境界を設定されていない者ではなかったか。どうやって彼に追いつけばよいのだろうか。

抜け道はない。道程は遠く未開墾の荒れ地の中で見えなくなってしまっている。彼はその辺りにとどまっていたのだ。この逆向きの回り道をとおって、どうすれば彼を再び見いだすことができるのか。それは私たちが近づくことのできない者なのか。武器を置いて歩き続けること。疾病学的なやり方を放棄すること。かれはいまや二重化された欠如である。跳躍《エラン》を、投企《プロジェ》を捉えることは不可能なのだ。

「黒魔術師《レ・マジシャン・ノワール》たちよ、カプチン会修道士《カピュサン》たちよ、あなた方の乳房《サン》は干涸らびて、乳を含ませることもできないでしょう。あなた方は黙って立ち去ることになるでしょう《ジューレ・ラ・フィーユ・ドゥ・レール》……一〇年たてば私はくたばって、〈祖父《グラン・ペール》〉が望むところへやられているでしょう、私が〈父《ペール》〉という時、それは二つになります。対《ペール》になるんです。私たちはもう〈地球《テール》〉の話はしないでしょう。それはもう終わった話《リキデ》になるでしょう。地球《テール》、それは液体空気《ドゥ・レール・リキッド》で、地球《テール》が冷えるに従って凝結するんです」

あるいは、

「私には妻が一人います。たくさん必要だというわけではありません。私は一つ提案しました。私が育った農場へ私を送り返してはどうかという提案です。税金は払いますし、耕作もするでしょう……目くばせ《クリニェ・ロィユ》しても無駄ですよ、クリニヤンクール(2)。あなたはいま何が起きているのかを知らなくてはなりません。まさにあなたが、全世界に命令を発しているんです。というのもあなたにはP.T.T.《ペテテ》〔郵便電信電話局〕があるんですから。あなたは『ぶっ放吸う《ペテテ》(3)(pététer)』だけでいいんです」

要するにここにはあの鏨《たがね》の打ち込まれた点がある。そこから迸《ほとばし》り出る言葉は、それら自体その伝えるメッセージを混乱させ、同時にそれを私たちに垣間見させてくれる。その混乱は、対称性と〔類似した音を重ねる〕半諧音を利用している。複数の束への散乱は、ほとんど不動の前進のうちで私たちの眼を眩ませる。自分が捉えられた空間の中で、自らをしっかりと捕まえておくために、もはや動かないこと。彼は肉屋だったわけだが、すでにはっきりと現れていた逃避〔＝奔逸・漏出〕のなかで少しずつ、あらゆるサディスム的イメージを失って空っぽになり、自分自身の空っぽな外皮となった。すなわち「精肉店舗専門の不動産販売業者」であり、この薄い画布が、好訴妄想の土台を与えたのである。そしてこの妄想は、抗いがたい拡張によって、彼を球形の壁の上に映しだした。その上に彼の「歴史」が、分裂し、出鱈目に貼り合わされた言葉で書かれたのだが、しかしその言葉の統辞法は、この新たな空間の法則に従っていたのである。茫漠とした眼で私たちを見つめていた彼は、こうした毎日の蜃気楼のなかで、彼が私たちに譲ってくれている部分にすぎなかった。彼は別のところにいたのだ、夜には地球のまわり、その上空を果てしなく飛び回って。彼は、統辞法が彼にそうあってほしいと望んでいるとおりの姿をしていた。すなわち絶え間なく波のように押し寄せる流星、途方もない言葉、言葉の怪物であり、その波の法則は〈祖父〉と〈祖母〉という二人の謎めいた重要人物によって支えられていたのである。

「彼」のほうに向かって、どのようにして進んでゆけばよいのか。この果てしない、周辺も中心もなく、始まりもない砂漠の中で、私たちが冒すリスクといえばただ、私たち自身の姿しか見いだせない、というリスクのみである。すなわち、遠くの見知らぬ人々、次第に消えてゆく幽霊、奇妙でほとんど役立たずの凝固物しか見つからないというリスクだ。しかしそれを踏み越えて、道を進み続けなくてはならない。その道は、「彼」すなわちエマーブル・ジャィエ（Aimable Jayet）の治める領地へと向かう道である。彼はその空間である。彼の現前は、はっきりと感じられる。その現前は集約され、せわしない羽音をかすかに立てている。彼は〈ざわめき〉だ。捉えがたいものを、どのようにして捉えればよいのか。あらゆる点から私たちはこう信じるに至っている。ある展望デッキ、物見台といったものがあって、〔彼に〕肉薄するためにはそこに到達しなくてはならないのだ、と。すなわち〈忘却〉である。

※『アール・ブリュット手帖（*Cahier de l'art brut*）』、第三分冊、パリ、一九六五年。
このテクストは、ジャン・デュビュッフェが編集主幹を務める『アール・ブリュット手帖』の第三分冊において発表された。

私は画家としてのデュビュッフェに一九四八年一〇月に出会った。当時彼は「アール・ブリュットの会（Compagnie de l'art brut）」を立ち上げたばかりだった。デュビュッフェは、精神医療施設の入院患者や研究のなかでたまたま出会った人たちなど、文化変容を蒙っていない創作者の作品を集めようと懸命になっていた。アール・ブリュット美術館は長らくパリにあったのだが、それがスイスのローザンヌに移転したばかりの頃である。この美術館には、独創的な制作物が数多く集められている。

「エマーブル・J」は統合失調症者であり、私はサン＝タルバン精神科病院で一九四七年から一九四九年にかけて彼の知遇を得ていた〔なお「エマーブル（aimable）」には「愛すべき」という形容詞としての用法もある〕。

このテクストは、「エマーブル・J」の手帖についての研究への序文である。

【訳註】

（1）ジュール・ボノー（Jules Bonnot, 1876-1912）はフランスの無政府主義者《アナーキスト》。彼が率いたグループは銀行強盗などの多くの犯罪を実行し、メディアでは「ボノー団（la bande à Bonnot）」と称された。

（2）パリ北部の地区名。

（3）辞書にない新造語。péter（「ぶっ放す」）とtéter（「（乳を）吸う」）のいわゆる「かばん語」として訳した。

第9章　制度精神療法についての覚書と変奏

表現することの難しさ。私の現前を、何に還元するのか。現前？　それはどのようにしてそこにいる〔＝現存在する〕ことなのか？

薄い膜。私が生き延びることを可能にしてくれている想像的構造。耳を傾け見透す者の持ち場。「分裂（Spaltung）」として顕在化するような、一種の「あいだ（entre-deux）」において、そこにいる〔＝現存在する〕こと。

こうした還元の様式、〔すなわち〕〈集合態〉内で務められるべきある種の役割の、たいへん特徴的なエポケーを定式化しようとすること。幻想《ファンタスム》の彼方にとどまるということ。「了解可能なもの」の彼方の、あの領域で持ちこたえるということ。〈集合態〉の〈他者〉の〈シニフィアン〉の代理となること。法およびその反復的な現れが記入される〈表面〉。

この脱・自的（ek-statique）な地点から、私の現前が顕在化する。すなわちシニフィアン的な痕跡であって、それは私の「存在」でもなければ私の「パーソナリティ」でもなく、また私の「真情の吐露」でもない。それどころか、それは私が徴《しるし》づけられるやり方、私の肉において徴づけられるやり方である。私の顔はそうした肉の一記号にすぎず、〈集合態〉における私のあり方は、その包摂された分節化にすぎないのだ。役割、機能、身分規定等々の、自我的な罠と間自我的な触手のなかで身動きできなくなるといったことのないように、私が少しずつその糸を解《ほど》いて行かなくてはならないような、謎に準ずるような何か。「社会的領野」は、局所的シニフィアンのうちに掘られた数々の水路によって侵食され、痛めつけられ、ぼろぼろになっている。あらゆる「空間」は、それを貫き、それに意味を与えている象徴的構造を隠し持っている。無意識がそこにある。その特異な現前がもつ効力は、饒舌で心理学化する煩瑣な議論にぶつかってしまう。私の現前。それはすなわち一つの点と、一つの表面なのだ。

この点から、私は他者のイマージュを歪めることなく、他者において自分が現れ出てくるのを見る。無限の距離の極度の近接において私が現れ出ることを可能にする、私自身の最小限の冗長性。ひとがそこから何かを聞くような場所になるということ。他者を、その身体を、そのディスクールを迎え入れること。転移のコントロールが行われる所。絶え間のない、侵犯（transgression）ならぬ反転（réversion）。

こうしたすべてが、ユーモアを含んだ一本の線として、時に現れてくることがある。それは切断というかたちではっきり表すことのできる、一つの限界である。その切断は、解釈の無意味を与える切断である。「中断〔宙吊り〕」によって、時間は理解すること、見ること、結論することといったさまざまな階梯《レジスター》を利用しつつ、その論理的分節化において機能するようになる[1]。それは契機（moment）と瞬間（instant）の弁証法なのだ。

こうして見えないもののなかに描かれるのが現実界《レエル》の基底的な組成であって、それが現実《レアリテ》の非可算的な複雑性を支えているのである。

まさにこのようにして、しばしば曖昧になっている問題、すなわち職務上の立場で、効力を伴う警戒《ヴィジランス》のうちで「そこにいること〔＝現存在すること〕」の問題が提起される。そこから「ミーティング」、すなわちあらゆる〈集合態〉の最も重要な道具の概念が規定されうるのである。

しかしもっと先に進む前に、私たちはこのたいへん謎めいた点に立ち戻って、その構造を検討しなくてはならない。

この点は、おおまかにプシコス〔心的なもの〕とソキウス〔＝社会・集団・共同者〕と呼ぶことのできるようなものが織りなされ、交錯する点なのだろうか。

ミーティングの儀式的な効力。それは習慣が必ずつける折り目である。分節化と現前化のエクササイズ。鏡像的緊張関係の屈折した領野において、病院制度の集合態的構造と同相的な、さまざまな解読可能な姿が素描される。ミーティングとは〈集合態〉の投射ないし「応用」領域ではないだろうか。ミーティングが効果を持つのはただ、日常生活に予期されていなかったもの、サプライズ、切断がもたらす効果により、それがある特殊な意味を創出するときだけである。決定や情報共有、あるいは表現といった主題を通して現れてくるのは、認知、呼びかけ、あるいは表現のスタイルのより繊細な組成であるが、それら自身は基底的な水準において成立するディスクールの顕在化した構造にすぎない。この基底を露わにしなくてはならないのである。しかし、こうした無意識において分節化されたディスクールは、分節化可能であるとは限らない。それについて言われていることはしばしば、効果によってのみ現れ出るものを支え、指摘するようなものでしかない。さまざまな指導的、非指導的な技法、「セットアップ」型の仕掛け等々は、そこで「議長〔＝主宰者〕的（présidentielle）」と名付けることのできる、より普遍的な機能のヴァリエーションのようなものにすぎない。それが目指すのは、〈集合態〉の素材となる一種の「間—言〔「行間」において言われること〕(entre-dit)」をある仕方で出現させることである。私たちの現前はまさに、幻想《ファンタスム》の臍帯《さいたい》であり、アクティング・アウトの尽きることのない源泉である、この間—言を護るものであるということによって正当化されるのである。

これはあまりにしばしば制度的なスクリーンによって隠蔽されてしまう領域《ゾーン》であり、そのスクリーンの上に映し出される、我らが情け深い治療事業の指導者たちのゆがんだ姿は、具現化した超自我からうんざりさせるような誘惑者のイメージまでさまざまである。

私の言葉が、鳥もちのように、私の同窓生たちの意図をからめとり、駄目にしてしまわないようにするためには、そうした待避領域《ゾーン》とは別のところからそれが述べられる必要がある。私の言葉は、あらゆる種類の要求の間の交流〔=交換〕のプロセス、弁証法のプロセスに捉え込まれなくてはならない。それはイマージュのなか、グループの鏡の戯れのなかで、無化しなくてはならない。ボールが人の手から手へと渡るうちに、非常にさまざまな型のプレーの共通対象、「等価対象」となるのと同じように〔「私の」言葉としては〕無化しなければならないのである。そのようにして、一種の共通のディスクールが生まれてくる。それは、一つの実践《プラクシス》の個別的な側面にすぎないのだが、その実践《プラクシス》が意味を持つ地点《ポイント》はまた別のところにあるのだ。そうした地点《ポイント》を保護するということが、〈集合態〉を組織するグループが果たすべき固有の使命なのである。〈集合態〉が空胞としてとらえられようと、主体の場所としてとらえられようと、また「反グループ」的システムとしてとらえられようと、いずれにしてもその構造を明確にすることが必要である。この構造は〈イデア〉ではなく〈表象〉(Vorstellung)の領域に属しており、〈表象〉は〈集合態〉によって書き込まれ、加工され、分節化されるように思われる。別の言い方をするなら、その方程式は複雑で、そのなかには何よりひとまとまりの要求の束がある。それらの要求を練り上げるためには、問題となっている〈集合態〉に特徴的な、いくつもの社会・経済的欲求のシステムを弁証法的に動かす必要がある。

　これはうまくゆかない。ボルトは大きすぎ、ねじ穴は小さすぎるのだ。格子は目詰まりを起こしている。誇大妄想のしっぺ返しだ。〈集合態〉は血栓を生じさせてしまう……するとすぐにミーティングである。消防士のミーティング。何でもない顔をして、顔を合わせて、別のことについて話すための。これはいい。これはだめだ。安易な解決策。アクティング・アウトのリレー。「ミーティング中毒」である。グループ内発言のチャンピオンたち。内気な者どもは圧倒される。狡猾な階層化が行われて、権力は二〇世紀の哲学者＝演説者に与えられる。一杯の汚水に〔ボウフラのように〕湧いて出た完璧な都市国家《ポリス》である。しかし〔古代ギリシャから〕生まれ変わってきた彼らが、いくら目配せをして頷きあっても無駄なことだ。何をしてもだめだ。自然にそうなるのだ。白黒つけがたい諸々の物事や、ささやかな愉しみでポケットをふくらませて、動きについて行かなくてはならないのである。それは共時化し通時化する。グループでは、人は爆撃の直後のような雰囲気のなかで愛しあう。現代の生活は、ささやかな諸々の慢性的一時性《プレカリテ》につきまとわれているものだが、そこでわれわれに与えられる食物は紙である。議事次第。議長は誰だ？　人の姿をしたつまらないものが部屋にいる。私たちは彼を見ないふりをしている。彼はメモをとり、それを順々に食べてゆく。彼は歴史学をやり、記録文書を作る。彼が私たちのコンセンサスだ。そこを起点として私たちは比較し、計測し、類型化し、様式化することができるだろう。ミーティングは、きちんと包装されていれば、収入源になるだろう。店頭で、使用説明書つきで見つかるだろう。私たちの覗き魔＝測量士は飼い猫のように、それらを捕らえ、手なづけ、切り裂くだろう。良家の人々のあいだにだって持ち込むことができる。それらは清潔で、便利で、無菌状態だ。冷蔵庫や掃除機と同じぐらいなくてはならないもの。それらは私たちのもっとも内奥に位置する場所をすら区割りし支配しているのだ。

しかしながら、私はそのミーティングに参加している。そもそも私が、これを招集したのだ。私はその緊急性、必要、欲望を感じたのである。社交に関する自制の欠如だろうか？　自分のことを見せたいという欲求？　露出症的な？　どうやったら落ち着きを取り戻せるのか。機械はすでに動いている。要求・欲望ポンプが自らを安売りしている。もう支払いをしなくてはならない。束の間の快楽だ。気分はいいかい？　他の人に聞こう。彼らに恥はないのか。静かに笑う人たちがいる。別の人たちは顔をしかめている。スタイルは人それぞれだ。グループのなかには幾分エロス的なものがある。それは甘受しなくてはならない。まさにここで、下働きの強迫症者が役に立つ。彼は何も見えないふりをする。彼にはさまざまなうまい自分のやり方、名前入りの細々した道具を持っている。議長、議事次第、了解《ラジャー》、君の番だ、私の番じゃない、私たちの番だ、云々というわけで、私たちの選択肢としては、グループで互いに逆転移しあうか、整形術的でありがたい精神錯乱の修練を実践するか、菱脳《りょうのう》的な漂う注意(2)を実践する中で眠り込んでしまうか、周りにある文房具を弄《いじ》くり回すか、あるいは情報を伝えるか、決定するか、表現するか、身を躱《かわ》すか……のなかから選ぶことができる。問題はそこだ。下、上、あいだ、ぎりぎり、婉曲な言い回しに演説《ディスクール》。あらゆることが、そこで止まってしまうかもしれない。時間になった。解散しなくては。それぞれが自分の巣穴に戻る。幸せそうに、不幸せそうに、ぼうっとした頭で、明晰な頭で、無関心に。口の中で変な味がする。私たちが言った言葉、言わなかった言葉の味だ。前言撤回の苦さ、喋りすぎで噛んだ舌。

これが問題の機械である。実践的惰性態。グループの諸システムの惰性。グループで行われる言説《ディスクール》のさまざまな企ての、非常に大きなエントロピー。〈他者〉と私の同類たちはどうなっているか。私はオリンポスの神々の書いたシナリオのなかで身動きがとれなくなっている。私はこの〈集合態〉にはまり込んでしまったのだ。そこで私は仕事をし、語っている。私は昇華し、職業趨性に従う。人が私に私の欲望を教え込む。何が何だかわからない〔理解できない〕。それはよかった。何も了解してはならないのだ。昇華は一種の疎外である。私は言葉のなかで死ぬ。そして私は仕事のなかで頭がぼうっとなる。私は無意識の癖だらけだ。ローカル・カラーが私の肌には染みついている。私は〈集合態〉によって入れ墨を入れられている。「私」が語るとき、それは幾分「私たち」なのである。私は、私に話している他の人たちのうちで、自分が話しているのが聞こえてくるのではないかと恐れている。ふさぎ込もうが、「パラノイアのようになろう」が、強迫的になろうが関係なく、私は徴を刻まれ、去勢され、犯され、ひびを入れられる。私は、自分のひび割れを誇らしく思っている。それはナルシスを死体安置所に閉じ込めてしまったかつての戦士の〈倫理〉だ。そして夜になると、寝るまでの間に、時を超えた壮挙のあれこれを語り合うのだ。シニフィアンは時間をひき砕く。絶望の部分欲動。生活〔＝実在〕のうちへと入ってゆくこと。可犯性〔罪の犯しやすさ〕。不安。現世的な関心。制度的な〈もの〉の重大さ、そしてその曲がった小さな触覚が、あなたの魂のしかるべき箇所をくすぐって、あなたがあまりひどい卑劣漢にならないようにしているということ。

毎日、世界のなかで自分の居場所を作り直すこと。自分の領域を巡回して、財産一覧を諳《そら》んじること。私をここに降ろしたのは誰だろう。私は誰だろう。〈集合態〉はここにある。夜の闇は何かの存在感に満ちている。静寂は、すっかり枝分かれして地下にある、あの超常的なものを顕している。陽光は、私たちの気を紛らわせ、ささやかな日常のレールの上に乗せてくれる。私たちは忘れる。人々は、動き回ることによって眠り込む。彼らは夢遊患者のように語るのである。ささやかな警戒《ヴィジランス》が行われるようにするためには、彼らを定期的に起こしてやらなくてはならない。しかし、時に目覚めはべつのところからやってくる。収穫を台無しにしてしまう雹《ひょう》のように。あらゆることが、自分の同類たちの孤独のうちでやり直されなければならない。何も語りかけてはこず、異様なものも因襲的な仮面の下にじっと隠れてしまっている。それぞれが、自分が選んだ部分をもってやってくる。頭、腹、足。すべてを再び集めるという神話に身を委ねたいという誘惑。しかしグループの大きな身体といったものは存在しない。あるのはただ、互いに組み合わさり、ふれ合い、重なり合い、譲り合うさまざまなものが構成する格子だけである。それは一種の反＝もの（anti-chose）であり、それが一種の空気を、調子を、雰囲気を醸し出す。母語で歌われる歌のように。私がばらばらになった断片しか受け取っていない、ローカルな言語。夢や強迫観念の中で語られる、すぐに消えてしまうシニフィアン化の効果。パラノイア患者たちの妄想、統合失調症者たちの剥き出しのフレーズに耳を傾けること。薄暗い水路のなかにそっと滑り込み、そこにいくつもの観察地点《ポイント》を定めること。オルフェウス的領域へのちょっとした観光旅行。あなたの気質と性格を鍛えてくれる、ミニチュアの迷宮。

私はどこをとおってここに来たのか。〈必然〉のうちに徴募されたのか。病院的な慣習の小兵士として、私はささやかな行動原理をもっていて、そのため私は逃げ出すことができない。私は集合態的〈動物〉に捕らえられるがままになっている。私はそれに属しているのだ。集合態的〈動物〉が私を機能させ、私がそれを機能させている。私は他者たちを掌握し、そこから〈他人〉を引き剥がしている。私は出会いの曖昧さを養い育て、切り立った嶺の上を歩いている。私はさまざまなレーダーを建造し、私の法典《コード》を書いている。眼に見えない手が窓枠のなかに書く、謎めいた文句《フレーズ》。私たちの熱意がにっちもさっちもいかなくなる地点《ポイント》。それは私たちに制限を課す、奇妙な障害だ。私たちを進んで迎え入れようとする、さまざまな屈折した欲望の沼地。他者たちの夢のなかで言われる文句《フレーズ》。単調なシナリオのなかで成し遂げられる身振り。グループでの発情ヒステリー。集合的了解のさまざまな錯覚。そこでは〈聖・反復〉が生じて、あなたをその〈歴史〉とその常同症によって脅かす。〈聖・反復〉は、その従僕の一団を、匿名の信奉者たちを、新しい見せ物のためにすっかり準備のできた衣装を持っている。新参の者たちも、少しずつ古びた流行遅れの服に身を滑り込ませ、古来の劇を演じ始める。声の調子、体の動かし方、情熱。そこには何も足りないものはない。彼らは素朴で魅力的な操り人形《マリオネット》だが、死のうちに沈み込んでゆく。〈理性〉はそこで、自分なりの方式、やり取り、ちょっとしたやり方《レシピ》で、私たちを見守っている。〈理性〉は想像上の戦場における軍師となる。橋の下で水は流れ続ける。〈歴史〉ができあがってゆく。しかし何が残るのだろうか。

〔残るのは〕その上に全てが載っているような堆積物であり、〈集合態〉の現実的な素材であり、さまざまな構造の固定がなされる領域、日常的現象が引き起こされる地点《ポイント》、つかの間の実存の歴史的運命の次元である。まさにこうして残るものが、残余が、あらゆる私たちのグループの操作において問題とならなくてはならない。それこそが、私たちの辿る道程を導き、私たちの要求システムを確固としたものにし、私たちの戦略を有効にしなくてはならないのである。

表面的な揺るぎない階層構造をとおして、私たちがその中で動き回っているこの特殊な存在すなわち〈集合態〉を捉えるにはどうすればよいだろうか。それは、一つの閉鎖システムの領域を画定している、超限集合である。その閉鎖システムとはすなわち、私たちのローカル言語、私たちの日常的実践《プラクシス》のシステムだ。さまざまな名誉と役割の投入されたこの巨大な構築のなかで、司祭たちは吊され、焼き印を押され、彼らの公務員化された未来の肉体によって貼り付いてしまうのだが、こうした巨大な構築を、どのようにして乗り越えればよいのだろうか。病院の建築術的構成をなしている、人間ピラミッドの取る、みだらな諸形態。「治療者」と「被治療者」はどこにいるのだろうか。私の処方が何らかの有効性を持つために、私には何ができるだろうか。この機械が圧制的なものでないようにするために、私が使わなくてはならないレバーは、取っ手は、ボタンはどれだろうか。私のささやかな脳機械が何らかの効力を持ちうるためには、どのようにして、どこで、誰を前にして、どんな時に、何を使って考えればよいのだろうか。「上部構造」はどうなっているのだろうか、そしてそれが、私たちがしたいとおもっている、治療的な方向性《ベクトル》で効力のあることとのあいだに持っている連関はどうなっているのだろうか。

　私たちの実践の「ブラック・ボックス」は、複数の操作子のシステムを適用することを要請する。「私（je）」は、それが戦略的な領野に位置づけられたときに、はじめて〈集合態〉にとって意味を持つのだ。〈集合態〉の生産性は、その「分裂（Spaltung）」を機能的に設定することを要請する。〔この「分裂」とは〕ある固有の実践《プラクシス》の源となる、果てしなく繰り返される反転（réversion）の領域を描き出す特殊なトポロジーであり、それが無意識的に、象徴的ネットワークの中で共・現前する主体を分節化する。〔象徴的ネットワークとは〕すなわち錯綜したシニフィアン連鎖であって、その分散《ヴァリアンス》こそが、私たちの現前の必要性においては問題になるのである。

　どのようにして私たちの実践《プラクシス》を定義すればよいのだろうか。私たちの日常的な仕事の素材となる、関係的なシステムのなかで、〔ベーコンの区別した〕個別的な知（experientia）の次元を維持すること。日常的な事柄とそのもっともありふれたニュアンスが、些細なことにも操作的なステータスを与えるのだが、そのステータスは、原理的な知（experimentum）とははっきりと区別されており、強迫神経症化する間主体性や機械論的なゲシュタルト主義ないし構造の全体化とははっきりと区別されている。部分対象の理論は、引き続き具体的な問題系へのアプローチの道であり続けている。私がある人に特定の文脈で言った文や語が、病像の推移を変えるかもしれない。制度精神療法は文脈に働きかける。文脈は意味を与え、構造を方向づけ、関係に磁力〔性愛的な力〕を帯びさせる。この制度的な文脈についての研究がなされなくてはならない。すなわち見たところばらばらな諸集合が弁証法的に連係する基礎となっている、交話的次元（dimension phatique）についての研究がなされなくてはならないのである。滞在施設のこれこれのセクターのための補助椅子を買う必要があるかどうかについて、ミーティングを開催する必要があるだろうか。どんな種類の椅子を？　何脚？　会計係を通さなくてはならないだろうか、それともセクターの責任者になっている〈集合態〉に委ねるべきだろうか？しばしば回り道が必要になるが、それが意味を持つのはただ、回り道の主張が受け入れられ議論される、より包括的なシステムにおいてその回り道が生じるときだけである。

そうした決定の持つ治療的な効力はしばしばはっきりしており、より直接的な精神療法のミーティングのそれをはるかに凌駕している。しかしながら媒介が要請しているのは、そうした決定が弁証法的なプロセスのうちで基礎づけられ了解されなくてはならないということだ。そうした――斜行性のさまざまな係数をたっぷりと含んでいる――ミーティングの決定こそが、〈集合態〉における医学的実践《プラクシス》を特に規定しているのである。しかしその決定はどこから来るのか。それは創造論的、産出的な見かけを持つのだが、これは出現、あるいはより正確には切断という因子《ファクター》と比例してそのようになっている。その因子《ファクター》によって決定は、〈集合態〉における無から（ex nihilo）の産出のように見えているのである。しかしこれは、グループでの発言の儀式化、規則正しさ、習慣という基盤の上ではじめてなされうる。それは、必要な包装であり、最小限の相互コミュニケーションを保証する、想像的な基体なのだ。しかしこの無から（ex nihilo）はそれ自体、ローカルな複合体《コンプレックス》と名づけてもよいようなものの顕在化、ないしは現象学的インパクトである。私たちと諸制度からなるこの複合体《コンプレックス》の代表者を体現する者、そのスタイルを、そして行動するやり方を体現する者として、私たちはそこにいる。シニフィアン的分節化、諸表象、社会経済的な方程式、等々からなる複合体《コンプレックス》。危うい定式化に走ることのないように、この方程式という語を使うのは控えておこう。そうした定式化は、隠れた体制順応主義から離れようとしているものをこっそりと絞め殺そうと、いつも待ち構えている社会的現実主義のうちに具現化している。まさに諸事物の表層にたいしてこそ、人は自身の警戒《ヴィジランス》を保っておかなくてはならない。その警戒《ヴィジランス》こそが、アレーテイアの次元を生産的なものにするのである。

※『研究《ルシェルシュ》（*Recherches*）』、第二号、一九六六年二月。

副題「もしかしたら書かれるかもしれない論文のために」が示しているとおり、このテクストは、本書のなかで「ミーティングの概念を語ることができるか」という表題で発表された論文の準備段階における、アイディアの探究の試みである。

明言されてはいないものの、このミーティングという主題は、制度精神療法——どんな言い方で呼ばれているにせよ——に対する準備ができていない人たちが時にあまりに急速に混ぜ合わせられているという事実によって、絶えず問題化されているものの症状として現れている。

私たちはまさしく必要に迫られて、素朴なイデオロギーに起因する衰退に常に脅かされている転移の領野のうちで、自分たちが持つべき地位をあらためて明確化するようになっているのである。

【訳註】

（1）ラカンの「論理的時間」への言及。第4章訳註（7）を参照。

（2）フロイトが「精神分析治療に際して医師が注意すべきことども」（1912）で述べた、自由連想を聞く際に分析家に求められる基本的態度を指す表現「平等に漂う注意（gleichschwebende Aufmerksamkeit）」と関連する。分析主体が語る事柄のうちいかなる要素もア・プリオリに特別扱いをしてはならない、とする考え方をいう（ラプランシュ&ポンタリス『精神分析用語辞典』）。「菱脳」と眠りについては第6章を参照のこと。

第10章　ミーティングの概念について語ることは可能か？

〈集合態〉の「維持管理《メンテナンス》（maintien）」を確実に行うにはどうすればよいのか。

いわゆる事務的な首枷はしばしば、ある定められた場所に不定形の大衆を維持しておくために必要な甲殻、貝殻なのではないだろうか。グリルした骨付き肉《コトレット》とのダリ的な対立[1]。内骨格、独自の建築術的構成という問題。こうした対立する見方から言えば、建築術的構成は何よりもまず、集合態の腐敗、収容所化、病院精神病と闘うために設定されるものである。「実存（＝暮らし）の場」の問題系の全体が、こうした懸念に依拠している。ただ、この点を指摘するのはいつでも有益であるように思われるのだが、集合的な閉鎖環境が最も目につくものであるというわけではない。外見は誠実に見えながら、疎外に向かう慢性的なベクトルに抗する保証はないということはありうるのであって、現代的な技術性はしばしば、集合態の病理生成的システムを維持し受け入れさせるためのもっとも狡賢い罠である。それは、「グループ効果」「集合態効果」といった、結局のところありふれた、さまざまな次元を導入する一つのやり方なのである。私たちは、この導入の際に、「グループ（groupe）」と「集合態（collectif）」の間の有用な区別を立てている。この区別はサルトルが導入したものに近いものだ。〈集合態〉が構成されている仕方、さまざまなグループがそのなかで生きているような諸システムは、私たちのどんなに日常的な仕事においても、第一級の実践的な重要性を持っている。これを恒常的に参照することなくして、私たちはなんら有効な記述をなしえない。私たちはこれを、背景としてだけではなく、一つの問題系の、数ある方程式のうちの一つとして参照しなくてはならない。それは極度に複合的な問題系であって、誰かが別の人に向ける微笑から、多重的な転移システムを経て、物質的な備給と制度全体において生じているさまざまな交換〔＝交流〕のこの上なく正確な組織化にいたる、広い範囲にわたるものである。これはつまり、ここで問題になっているのが、さしあたり心理＝社会的複合《コンプレックス》と名付けられるようなものだということなのだが、このとき「複合《コンプレックス》」という語には、それがフロイトの著作において獲得し得たあらゆる高貴さがあらためて賦与されている。ただ、それが私たちの精神医学的〈集合態〉において用いられうるためには、この言葉に込められる意味を、若干異なった、そして同時により完全な仕方で定義しようとする必要があるだろう。

「ここでは何が起きているのか（Qu'est-ce qui se passe ici?）」という、この根本概念に戻ること。これが含意しているのは、狭義におけるプラグマティックな一つの立場決定というよりはむしろ、精神医学的〈集合態〉の一種の絶えざる問題化である。経験が示しているのは、この〈集合態〉が個人に働きかけるということだ。圧制ないしは解放のシステムとして、あるいはパーソナリティの変更のシステムとして、それは個人に働きかけるのだ。ここで問題になるのは、治療的《セラピー》なベクトルを伸ばすには、どのような構造化の様式が必要か、という点である。このことは、ある一般的な概念把握を前提としているわけだが、ここではそれを指摘することしかできない。重要なのは、〈集合態〉のなかで個人がどこに投錨《アンクラージュ》しているのか、投錨の局所論がどのようになっているかを規定するということである。この分節化は、そこで賭けられているもの（ce qui est en jeu）についての一つの理論を前提としている。簡単に次の点だけ指摘しておこう。それは部分対象の概念を中心としたときに最もうまく定義されるシステムなのである。〈集合態〉において代表象されているのは、血肉を備えた個人ではない。それはつねに、フロイトの言う「表象の代理をする代表者[2]」（Vorstellungsrepräsentanz）という意味での「代表者（représentant）」なのだ。まさにこの点において、「制度環境（ambiance）」は一つの機能を持っている。その機能は程度の差こそあれ安定したネットワークにおいて組織化され、さまざまな役割、さまざまな機能、程度の差こそあれ明示的な語彙すなわち「言語表象[3]（Wortvorstellung）」の等価物のかたちで現れてくることがありうる。これは、言語学的な意味における「文脈」と呼ぶこともできるだろう。

私はこれらの概念を、前意識という概念と近づけて理解したい。すなわちわれわれがどっぷりと浸かっているもの、話された言葉《パロール》、書かれた文書《エクリ》、文句《フレーズ》、書物、レコード盤等々である。それは文化的な沈殿物であり、そのおかげで、ある仕方で何かが「意味を帯びる」ということ、ある特定の場所において個別的な「スタイル」をなすということ、等々が起きるのである。

私たちは、〈集合態〉をこうしたシステム的なレベルで分節化する、一定の可能性について詳細に記述することもできよう。とりわけある一定の仕方で捉えられた文法学《グラマトロジー》や構造言語学に近づいてゆくような方法論を用いることで、そうした記述は可能になる。しかしながら、いっそう緊急であると思われるのは、〈集合態〉のなかで暮らす諸主体の欲望と、その〈集合態〉を構造化する諸システムとの具体的な連関が提起する諸問題を強調するということだ。精神療法において問題となるのが、主体をその起源すなわちラカンの所謂「一の徴（trait unaire）」と共に再発見しようとする試みである。しかしこの再発見は、〈他者〉という迂回路をとおってはじめて可能になる。この〈他者〉という迂回路がとるさまざまな姿のうちに、精神病的あるいは神経症的な均衡を構造化するさまざまな罠が仕掛けられているのである。〈集合態〉がこの迂回路に影響を与えることができる、と主張することは可能だろうか。それはこの「エスがあったところに、私が生じなくてはならない(4)（Wo es war, soll ich werden）」という旅において、一つの役割を果たしているのだろうか。制度精神療法はそう主張している。ただ、これはもっとうまく分節化されなくてはならない。フロイトの発見とは、実存の構造《エコノミー》における欲望の特権的な地位を示したということである。〈集合態〉の住人たちは、数多くの、言葉にすることの困難な要求を携えて現れてくる。彼らはいつも、シニフィアンとの連接的関係において、さまざまな病理的システムを示している。これらの要求を迎え入れるということがすでに、問題の核心である。この迎え入れを行うやり方が根元的に、欲望から何が到来するかを規定している。脱疎外は、主体を改めてうまく位置づけることによって実現する。つまり主体のことを単なる基体として、あるシニフィアンから別のシニフィアンへと単に移行するものとして認めることによって実現するのだ。主体が持っている主要な特徴とは、交流〔＝交換〕の回路の外にいるということである。主体は脱・存する者（ek-sistant）である。それは主体が、さまざまな個人的備給関係を保証することができるための、唯一の可能性なのだ。しかし主体を代表するのは、要求と欲望を連接させ分節化するものである。主体はその欲望の無意識の対象を前にして、彼自身が薄れ消えてゆくということによってはじめて自らを顕すのだ、等々。こうした一連の〔ラカンに由来する〕定式は私たちを、幻想《ファンタスム》やアクティング・アウト、転移的備給等々の機能へと導き入れてゆく。こうした問題系が生まれうるためには、〈集合態〉は何を提示しなくてはならないのか。必要な「媒介」といったことがしばしば言われる。さまざまな対象や個人、グループの構造、等々のことだ。それは正確なのだろうか。それで十分なのだろうか。

私たちには、こうした方程式を（レヴィ＝ストロースが『野生の思考』で用いた意味における）「操作子（opérateur）」あるいはより正確には（S・K・シャウミャン[5]の用いた意味における）「関係子（relateurs）」のような用語を導入しつつ立てるほうが、いっそう興味深いと思われた。これらの関係子はそれ自体が〈集合態〉の包括的システムのなかに捉え込まれている（言語学における「変換領野」の概念とのアナロジー参照）。しかしこうした変換領野を考慮するとしても、何から出発して、何に対してこうした媒介システムは働きかけるのだろうか。私たちは、主体がグループへ、そして〈集合態〉へ連接するにあたっての隠喩的な土台を維持している、シニフィアン的な諸システムを霧散させてしまうという（レヴィ＝ストロースも犯していると思われる）誤りに陥りかねないのではないだろうか。

まさにここで、私たちが久しく以前から強調してきた諸概念に、一定の地位が与えられなくてはならない。すなわち〈集合態〉の構造化は、特権的な領域《ゾーン》、すなわち空白地帯、空胞（vacuole）、反グループ等々を残しておくようにして行われなくてはならない。ハイデガーが明らかにしたような「アレーテイア」機能である（とりわけ比較的最近のある論文で彼が行った、「明け開け«Lichtung»」との関連づけを参照）。存在、思惟が顕れ出るべく到来する、限定されたあの場所。さまざまな幻想《ファンタスム》を収集できるような、特殊な領域《ゾーン》（「〈ここ〉と〈いま〉」……）。それは脱・自的な場所なのだが、その存在論的構造はしかし、私たちの実践を参照しつつ論じられなくてはならない。

幻想において賭けられているもの。すなわち象徴界へ向けて開いていること。無意識のうちに開かれるあの係留（arrimage）、ラカンが言っているような、「対象a」が顕れる一つの「窓」である場所、等々。そうしたものが、〈集合態〉内で構造的に存在する状況の維持が期待できるためには、どのような手法によればよいのか。というのも、もしそうした場所が存在しなければ、経験が私たちにはっきりと示しているように、そこからは個人的、集合的を問わず、あらゆる精神療法にとっての破局が結果するからである。この短い論文では、この根本的問題の多様な帰結を詳述することはできない。さまざまな制度や枠組、認可済みのグループ等々において、否定的な見かけを持つ構造を根強く維持することは極度に難しいという点を指摘するだけにしておこう。ファルスの概念を、より集合的な「変換領野」の概念と連接させるのは実り多い結果をもたらすように思われる。ファルスは要求と欲望を連接させ分節化するものである。それは、それ自身の否定性によって媒介者となる。それは主体を代表し、「対象a」を支える。しかしその何たるかは物象化することがかなわない。それは主体が消えるところにある。それは分裂（Spaltung）の代表者であり、そのことによって、効果的な弁証法化を可能にする、等々。ファルスとは、それによって要求が分節化されるものであり、同時にそれは欲望の徴である。これらの伝統的諸概念はしばしば、組織に関わるあらゆる種類の諸審級において不幸にも変質しているさまざまな問題系のなかで、押し潰されてしまっているのである。

まさに――あまりに簡潔な指摘ではあったが――こうした全てから出発して、私たちはこの論文の対象となるものに取り組むことができる。「ミーティング」と呼ばれるものとは、どのようなものだろうか。グループでの生活のこうした実践の濫用が、時としてあるのではないだろうか。さまざまな型《タイプ》のミーティングの記述に立ち入ろうとは思わない。そうした分類学的努力は有用であり、この「ミーティング」という共通の見出しのもとでとり上げられているのが、互いに全く異なったものではないかといった問題を提起することすらありうる。情報共有のミーティングからはじまって、もちろん精神療法のミーティングを経て、決定のミーティングまで、等々〔さまざまなミーティングがある〕。だが、そのもっとも具体的な本質を捉えるためには、まずはそうした問題は無視して、見たところ抽象的な平面にとどまらなくてはならないと私は考える。

ミーティングの問題が、「決定」のミーティングを想定していることは明らかだ。何によってである様式《スタイル》のミーティングが行われることになるのだろうか。私たちは〈集合態〉の総体との連関を取り出すことができるだろうか。〈集合態〉の総体はそれ自体、程度の差こそあれ可変的な多くの下位集合の基底に横たわっている。そうした下位集合においては一つの共分散状態が独自のトポロジーを導入する。そしてそのトポロジーが、これこれの〈集合態〉を定義するのである。まさにここにおいて、そうした錯綜したさまざまな段階を検討するためには、個別研究《モノグラフ》がたいへん有用であろう。

最近の事例を一つ図式化してみよう。問題となるのは五〇名ほどのスタッフメンバーと一〇〇名程度の患者を抱える〈集合態〉である。そのなかに、〈集合態〉の責任者による分析的精神療法を受けている者が一定数いた。この〈集合態〉の作業セクターの一つにおいて、さまざまな困難や緊張、競合関係等々が生じ、その結果このセクターにおける治療的水準の低下が引き起こされた。とりわけあるセクターで働いていたモニターのXは、同じチームの同僚たちとの関係において問題を抱えていたが、彼の個人分析においてもまたそうであった。すなわち個人分析の停滞や足踏みである。また自分の仕事における、程度の差こそあれ攻撃的な権利要求システムにおける、常同的な行動もみられた。このモニターの妻もまた、同じ精神療法家と分析を行っていた。

αセクターにおける摩擦が非常に激しいものとなったことから、そこで何が起きているのかを多少なりとも明らかにするべく多くのミーティングが行われたが、たいした効果はなかった。その結果として、人事担当者の一人との対立が生ずる。精神療法家は、彼自身この対立に参入することを決め、この人事担当者を支持する決断を下した。伝統的な形式のもとで解雇の脅しがかけられた。すなわち意図的な危機の誘発である。Xの妻は、件《くだん》の精神療法家と対面での面接を行い、具体的な説明がなされた。その後でX自身が精神療法家との面接を行った。対面での説明がなされたが、そのなかで、分析の素材に基づく一つの解釈システムがこの機会に述べられた。これは、その二日前に生じた切断（解雇の脅かし）によってはじめて可能になったのである。こうした（直前の出来事ではなく、分析的素材を中心とした）言葉による解釈と結びついた形で、Xは人員の全体（αセクターを構成する患者とモニター）を集めたミーティングを開催することを任される。そのミーティングの目的は、αβγ等といったさまざまなセクターで成立しつつあった新たな連係に参与するということであった。Xに対してなされた諸々の介入は、αβγ等のセクターの再編が生じているということを私たちが知っていたからこそできたのである。これらさまざまなセクターのミーティングは、その翌日に行われ、Xはそこに能動的に参加した。それまでXがいつも飛び込んでいた排除システムは統御されたように思われた。精神療法がより精細な水準で再開された。一歩を踏み出した感があった。αβγ等のセクターのミーティングのスタイルそのものが、この「小事件（incident）」によって強い影響を受けた。Xの妻は、Xとの間に最初の諍いを引き起こした責任者に対する転移システムを、多少なりとも抑圧していたのだが、この転移システムを自覚するようになった。分析はこうしたさまざまなグループ現象から多くの利益を得ているように思われた。二人の責任者（Xおよび彼の妻の精神療法家と、もう一人の責任者）が会って話すということが、緊急を要するように見えた。それは、Xや彼の妻、あるいはセクターのミーティングについて話すためというよりも、〈集合態〉のなかに保たれている一つの構造に従うという条件さえ満たしていれば、話題は何であっても構わなかった。〔この構造とは〕すなわち空胞的な場所（lieu vacuolaire）、特殊なアレーテイアのシステムである。それはこの場所の、表面的には理論的に見えるような問題化なのだ。〔そこには〕観点の不調和〔があるのだろうか〕？〔それらはむしろ〕存在論的な問題系である。そのとき明らかになったのは、「心理社会的複合《コンプレックス》」と仮に呼んでいたあの概念を、いっそう掘り下げて考えることが喫緊の課題であるということであった。この点に関する合意が、いわゆる制度精神療法を最も基礎的な水準で実地に行うにあたっての、最重要の条件の一つであるということが明らかになっている。

この例は、あまりに干涸らびてしまっていて、何が起きたかを完全に説明することはできない。〔そうした説明のためには〕この、数あるなかの一つとして選ばれたこのエピソードにおいて作用しているあらゆる曲折を、この場で詳説できるということが必要だろう。まさにそこにおいて、言語学的意味における文脈の概念が、その全き実践的価値を帯びるようになるのである。

この種の関係論的樹状構造を中心に行われたミーティングのスタイルはさまざまであった。あるミーティングはたいへん分析的であったが、他のものは古典的な媒介要素を備えた組織論的なミーティング（アトリエ、責任、〈クラブ〉の経済的観点等々）であった。摩擦から直接誘発されたミーティングもあれば、〈集合態〉の総体と連係した基体、場所としてのみ現れてきたミーティングもあった。あるミーティングはまったく例外的なものであったが、別のものは遙かに上位の慣性係数を持つ、儀式化システムのうちにおさまるミーティングであった。

これに関してまさに言わなくてはならないのは次の点である。すなわちこの関係論的な織物において賭けられているのは、それぞれの主体に関わるものなのだが、しかしそれぞれの主体は、主体として尊重される時に、ということはつまりあらゆる戦略的ないしは誇示的な顧慮の外にある時に、はじめて真に関わってくるのだ、ということだ。主体は自身の脱・自的な世界のうちにあるのだが、それは一種の指導されたユーモアの関係（relation humoristique dirigée）によって、構造の総体とのあいだの自我的な干渉を分節化するためである。確かにこのシステムが実現しうるのは、そうした主体の問題系が立てられるような場所、一種のトポロジー的表面が存在するときだけである。そこでは〈集合態〉の「責任者たち」が、決定したり詳細な情報を得たりするためではなく、シニフィアン的な方程式を入念に作り上げるために、分析的な態度のうちに身を置くのである。まさにこうした象徴的モデルから出発して、同型性《イソモルフィスム》の諸法則が問題となってくる。それは言語において明らかな、シニフィアンとシニフィエの間の同型性（ヤコブソン参照）(6)に少し似ている。まさにこうした観点から、〈集合態〉における転移分析の諸問題は検討されうるのである。

だがこうした困難な道にいくつかの標柱を立てることを引き続き試みよう。ミーティングは、十字路のようなものとして現れてくる。それはかならずしも意味作用《シニフィカシオン》の領野ではないが、それ以上に一つの意味論的な装置を構成する部品なのである。それはしばしば「ブラック・ボックス」（シャウミャン参照）のようなものとなっている。それらの機能法則は、それらを包摂する諸ネットワークから演繹されるのである。ミーティングは、鍵盤楽器の奏でる音のようなものである。あるいは多くの階梯《レジスター》を持ったテクストの統辞的単位のようなものである。そのテクストは、任意の〈集合態〉の固有の表面として定義されるような場所のうちで作り出されるのだ。私たち自身が、この巨大な「抽象機械」の材料として捉え込まれていることは明らかである。しかしサイバネティック的な記法だけでは、この特殊なトポロジーの空間において演ぜられる諸現象を表現するには十分ではない。問題なのはむしろ、絶え間のない、自然に作り出される一種の詩編なのであって、それは新しい規則に従って読み解かれなくてはならないのだ。換喩的移動を辿るということが可能なのであって、そのとき意味はしばしば思ってもみなかった瞬間にはじめて現れてくる。ここでもまた、私たちはさまざまな言語学的な概念を適用することができる。たとえば「表面的な不透明性、有縁性の喪失および価値の再付与」、これはイヴァン・フォナギー[7]の論文の節題だが、これは精神療法やさまざまなミーティング、グループの組織化等々のシステムにおいて普通に見られる現象を表現するものに十分なり得ている。同様に「語彙的および文法的隠喩」の研究は、制度環境ないし文脈の諸現象を辿ってゆくために有用な手法を与えてくれる。「スタイルのメッセージ」は確実に、私たちがその中で生きているような集団においてもっともしばしば現れてくるものなのである。またヤコブソンが語っているような、意味の階層がある。……「一方〔の意味〕は第一次的、中心的、固有的で文脈から独立している。他方〔の意味〕は、二次的、周縁的、比喩的、借用的で文脈と結びついている……隠喩（または換喩）は、類似（または隣接性）によって第一次的なシニフィエに結びつけられた二次的シニフィエに、一つのシニフィアンを割り当てるということである……」等々。

　私たちはまた、異化効果《ディシミラシオン》ないし同化効果《アシミラシオン》に類似したさまざまな効果を挙げることもできるだろう。またそうして言語のような閉鎖システムである、〈集合態〉についてわれわれが得ることのできる解明のなかで、ウォーフが「言語の代数的性質」と呼んだものを考慮することもできるだろう。またヤコブソンが、パース[8]によるアイコン（イメージないしダイアグラム）、インデクス、シンボルの区別を注釈するにあたり、「言語的シンボルのシステムの明白にダイアグラム的な構成要素は、あまねく互いに重なりあっていることがわかる」と述べた際に示した考え方もそうである。

これは、さまざまな言語学の学派がわれわれに提供してくれる、論理計算的な素材への糸口にすぎない。しかし私たちは、私たちの話題そのものを、必要な近道を通って位置づけたいと思う。すなわち私たちが関心を持っているのは、主体の足跡を追うということなのである。さて主体はその内在性においては現れてこない。われわれはその位置を標定することしかできないのだ。そしてこの位置標定は、欲望のシステムとして現れてくるものである。「そうしたダイアグラム的な構成要素」と欲望の間には、何らかの符合がありはしないだろうか。欲望は、ラカンがしばしば強調しているように、反復的な要求の形式そのものを条件づけているのだから。その代表者を、あの「自分自身を意味するシニフィアン」を、ファルスを、集合態的な力学のなかでどのように分節化すればよいのだろうか。アトリエやミーティング等のあらゆる制度は、何の役に立っているのか。必要な日常性による常同的な緩衝作用がそこにはないだろうか。それは、一定程度の意味的な冗長性を保っておく必要があるような、儀式化ではないだろうか。しかし主体にとって、そこで「治療（traitement）」中の主体にとって、そうした操作的な領野において（この水準では、「患者」と「スタッフ」の区別は無益である）彼を徴づけ、変化させるのは何だろうか。そうした解釈的現象、分析的な意味での、つまり実存的な方程式における無意味の現出を伴うような解釈的現象は、ラカンの所謂「切断」の現象と厳密に結びついている。ミーティングはこうした切断を機能させるために役立っているのだろうか。こうした切断の問題系は、ミーティングの問題を大きく越え出るものであることは明らかである。ただ、ミーティングはこうした方向で考えられなくてはならない。そしてそれは、私たちが言及していたあの象徴的な空間、時折光と影の戯れが訪《と》うアレーテイアの閉鎖空間との関わりで、私たち自身が容易に自らを位置づけることができるようになったときに、はじめて可能になるのである。まさにこの空間から、私たちはやってくる人を詳しく見ることができる。すなわちその人が備えている想像的な厚みにおいて隈無く見ることができるのであって、それによって私たちは無意識的に、彼を制度的な媒介システムのなかで、よりうまく「指導する（diriger）」ことができるようになる。〔上述の〕Xは、難しい精神病質のパーソナリティであるにも関わらず、彼の分析の階段を一段昇ることができたのだが、それは日常の単調さをある種打ち破る、不意の出会いによるものだった。それは切断における、あるローカルな法の侵入であり、そうした切断のもたらす無意味の効果によって、より真正な言葉への到達と、より組織らしい外見をそなえたミーティングへの参加が可能になったのだった。しかしこれは、たいへん特殊な事例にすぎない。集合性の総体における、剥奪的、欲求不満的《フラストレーション》、去勢的な現象を辿って[9]いくのがよいだろう。ミーティングはそこでしばしば、ある種病理的行動を明るみに引き出すものとなっている。だがどのようにしてそれをコントロールすればよいのか。

別な言い方をすれば、ミーティングが何か制度精神療法の領野において道具的な価値を持つものであるためには、何が必要なのか。ミーティングがしっかりと根を張ったシステムであるために必要な概念的土台とはどのようなものか。ミシェル・フーコーが語っていたような認識論的三面角[10]への参照があるのだろうか。それは規範、規則、法の領域に属するのだろうか。

私たちはむしろ、私たちの制度精神療法の作業の領野において私たちに関わってくるものに、いっそう固有の核を見いだす必要があるのではないだろうか。ミーティングの概念的問題は、なによりもまずあの空胞的空間、窓、限界、枠、空虚、ある種の大文字の〈他者〉の場所、等々の解明であるべきではないだろうか。実際、まさにそこに問題があるように思われる。それはある制度的因果性の場所である。そこにおいてこそ、実践《プラクシス》は、まったく特殊な〈無〉（un Rien）から練り上げられるのだ。

それは二つの表面の重ね合わせである。そのうち一方は大文字の〈他者〉と似た表面であり、ローカルなシニフィアンの場所、言語のような閉鎖システムである。もう一方は、私たちがすでに別のところで、〈集合態〉の土台と呼んだものであり、一種の超限集合のシステムなのであって、それは自身の分節化を、キルケゴール的な歴史＝世界的なもののうちにではなく、世界の歴史的運命性（une historialité mondiale）のうちに見いだすことになる。まさにこの、無からの（*ex nihilo*）実践《プラクシス》のトポロジー的な場所によって、参加者の理論的＝実践的合意が〈集合態〉にとっての分析的効力を獲得し、多種多様な組織を条件づけるようになる。ミーティングはその一要素にすぎないのである。ミーティングの問題の概念的次元があるとするならば、それはまさにそこにこそ見いだされる。一見したところ、この空間は純粋ではないようにみえるかもしれない。すなわち、同時代の歴史の諸問題を、言語が創出する沈黙の場所と混ぜ合わせているようにみえるかもしれない。しかしながらそれこそが、〈集合態〉の分析のプラットフォームとなるべきものであるように、私たちには思われるのだ。実際、各個人を構造化している、複合《コンプレックス》的システムが存在する。私たちは「心理社会的」という用語を使うことを躊躇《ためら》っているのだが、それはこうした言葉の組み合わせがたいへん人工的に思われるからである。それはたいした意味をもちはしないのだ。はるかにいっそう重要なのは、無意識において賭けられているものである。そうした次元は、言語のうちに捉え直されることによって、文明の諸現象と、すなわち一種のより一般的な言語と連接する。そうした言語は、ローカルな言語のねじれのシステムを変化させ、その意味論的な均衡を手直しし、無意識的な表象（表象〔代理〕……« Vorstellung … »）を拵えることで、そのローカルな言語を練り上げ、掘り崩し、改めて条件づけるのである。この点が〈集合態〉の責任者らによって考慮される必要がある。そうでなければ、彼らは部分的で不完全な、虫食いの、排除（forclusion）によって穴を穿たれた操作に陥ってしまう（近似的に社会的排除という言い方をしてもいいだろう。それは解釈システムを歪め、精神病の無意識的な土台をとらえそこねてしまうのである）。このことが、あらゆる精神療法的操作の基礎——私たちが皮肉を込めて、鍋底の問題系（problématique des fonds de casserole）と呼んでいたもの——であること、ただしそれは操作そのものではないということは明らかだ。しかし〔また〕そうした基礎を無視することによってある一部の——とはいえ数多い——精神病の変種が、近づきがたい、治療不可能なものと解釈されてきたということも明らかである。従ってまさにこの点で、参加する者のイデオロギーはもはや棚上げすることはできない。唯一可能なエポケーは、統合失調症様の手法によりいっそう近づいていく。それは知恵ある無知の根本的な分裂（Spaltung）のうちにとどまるということ（maintien）なのである。

※本論文は『制度精神療法（*Revue de psychothérapie institutionnelle*）』の第五号に発表された。この号はその全体が国際会議「サイコドラマ、グループおよびグループ精神療法の力動」（於バルセロナ、一九六六年八月および九月）の枠内でF・トスケイェスが主催した円卓会議の報告に充てられている。
「心理学者、教育者や看護師による精神療法のセッションへの介入。行政、さまざまな処置技法等との関係における制度精神療法の諸問題」といったテーマをめぐるテクストや討議が収められている。

【訳註】

(1) 甲殻類（特にオマール海老）と骨付き肉《コトレット》は、いずれもダリによる妻ガラの肖像画の中に現れるモチーフ。ここでウリはそれらのあいだに、〈集合態〉を外から支える（外骨格的な）事務機構と、中から支える（内骨格的な）「建築術的構成」の対立を重ねて見ている。

(2) Vorstellungsrepräsentanz はフロイトの用語で、「表象代理」「表象代表」と訳される。身体的なものである「欲動」が心的なもののなかに送りこむ代表を指す。

(3) フロイトが「事物表象（Sachvorstellung）」との対立において導入した用語。「言語表象」と「事物表象」との結合が前意識―意識系の特徴であるのに対して、無意識系は「事物表象」しか含まないと考えられた。

(4) 第4章訳註（5）参照。

(5) Sebastian Konstantinovič Šaumjan（1916-2007）は旧ソ連出身の言語学者。のちにアメリカに渡りイェール大学で研究を続けた。構造主義言語学の研究から出発し、チョムスキーとは異なった観点から言語における生成を考え「適用モデル」を提案した。「関係子」をめぐる議論は一九六五年の『構造言語学』で展開された。

(6) Roman Osipovich Jakobson（1896-1982）は旧ソ連出身の言語学者。プラハ学派の一員として活躍して後、アメリカに移住し、一般言語学、詩学の分野で優れた業績をあげた。構造主義的な方法を推進し、レヴィ＝ストロースやラカンに影響を与えた。

(7) Iván Fónagy（1920-2005）はハンガリーの文献学者、言語学者、精神分析家、音韻学者。

(8) Charles Sanders Peirce（1839-1914）はアメリカの哲学者・論理学者。

(9) ラカンは一九五六―五七年のセミネール『対象関係』（小出浩之、鈴木國文、菅原誠一訳、岩波書店、二〇〇六年）において、前エディプス期からエディプス期にかけて主体が直面する「対象欠如（manque d'objet）」に、「剥奪（privation）」「欲求不満（frustration）」「去勢（castration）」の三種を区別した。さらに彼はこの議論を踏まえつつ、翌年のセミネール『無意識の形成物』（佐々木孝次、原和之、川崎惣一訳、岩波書店、二〇〇五年）において、「欲求（besoin）」「要求（demande）」「欲望（désir）」を区別する議論を展開している。ウリはとりわけこの「要求」と「欲望」の区別を彼の議論の中軸に据えている。

(10) 「三面角（trièdre）」は、一九六六年のミシェル・フーコー『言葉と物――人文科学の考古学』（渡辺一民、佐々木明訳、新潮社、一九七四年）の第一〇章に由来する表現。フーコーはそこで、人文科学（sciences humaines）が位置づけられる空間は、三つの次元を持った立体的な空間として思い描かれる必要があると論じた。

第11章　制度精神療法のいくつかの理論的問題

月明かりもない夜、他の船にとって何よりも危険なのは、明かりをともすということだ。
それは闇よりも私たちを欺くのである。

キルケゴール『あれか、これか』

制度精神療法の「理論」を数ページで説明しようとするということ、それは困難な野望である。しかしこの主題は非常に面白い。面白すぎるほどだ。この「制度精神療法」という用語は、これを最初に使うようになった人々にとっては明確な意味をもっているのだが、しかしそれ自体でたいへん明瞭であるというわけではない。したがって、これについて一つの理論を練り上げようとしてみることは有益だろう。そうしてみることで誰であれ、その理論との関わりで自分の方向が分かったり、あるいは分からなくなったりするということがおきる。こうしておそらくは別の練り上げが生み出されることになるだろう。ここで私の申し上げることは、網羅的とはほど遠く、〈集合態〉のうちでの、〈集合態〉による精神療法の提起するほとんど普遍的な諸問題への一つのアプローチにすぎない。しかしこの最後の一文《フレーズ》とそれを構成する用語のうちに、すでに一つの選択肢が含まれており、いまやこれを明らかにする必要がある。

誰かが精神医療センターにやってくる。彼がやってきたのは、よくある言い方で言えば、そこで治療をしてもらうためである。彼が自分で来たのか、誰かが彼を連れてきたのかはあまり重要ではない。とにかく彼はそこにいる。彼は滞在して、さまざまな「処置（traitements）」を受けることになるだろう。ア・プリオリに解説を求めるようなものは、そこにはなにもない。治療をしているところへ行って、治療を受けるということ、これ以上に自然なことがあるだろうか。しかしこうした単純さは、見せかけにすぎないのではないか。こうした一個人と、私たちがこのあと〈集合態〉と呼ぶことになるものとの接触を、現象学的に記述することによって次のことが垣間見える。すなわちそこで演じられることになるものは、さまざまな背景、舞台裏、多種多様な意図、巧みな疎外につながっているのである。個人というのはなにか完全なもの、充溢したものではないし、〈集合態〉もそうではない。場合によっては、彼はそこにいることなくして〔＝何もわからないまま〕そこにいることもある。彼が入所に先だって起きた諸々の出来事にずっと捉えられたままである、あるいは彼の一部が、彼自身まだ知らない場所にいる、といった場合である。彼が迎え入れられるようにするものは、彼自身とは別の次元に属しているのだが、しかしそれは彼のパーソナリティとある種の共鳴関係にあるはずのものである。迎え入れ（l'accueil）、迎え入れるもの（ce qui accueille）は、複合的な機能であり、その機能は〈集合態〉への可能な備給が目覚める地点を、まだ遠くからではあるがかすめているのでなくてはならない。〈集合態〉は、ある個人に固有の歴史における、その個人の人格的な諸備給を問題化する。このプロセスは、それが成功するにせよ失敗するにせよ、つねに存在している。つまりこの迎え入れの機能は、〈集合態〉のある一つの形式に依拠している。あるいはむしろ迎え入れの形式は、

〈集合態〉の深層構造の、一種の投影像なのである。

個人と〈集合態〉のあいだのこうした出会いは、二つの外部性の出会いといった単純な言い方で提示することはできない。そもそもあらゆる出会いがそうなのだ。やってくる個人は病人であり、彼は単に治療の要求であるような一つの明確に規定されたベクトルに従って進んでゆく、と言えるとすれば魅力的であろう。たしかに意識的には、それはしばしばそのように経験されるし、それはまた〈集合態〉の社会的存在理由を正当化してくれる（治療組織、慈善組織、教育組織、等々）。これは確かに必要な「理由」なのだが、しかしもしそこでとどまってしまうなら、それは社会的な偽善、解明の拒否でしかない。個人あるいは家族は、おそらく治療を要求する（demandent）だろうが、しかし彼らが「要請する（exigent）」のはまったく別のことだ。同様に〈集合態〉も、こういってよければ治療をあたえるのだが、しかし社会的存在理由の文字面にとらわれてしまうべきではない。さもなくば、問題になっている具体的な領野の外に、すっかり出てしまうということになるだろう。

単に医師であり、病院に定期的に来ているということだけをもって、医業を営んでいると思うのは――皆がそう思わせようとしているのだが――誤っている。この狂気とその諸制度の領域において、しっかりした備えのある意図を持つだけでは十分ではないということ、そして我々が少々大袈裟に「治療的ベクトル」と呼んでいるものは、必ずしもそこを通ってやってくるわけではないということに気づくのは難しいのだ。これらの制度の住人たちは、階層化されたパニックの状態によってさほど支配されていないときには、そのことがよく分かっている。主体を「〔正気に〕引き戻す（ramène）」意味効果は、しばしば間接的な道を通ってやってくる。すべての技法、知恵は、ひたすらそうした効果を押さえつけず、記述不可能なその通り道をつぶしてしまわないという点に存するのである。

こうしたささやかな考察が目指すのはただ、二、三の慎重さが要求される点を確かめておくということである。これらの考察からはおそらく、病院での（あるいは他のあらゆる施設での）仕事への技法的なアプローチにおける、ある一定の方法論がでてくるだろう。しかしながら私たちにとってより重要であると思われるのは、私たちが操作する材料を規定するということだ。それは精神（esprit）だといえるだろうか。この語がさまざまな形而上学的・政治的な文脈に絡め取られていなかったなら、喜んでこれを採るところなのだが、そうもゆかない。より現代的に――現代的であろうとするということは、つまらないことではない――私たちは本質的に、幻想《ファンタスム》の水準で作業をしているのだと言っておこう。幻想《ファンタスム》、それは実際、現実界にもっとも近いものである。

幸いなことに、それは手で触れてみることができるものではない。フロイトが私たちに、私たちの仕事のそうした概念的アプローチが当を得たものであることを保証してくれている。

そうした保証があるのはよいことなのだが、しかしそれは、そのほうが安心だからということではなく、それが私たちの現前に骨組みを与えてくれるからである。私たちはまた、こう言ってもよいだろう、重要なのは、現前を技法的に正当化することなのだ、と。この現前は単に私たちの現前だけではなく、患者の、そして制度の現前でもある。それは自明ではない。病院はしばしば、精神療法的に開かれた場所である以上に隔離の場所であり、監禁施設なのだ。現前はしばしば、たくさんの先入観によって覆われている。そうした先入観は、学位からはじまって、病院看護師の逞《たくま》しい体つきまでさまざまだ。通常の階層関係のいやらしい集合体《アセンブラージュ》を通してこうしたすべてを見てとることは容易ではない。実効的な現前とはすなわち、象徴的な係留（arrimage symbolique）ということだ。重要なのは象徴界の代表者（le représentant）となることよりも、自分がいる場所にいるということなのである。まさにこの意味において、象徴界へ向けて開かれた窓であり、主体と主体の欲望の対象が連接する舞台であろう幻想《ファンタスム》は、そこでわれわれが行うであろうあらゆることの基底にあるプラットフォームとして現れてくるのである。こう言ったからといって、〈集合態〉を機能させるために設定されているものの、社会経済的な次元が排除されるわけではない。むしろその反対である。続いて分節化されることになるものは根本的に、ある一定の実践《プラクシス》に依拠している。すなわち生産の実践《プラクシス》である。というのも精神医学的制度は——他の制度でもそうなのだが——それらの法則を免れるものではないからだ。そうした生産と消費の諸関係の建築術的構成に従って、私たちは幻想《ファンタスム》的システムという現実界的な素材の水準で働きかけることが可能か否かを、あらかじめ判断することができる。たとえばモニターの時間割（三交代制廃止の可否、責任者一覧表など）を変更することや、役割や身分、職能に働きかけること、ある一定の階層関係に働きかけること、建築や修繕、事務構造や経済構造の管理運営などについて議論することが可能かどうかという点は、どうでもよいことではない。そうした絶え間のない作業が、私たちが制度精神療法と呼ぶものの一般的なプログラムのなかに書き込まれていないとするならば、そのような制度精神療法は無意味なものにすぎないように思われる。そしてそうした無意味はしばしば危険なものなのだ。実際、医師は現前していなくてはならない。たとえ彼が完全な分析を受けているとしても、もしそうした諸構造のなかに意識的に参加《アンガジェ》していないとするならば、彼が企てる治療は人を欺くような治療となってしまう恐れがあるのである。

私たちが〈集合態〉と名付けているのは、たいへん特殊な法則に従う集合《アンサンブル》である。それらの法は通常の意味での心理社会学的な法則ではない。〈集合態〉は、そこに滞在する人々のさまざまな意図とは比較的独立した慣性〔＝惰性〕を示すのである。われわれはこれをしばしば、超限集合になぞらえた。すなわちそれはあるローカルな領域であって、それはある一定の仕方でそこで生じるさまざまな出来事を多重決定しているのだが、しかし同時にその組成のうちに、同時代のさまざまな歴史的ベクトル（国家のさまざまな問題、世界規模の出来事の反響、等々）を組み込んでいるのである。こうした集合は、内的な出来事に圧力をかけ、その圧力は社会的疎外の一形式となっている。従って、そうした疎外からいくらかでも身を引き剥がすことができるためには、この種の「機械」を操作できるようになっておくことが必要なのである。

明らかにスタッフも患者もそうした力に従わされており、病理学的なレベルでも規範的なレベル（役割、身分規定、職能など）でも、症候的所見はこの疎外的な力に左右されている。これこそが私たちが、ビルンバウム(1)の用語を流用して、〈集合態〉の病理形成的効果(2)と呼ぶようになったものなのだ。

こうした条件のもとでは、次のようなことが出てくる。すなわち分析家がこうした〈集合態〉の人々を分析するだけで、〈集合態〉と連係しないとするならば、彼は精神分析の全く相対的な純粋性のうちで足踏みすることになりかねないのだ。

〈集合態〉は一つの機械であり、私たちはその戦略《ストラテジー》を研究しなくてはならない。そこに由来する多重決定は、時として身体に根を張って、根本的幻想《ファンタスム》の内奥にまで入り込む。その戦略をこうして考慮することがなければ、「純粋分析」はその効力という点では、戦争に反対しようとする祈りと似通ったものになってゆく。私がこれを通して言いたいのは、祈りが無益であるといったことではないが、ある場合においては、ずっと以前にクラウゼヴィッツが唱えた諸法則を、そこではっきりと示すことが適切である。残念ながら、精神医学や教育などの専門家はこうした問題に直接取り組むのに十分な装備を持っていない。彼らが受けてきた教育は、しばしば並外れた防衛システムを発展させてきた。その防衛システムが彼らを国家によって認められたさまざまな職能のうちで身動きが取れなくしてしまい、そうして彼らを〈集合態〉の堅い外皮のうちに投げ込んでいるのだが、しかし彼ら自身はそうとは思ってもみないのである。彼らこそがしばしば、そうした疎外現象にもっとも鈍感なのであり、それは彼らがそこに参加し、その手先となっているがゆえに、なおさらそうなのだ。たとえば彼らの「中立性」[3]はどうなっているのだろうか。ただ、疎外から抜け出す手段はいろいろあるはずではないだろうか。実際〈集合態〉はまた、記号の総体としても現れてくる。それは語る者（parlant）なのだ。私が言いたいのは、パラノイアのような見方におちいって、あらゆるものが語ると言うべきだ、といったことではない。そうではなく、そこで暮らしている人々の集団がある、という事実から、そこには何か言語の領域に属するものが生ずる、ということである。まさにその意味において、私たちは〈集合態〉における言語のような閉鎖システム、シニフィアン的システムの存在に言及したことがあった。ただ、それを解読するためには、ある一定の条件が必要になる。ほとんど内在的なこの種の言語は、読んで記述することができる。この点はあとでまた論ずることになるだろう。言語とは、私たちが超限集合と呼んでいたものが、それを介してグループや個人と連接するようなものである。ただそれにアクセスできるようになるためには、さまざまな防衛的な障壁、私たちが思うに、個人と無意識の間に立ちはだかっているものと同じ障壁を乗り越える必要があるのだ。主体は、程度の差こそあれ社会化された防衛システムを取り除かれてはじめて、それに対する十全な感受性を持つようになるのである。そうして主体は、とりわけ不愉快なあの領域にアクセスできるようになる。この領域は不安を超えた、分裂（Spaltung）とつながっている。私がこの点を特に強調するのは、こうした見透し傾聴することが問題となる地点が、精神病者の話を聞くために到達するのが必要な地点と同じであるということを指摘するためである。

実際私たちが確認したところでは、〈集合態〉のシニフィアン的集合は、そこにいる諸主体のそれぞれと連接しており、まさにこの連接において私たちは病理形成的効果を検知することができる。精神療法はなによりまず、シニフィアンへの主体の連接を検討しなくてはならないのである。もちろん主体の無意識と、〈集合態〉のシニフィアンとの間のさまざまな関係という問題はどうしても出てくる。そこに同一性があると言うのは問題外だが、しかしそこには相互作用とある種の構造的アナロジーがあると私たちは考えている。不当と思われるかも知れないこの種の主張を、より明確なものにするためには、大文字の〈他者〉といったラカンの概念を用いることが有用だと思われる。

主体は大文字の〈他者〉のうちでこの世界へと到来するわけだが、それと同様に、我々は主体が、〈集合態〉の大文字の〈他者〉のようなものであるシニフィアン的空間のうちに自らを位置づけることによって、〈集合態〉のなかへと入ってゆくと言うことができる。それぞれの制度には独自の構造があり、独自の歴史がある。私たちはしばしば、反復の領域に属するようなさまざまな現れに立ち会うことになる。ある非常に特殊な通時性が存在して、それが制度の歴史的運命と私たちが呼んできたものを条件づけているのである。各個人が、こうした象徴的連鎖のなかで行き惑っていようとそうでなかろうと、さまざまな出来事が溝を刻んだ一つのシステムに直面することになり、そうしてほとんど整形術的な象徴的通路へと、知らないうちにあらためて接続されることになる。それがまさに、妄想的な誤った再認から再会や共感への不安にいたる、さまざまな現象のうちで現れてきているものなのだ。またそれこそが、特定の〈集合態〉の実存様式と呼ばれているものをも条件づけているのである。

私たちはたとえば、ある一定の場所で通用している語や、一部の場所（アトリエ、情景、グループ形成のさまざまなあり方、等々）の意味的な含蓄を分析することもできるだろう。ローカルなシニフィアンが、さまざまな個人の幻想《ファンタスム》の方程式に影響を与えることができるかどうか、という問題が出てくる。ア・プリオリには、その個人はそのようなアクセスに対して準備ができているときにはじめて影響されるのだと答えたいところかもしれない。別の言い方で言えば、自分を取り巻くものにアクセスできてはじめて、影響されるのだ、ということだ。このことはあらかじめしっかりと分析された神経症の諸個人については正しいように見えるかもしれないが、それは比較的稀である。私たちの見るところでは、人生にしっかりと腰を落ち着けた正常な主体は、ローカルなシニフィアンの意味の諸効果にたいして、他の主体よりも鈍感である。これに対して、統合失調症者は、ひどく自閉的な臨床像を示す場合であっても、たいへん鋭敏に、構造のさまざまな変化に反応する。そこには暗示（suggestion）ではなく、解離（dissociation）の特性があるのだ。こうした明白な日常的事実を前にして、私たちはそこに、何か分節化を要するものがあると考えたのである。

手始めに大まかなところで言えば、そうしたシニフィアンは――とはいえこの問題は一般化可能であり、私たちがふつう社会の個人に対する作用と呼んでいるものの個別的な事例であるように思われるのだが――ラカンの所謂「要求」(4)を変化させるように思われた。

しかし私たちは要求ということで何を理解しているだろうか。この分析の基礎概念は概念であって、要求が見えたり捕まえられたりするものであると信じる滑稽さに陥ってはならない。現象学的には、私たちが関わるのは幻想《ファンタスム》のみであるのだが、この幻想《ファンタスム》、すなわち主体とその欲望の対象の連接は、一つの欲動システムの機能であり、要求はそうしたシステムの本質的な因子なのである。この欲望の水準では、要求は主体をその無意識において類型化する。要求は、何かの要求なのではなく――そう信じるということは、神経症者の最も一般的な罠である――無の要求である。分析はこの水準で効力を持つのである。そうした要求の様式が変更されたということ、これは幻想《ファンタスム》の布置の変更およびその派生物（アクティング・アウト、症状、〈他者〉のシニフィアンへのアクセス……）のうちではっきりと現れる。

実際分析は、それがうまく行われれば、転移的関係のうちで、この欲動的な水準で作用することができる。しかしこれは分析の絶対的な特権というわけではない。転移は分析技法の枠組を遙かに超えて広がっている。ただしまさに分析によって、その機能は明らかになったのである。

〈集合態〉において、転移は多種多様である。さまざまな転移的備給の、一種の地図作成術といったものが存在する。その総体が、個人やグループによってさまざまに変化する防衛システムを通して、要求の水準に介入するのだ。これは私たちが病理形成的効果および疎外的圧力と呼んでいるものの一部をなしている。別な言い方をすれば、〈集合態〉の構造と、諸要求の、ということはつまり諸欲動の様式《スタイル》の間には、一つの弁証法が存在するのである。たとえば、伝統的な階層システムにおいては、口唇的および肛門的な要求（ラカンの説明によれば、〈他者〉への要求と〈他者〉の要求）[5]が特権化されているように思われる。この依存のシステムのピラミッドは、眼差しや声といった、根本的な部分対象が入り込むさまざまな布置を抑えつけている。そうした対象の重要性は、精神病については強調するまでもない。その結果として成立するのが、一つの限定的弁証法であって、それはシニフィアンの代謝活動を歪め、幻想《ファンタスム》の諸システムを横滑りさせて、諸々の退行的ステレオタイプ（サド＝マゾヒズム、露出、等々）にしてしまう。私たちがしばしば言っているのは、欲望は脱・存するものであるということ、すなわち弁証法化不可能なものだということである。しかし要求が〈集合態〉において弁証法化されるそのやり方が、欲望の開花する領域を条件づけることになるだろう。つまりこの弁証法は、主体とそのシニフィアンへの連接の、さまざまな顕現の様式に働きかけるのである。

従って重要なのは、制度がそこにいる人々を「治療する（soigner）」ことを可能にするための最小条件について、いくらか詳しく検討するということである。欲望が押しつぶされてしまわないということ、このことが必要であるように思われる。私たちはしばしばそこに大規模な疎外システムを認めるのだが、それは見かけは双数的に見える関係のセリー状連鎖を備えている。この双数的な関係は、誇示や競合、攻撃性、鏡像的な型《タイプ》のほとんどパラノイア的な症状転嫁[6]を基盤としてステレオタイプ化している。そうした双数的関係の連鎖はつねに、単調でことなった施設間でも交換可能であるような諸々の布置へと行き着くこととなる。それは行き詰まったさまざまなやり方を、サルトルの概念を少し変更して用いるとすれば、一種の「実践的惰性態」へと展開するのである。

構造論的には、私たちは——そしてこれが制度精神療法の本質なのだが——少々ぎこちなくはあるが正当な仕方で「媒介」と呼ばれているものを導入しなくてはならない。こうした媒介は二元的な関係を、想像的な鏡像性とは別の何かへ向けて開く（治療的《セラピー》〈クラブ〉や出会いの調整、交流（＝交換）等の整備の技法が重要になる）。ただしそうした別の何かとは、その鏡像性によって隠されつつも、まさにその鏡像性を支えているものだ。すなわち象徴的次元である。

こう言ってもよいだろう。問題なのは、サルトルが「規制者的第三者」を導入しつつ、「過程《プロセス》」と呼んでいるものに近い考え方である。[7] この「規制者的第三者」によって、「脱全体化された全体」の機能的水準を回復することができるようになる。しかしながら、私たちはこの種の三角測量(triangulation)を、別のやり方で明確化したいと思う。問題なのは、性急に、私たちがそうした技法によって引き起しているのは〔父・母・子の三項関係に問題を帰着させようとする〕エディプス化なのだ、と言うことではない。そうしたものが存在するとしても、それは特殊な、特権的な場合にすぎない。こうした三角測量を行うということは——それは伝統的な階層システムのうちでは押しつぶされてしまうのだが——私たちがラカンの理論構築から借用している三つの領域を活用するということである。すなわち象徴界、想像界、現実界である。

制度を現象学的に俯瞰するだけで、私たちはそれら三つの領域を、構造のうち、相互関係のうちに位置づけ、具象化することができる。ここでもまた、明らかに、私たちがそれを直接見てとれるわけではないのだが、しかしある主体的な効果を通じて私たちはそれを把握することができるのである。そうした効果は、日常的な実存の横糸をなしており、このような仕事の場で暮らしているいかなる人物の摩擦や反応、備給、感情をも変動させている。私たちはここでもまたラカンの指示に従って、それらを〈剥奪〉(Privation)、〈欲求不満〉(Frustration)、〈去勢〉(Castration)という三つの項目のもとで整理している。

たとえば、スタッフの仕事に輪番制を含んでいるような労働様式を導入することが構造論的・経済的に可能であるとすれば、われわれは必然的に去勢の問題系を誘発することになる。他方では、制度精神療法における一般的な規則があるのだが、これは私たちが「小王国(petits royaumes)」と呼んできたものと、絶えず闘わなくてはならない、という規則である。この「小王国」とは、隔離された場所であり、そこでは外部から隔絶した状況下で集団ヒステリーの源泉となるような病理生成的なシステムが醸成される。こうした自閉し施設の他の部分から切り離された領域を弁証法化するために、さまざまな手段が設定されているのである。

　こうした一種のローカルなゲル化との恒常的な闘争はしばしば、諸々の緊張や摩擦を引き起こすのだが、当事者がこうした緊張や摩擦を持ちこたえる程度はさまざまである。じっさい各々の反応は、自分の個人的方程式、内的な流動性、自ら引き受けているさまざまな役割から離れることができる能力によって異なるのだ。

　あらゆる制度を支配している、こうしたしばしば不条理な雰囲気は、さまざまな想像的な権利要求、競合関係等々からなっているのだが、そうした雰囲気を避けるためには、仕事のテクニカルな組織化を、一般化された精神療法的ケアから切り離すことはできないということが分かっている。ヘルマン・ジモン[8]がはっきりと示していたように、ある〈集合態〉に属する個人を治療することは、この〈集合態〉そのものを治療することなくしては不可能なのだ。こうした見方を発展させるためには、多種多様なミーティングや、責任の細かな段階分け、さまざまな活動の幅広い種類、等々、数多くの制度的中間段階《パリエ》を設定することが必要になってくるが、この短い論文の中で〈集合態〉の構造論的組織化の問題を説明することはできない。

　制度の機能は、その恒常的な理論化と不可分であるわけだが、〈集合態〉の総体のうちに組み込まれている諸システムという、このはるかに複合的な基盤の上ではじめて把握される。勿論、そうしたシステムのうちには、私たちがある一定の仕方で振り分けできるものがある。たとえば、ミーティングを戦略立案ミーティング、情報共有ミーティング、意志決定ミーティング、精神療法ミーティング、等々に分類するということであり、これはそのそれぞれについて、私たちが仕事を実行してゆくにあたって最重要である、議長〔＝主宰者〕的機能（fonction présidentielle）のカテゴリーを分析しつつおこなわれる。こうした中間段階《パリエ》は、「相補的関係」を発展させる。この概念は、制度化されたグループの間で起きることを記述するにあたって興味深いものだ。こうした全ての因子《ファクター》を考慮しつつ、私たちのうちの一人が練り上げたのが、所謂「斜行性（transversalité）の機能」である。従って、制度の組成構造をなしているのは、単純なネットワーク・システムではなく、絶えず変化する一種のゲシュタルトの諸法則に呼応する、構造化されたメカニズムの総体なのである。

そこにやって来た主体は、彼に対して弁証法的に構成される布置構造に直面するわけだが、彼はそれについて明晰な意識を持っているわけではない。そこにあるのは奇蹟でもなければ、絶対的創造性の幻影でもなく、単にある一定の法則への服従である。それらの法則は、抽象的文法について現在たいへん話題になっている、サイバネティクスの領域を支配している諸法則とよく似たものとなっている。

実際、各々《おのおの》の個人、グループ、構造は〈集合態〉の一部をなしている。これは単に構造論的な要素としてだけでなく、同様にある一定の勾配[9]に従って配分されるさまざまな力として、その一部をなしているのである。比喩的に、私たちは抽象的な機械の部品が、同時に燃料にもなっているのだ、としばしば言っている。そこからたいへん具体的な弁証法が結果するのであって、それは独自の内骨格と、独自の特権的領域を持っているのである。それゆえ私たちはしばしば、〈集合態〉の全般的な展開を調整し多重決定している可能性のある一次的因子《ファクター》や構造論的モデルを取り出そうとしてきた。たとえば、私たちは治療的〈クラブ〉の概念を特に重視してきたが、その際その要素的な実践方程式を立てようとした。すなわち、販売カウンター、会議室、施設との契約である。実際、この単純な方程式は、それが展開されるとするならば、程度の差こそあれ偽装された仕方で収容所的でありつづけているさまざまな施設の、もっとも深く根ざした構造ですら徹底的に修正することができるのである。

したがってお分かりの通り、こうした条件のもとでは、何であれ働きかけるものは、制度的な実践《プラクシス》において精神療法的な効果を必然的に持つものとして読み取られることができなくてはならない。たとえば、事務機構のような構造の修正は、神経症的な状況の行き詰まりを打開する意味の諸効果を引き起こし、これこれのサイコドラマや個人的治療よりも大きな精神療法的効力を持ちうることが確認されている。これが言おうとしているのは、精神療法のいま述べたような側面を無視するべきだという点ではなく、これらを実際に起きている物事と連接させることができなくてはならないということだ。たいへんありふれた経験的な事実によって、私たちはどうしても次のように考えざるをえなくなった。すなわち、あるセクターの、非常に物質的な管理において構造論的な変更を行う際には、他のセクターの精神療法的アプローチを、それと同期する形で変更しなくてはならないということである。こうした事実や、また他の多くの事実は、〈集合態〉の総体を、言語学的な意味における一つの文脈として考えるように私たちを促している。これがより明確にしているのは、私たちがさきほどそうした総体を、言語のような閉鎖システムに似ているとした際に言っていたことである。ただしこれは勿論、私たちが超限集合について言っていたことを無視しようとするものではない。

私たちはしばしば制度を一個の詩にたとえている。実際、詩の言語学的構造は、ミクロ社会学の多様なアプローチよりもいっそう興味深い分析方法の基盤となりうる、さまざまなモデルをもたらしてくれる。ここでは、こうした見方について詳述することはできないので、そのいくつかの側面を指摘するだけにとどめよう。

問題なのは、さまざまな意味の効果が含意する複合的な諸次元を考慮することのないままに、ローカルなシニフィアンを弁別的単位へと機械的に切り分けるという罠に陥らないようにすることである。私たちはここで、音韻論主義《フォノロジスム》への一般化された批判を参照していただくようお願いすることしかできない。詩作品の意味論的分析によって、さまざまな解釈規則が現れてくるが、これらの規則はわれわれのフィールドにも応用可能であるように思われる。〔イヴァン・フォナギーの言う〕統辞論的メッセージや文法的転移、有縁性の喪失や価値の再付与、様式《スタイル》のメッセージ、等々の概念によって私たちは、周囲の環境のより繊細な見方へと向かってゆくことができる。これらの概念には、そうした環境を、何か解読すべきものとして、つまり純粋な外在性の形の定まらない塊というのとはべつのものとして提示するという利点がある。

意味の効果はローカルなシニフィアンのはっきりと境界画定された布置から生ずるし、またミーティング、口づてに伝えられる言葉、意味を込めた身振り、多少なりともざわついた雰囲気といった、制度のさまざまな中間段階《パリエ》の、真に統辞的な連接からも出現する。まさにこの、共感的諸次元とでもいえるようなものの領域において、われわれは文脈の概念が、やさしさと多少なりとも暖かみのこもった関係からなる、「コミュニケーション平面」と呼ばれてきたものを、より豊かにすると考えている。そうした関係の病理性は、統合失調症のある一定の形態において何が欠如しているかという点について、解明をもたらしてくれるものである。このような生の環境において何が意味をなしているのかを探ろうと心を砕くのは、ごく自然なことだ。たとえば、医学的な処方が制度環境の構造論的な再把握をとおしてはじめて効力を持つということ、このことは明らかである。

私たちは真の「統辞的身振り (gesticulation syntaxique)」を目の当たりにするのであって、この身振りはヤコブソンの言う隠喩的および換喩的軸に従い、範列的および統辞的効果へと展開されてゆく。意味の効果はしばしば、われわれが思っているより遥かに豊かであり、また意外なものなのだ。こうした思考の方向をたどってゆくことによって確認できるのは、「治療者と被治療者」の区別が、そうした弁別的対立を支払者・被支払者やスタッフ・患者といった社会経済的な区別と混同する際に、いかに私たちを欺くものとなるかという点である。実際明らかに、ある患者が別の患者に対して、スタッフのメンバーが決して及ぼし得ないような有益な影響を与えることがありうるし、また同様に誰かの入所や退所は、別の人の病状の推移に肯定的あるいは否定的に関与するものなのだ。

こうした事実は、ほとんど指摘するまでもないように思われるが、しかしこれらの事実が記録されるのはただ、私たちに通常提示されているのよりも、もう少し明晰な概念装置が存在する時だけである。あらゆる言語システムと同様に、制度の領野には、さまざまな包含と排除の規則が、そしてまたシステム全体の一種のエントロピーがある。このエントロピーにより、制度的な実践において重要な、異質性の因子を推し測ることができる。たとえば、時間割表を考えてみよう。その作成は、患者とモニターおよび医師からなるグループが責任を持って引き受けている。このグループは施設の最も根本的なセクターの社会経済的な管理に資源を投入し、意味の効果において第一級の役割を演じている。こうした時間割表は、数学的な意味における、真の「操作子」である。かくして、現在の意味論的研究において通用している方法論を使ってみることは、不当ではないように思われる。このことは分析的プロセスにおいてよりはっきりと、制度のなかでの解釈の問題を提起するにあたって興味深い点である。

日中には、ある人が自らの病に固有の症状の一つの側面を、多かれ少なかれ意識する機会が何度もありうる。それは必ずしも分析セッションの間ではなく、ミーティングの時のこともあれば、散歩の時、アトリエで、あるいは何かの会話のなかでのこともある。別な言い方をすれば、意味論的な効果が存在するのである。

さて、意味論的な効果が生じるためには、意味の創造性の恒常的な可能性を規定している「選択的投影（projection sélective）」の法則などの諸法則に従う、複数のシステムがなくてはならない。私たちはここに、私たちの実践《プラクシス》の本質的な問題の一つ、「無から、の創造[10]（creatio *ex nihilo*）」およびそれと治療的〈集合態〉における「倫理」のあり方との連関の問題を、その言語学的な側面において改めて見いだすことになる。制度において設立されるものは、人工言語の研究において意味論的な平面と統辞論的な平面の間に位置しているものになぞらえることができる。この形態＝音韻論的なアプローチにおいて、意味論的計算者（calculateur sémantique）あるいは評価者[11]（évaluateur）の役割を演じている制度的システムがどんなものかを探ってみても面白いだろう。また同様に、ある一部のミーティングで必要となる冗長度と、いわゆる空虚なパロール[12]の機能の間の関係を探ってみること〔も面白いだろう〕。

以上もうしあげたことはすべてたいへん簡潔な指摘にすぎず、制度精神療法の諸概念の解明作業において有用でありうると思われる思考の方向を、はっきりさせることを目指すものだ。

こうした背景幕は、私たちの仕事の素材の検討を改めて行うにあたって役立つかもしれない。〔この素材とは〕すなわち幻想《ファンタスム》である。物象化（chosification）の恒常的な危険に注意する必要があるのだ。制度はそれ自体として存在するわけではない。私たちはそれについて、〔現象学で言う〕一種のノエシス―ノエマ的分析しか行うことはできないのだ。狂気を治療するという、この考えられないような仕事において重要なのは、不条理の極みにあるような何かであって、それを労働関係の諸モデルのうちに具体化させようとすれば、あらゆる意味を失ってしまいかねないのだ。

制度は一つの防衛システムなのであり、それはおそらく必要な防衛システムなのだが、しかしその、交流〔＝交換〕や相互関係を誘導しようとするものであるという本質的な特徴は、ドゥルーズが指摘しているとおり、他者の把握というサド的な誘惑に依存している、私たちはそう言いたい誘惑に駆られるかもしれない。こうした本質的に換喩的な交流〔＝交換〕は、一つの規則に従っている。それらの交流〔＝交換〕は、確かに契約の隠喩的次元に従って裁ち直されている。まさにそこにこそ、他者への連接は存するのである。そうした連接は、一方で「機能的マゾヒズム（un masochisme fonctionnel）」を作動させるが、他方で制度の起源の問題を提起する。私たちがこの水準で改めて見いだすのが、モースにとって重要であった、契約の問題系であり、そして場合によっては必要になるかも知れない、私たちが〈法〉と呼びうるようなものへのアプローチの問題系である。

こうした制度のなかで生きている人は誰であれ、この目の詰まった織物に捉え込まれている。各々が自分なりの仕方で、自分の幻想《ファンタスム》的次元に従って反応している。その人は何か職業化の領域に属するものをそこに投入している。それは、一個の主体を存在せしめているもの即ちその主体の欲望の、職業趨性によって生じた、時として昇華的な帰結である。実際、逆転移という「操作的な(opératoire)」問題はしばしば提起されているが、そこで問題となっているのは、医師やその協力者たちの欲望の問題にすぎない。それを制度に関わるもののうちでよりうまく位置づけるためには、昇華的幻想《ファンタスム》の概念に訴えるのが有用であるように私たちには思われる。私たちはここで、ラカンによる指摘をあらためて取り上げるが、これは図式化して次のように述べることができる。昇華とは言語と労働のうちへの欲望の疎外であり、欲望の対象が、幻想《ファンタスム》の定式において〈もの〉（das Ding）に置き換えられているのである。

私たちはここで問題となっている事柄の理論的側面を詳述することはできないが、日常的な仕事における自我理想の次元の行使が問題であるということ、このことが見て取れないだろうか。制度における自我理想のこうした一種の「立場性（positionnalité）」は、大がかりに展開する必要があるだろう。それだけこの問題は私たちにとって重要に思われるのだ。こうした立場性はさまざまな程度で解消されることになるだろうが、それに従って人々の間の関係様式や、人々とその労働環境の間の関係様式を条件づけることになるだろう。換言すれば、こうした象徴的次元に属する立場性が、各々の理想自我と、そのさまざまな派生物の連接を条件づけているのである。ここから出てくるのが、労働環境と、既存の階層的システムの破局《カタストロフィ》的効果とを構造化するということの重要性である。〈施設〉の大部分を今なお支配している依存のピラミッドは、それが展開する超自我的な圧力によって、自我理想の制度的な利用を妨げる。私たちが言おうとしているのは、程度の差こそあれ収容所的になっているこうしたシステムの住人たちは、間自我的な関係、想像的同一化の関係のうちに投げ込まれており、反動的な抑圧構造という犠牲を払いながら、去勢の反転的（réversive）な機能は押しつぶされてしまっている、ということである。制度精神療法の問題系は、そうした施設においては、たいへんな困難に出会うことになる。それらの施設はその全体が、一つの疎外システムのなかに捉え込まれている。〈もの〉はそれらに一個の意味を与えることができるはずなのだが、別のところにあるのだ。

制度精神療法の可能な理論についての概観を終えるにあたり、「〈集合態〉の領野（champ du Collectif）」で起きることを解明する出発点となるような、いくつかの足がかりを確保しておきたい。

そこには滅多に見られないような数々の罠があるのだが、それはきっと私たちの思考の習慣に由来するものなのだ。私たちは集合的なものと個体的なものを対立させ、そしてそれらを対立させることによって、そこに外部性があるということを当然のように考える。個体的領野とはっきり区別された集合的なものに固有の水準は確かに存在するのだが、しかしそれは、私たちが「内側と外側がある」と言うような意味で集合的なものが外部にあるからではないのだ。これをより論理的に位置づけることができるためには、反転といったトポロジー的な諸概念に訴えなくてはならない。ファルス機能(fonction phallique) はそうした操作子の一特殊例にすぎないのである。

こうした問題への論理学的なアプローチをまさに念頭に置きつつ、われわれは集合態の領野におけるグループ幻想《ファンタスム》〔集団幻想〕(fantasme de groupe) について語ることができる。そこで働く各人が、個人的な幻想《ファンタスム》を持っており、そうした幻想《ファンタスム》は、私たちが「星座 (constellations)」と呼んでいるような布置を与える、諸関係の一大システムを誘起する。さて、こうした個人的な幻想《ファンタスム》は、その想像的な内容を取り去られると、グループ内部での一種の通貨として捉えられるようになる。まさにこの通貨の機能によって、私たちはグループ幻想《ファンタスム》という、より象徴的な概念にアプローチできるようになるのである。そうした流通する幻想《ファンタスム》の一種の証券取引市場が存在するのであって、それらの相場は、そのそれぞれが諸個人に対して持っている重要性に拠るのではない。主体が自分の仕事が本当によく分かっているとすれば、そうして彼が一連の防衛によって凝り固まっていないとすれば、彼は昇華的な幻想《ファンタスム》の次元をくっきりと浮き立たせることになる。こうした幻想《ファンタスム》の対象(〈もの〉)が象徴的な流通のなかに捉え込まれることによって、〈集合態〉にはある一定のスタイルが生まれ、そうして自らを「治療する」ためにやってくる精神病的な個人の、この上なく異様な諸側面をも迎え入れることができるようになるのである。

そこであらためて浮かび上がってくるのは、私たちが自らの現前を引き受け、そのうえでなお生き延びるために不可欠なあの機能、すなわちユーモアではないだろうか。

※このテクストは「小児精神病研究会（Journées d'études sur les psychoses chez l'enfant）」（パリ、一九六七年一〇月二一、二二日）において発表され、『精神病の児童（*Enfance aliénée*）』に一九六七年九月に掲載された（『研究（*Recherches*）』誌）

【訳註】

（1）Karl Birnbaum（1878-1950）。ドイツ出身でのちにアメリカに移住した現象学的精神医学者。彼の主著『精神病の構造（*Der Aufbau der Psychose*）』（1923）は精神病の病像形成の新しい理解を示すものとして評価された（『新版 精神医学事典』弘文堂）。

（2）ビルンバウムは精神病を構成する因子として、本来の疾病過程に直接かかわる病理成因的（pathogenetisch）な要素のほかに、病像の内容に色彩と特別な形姿をあたえる「病理形成的（pathoplastisch）」な要素を区別した（『新版 精神医学事典』）。この後者には体質、年齢、性別、性格、環境、状況、諸体験が含まれるが、ウリはこれをマドリッドの医師ホアン・ロペス・イボール（Juan Lopez Ibor）の著書を介して知り、特に病院の環境が病理の形成にあたって果たす役割を指して用いるようになった（一九九六年九月七日ラ・ボルド病院でのセミネール）。

（3）第5章訳註（3）参照。

（4）ラカンによれば、「欲求（besoin）」が身体的な満足の対象を求めるのに対して、「要求（demande）」は他者ないし他者の欲望に関わる（ラカンは「要求」をしばしば「愛の要求（demande d'amour）」と規定している）。「欲求」と「要求」の密接な関係は、早期の母子関係にその典型例を見ることができる。乳を飲むことは基本的に「欲求」の次元に属する。しかしそれが母の現前を求める「要求」の関係に巻き込まれると、たとえば乳を飲まないことによって授乳を欲望する母を自分のもとに引き留めることを欲望するという、要求の戦略に組み込まれることになる。さらにこの「要求」が完全に満足されることが原理的にあり得ないものであることから、主体はやがて自らその外に出ることを一つの解決として求めるようになる。これが「欲求」とも「要求」とも異なった狭義の「欲望」の次元を規定する。狭義の「欲望（désir）」においては、「要求」のように自分と同じように欲望を備えた他者ではなく、そうした想像的な対象を超えた対象の次元が問題となる。これが最終的には「対象ａ」の名で呼ばれることになる。「対象ａ」については第7章訳註（４）参照。

(5) ラカンはフロイトのリビード発達論と対応するこの区別をセミネール『不安』（1962-63）で素描し、最終的にはセミネール『精神分析の対象』（1965-66）で定式化した。

(6) 「症状転嫁（transitivisme）」とは多くの精神病者の「自分自身は健康であるが他の健康者のほうが精神病である」とする病的確信をいう。

(7) サルトルが『弁証法的理性批判』「第二部：集団《グループ》から歴史へ」において導入した用語。バスティーユ蜂起において、群衆のなかで「止まれ！」「右へ！」「バスティーユへ！」といった声を上げ、そのつどその運動をまとめ上げることになったさまざまな個人のことを、サルトルは「規制者的第三者（tiers régulateurs）」と呼んだ（『弁証法的理性批判II』平井啓之、森本和夫訳、人文書院）。「状況内の群衆は、おのれの中で、その指導者たち、すなわち規制者的第三者たちを生み出しまた解消させるのだ」（同書、五頁）。さらにこうして成立した「集団《グループ》」について、彼は次のように述べる。「[…]われわれは、最初から、集団が方向づけられた過程《プロセス》であるということを理解することができる。戦わねばならないとか、パリを救わねばならないとか、武器のあるところでそれを奪わなくてはならないといった具合なのだ」（同書、五九頁）。この「方向づけられた過程《プロセス》」は、「その対象化のうちで無化されるために構成される」。すなわち「その諸目標の実現がそのままのものとしてのその集団の解体をもたらす」のである。その限りでそうした集団（とりわけその最初の段階である、いわゆる「溶融集団」）は「不可逆的で限界のある過程」（同書、六〇頁）として性格づけられている。

(8) Hermann Simon（1867-1947）はドイツの精神医学者。院長をつとめたギュータースロー病院で作業療法の開発に取り組んだ（『精神医学史人名辞典』（小俣和一郎、論創社、二〇一三年）。

(9) 「勾配(gradient)」は物理学の用語だが、これをウリは「病理形成的勾配」といった言い方で、タトシアンクリニックでの講演の際に導入したと述べている(一九九六年九月七日ラ・ボルド病院《クリニック》でのセミネール)。

(10) 「無からの創造(creatio *ex nihilo*)」はキリスト教神学の創造論の文脈で用いられる用語で、世界が神によって無から創造されたとする考え方を表す表現。二世紀半ばの黙示文学の作品『ヘルマスの牧者』が聖書に基づいて初めてこの表現を用いたとされる(『新カトリック大事典』「創造」、研究社)。

(11) リトアニア出身のアメリカの言語学者ユリエル・ワインライク(Uriel Weinreich, 1926-1967)の言語理論に由来する表現。Todorov Tzvetan, « Recherches sémantiques », in *Langages*, 1ᵉ année, n° 1, 1966. p. 41.

(12) ラカンの用語。彼は主体の変容を引き起こす「充溢したパロール(la parole pleine)」に、紋切り型をなぞることしかせず主体が語っているということしか伝えない「空虚なパロール」を対置した。一九五三年の記念碑的な論文「精神分析におけるパロールとランガージュの機能と領野」、いわゆる「ローマ報告」の第一章の章題は「主体の精神分析的実現における空虚なパロールと充溢したパロール」である。

第12章　制度精神療法における幻想《ファンタスム》・転移、そして〈行為への移行〉の弁証法

ラカンが昼に「帰結」について語っていました。(1) たぶん私としては、これからお話しすることを「それは帰結をもたらすはずのものなのか」という題にすべきではなかったかと思っています。私の考えでは、「制度精神療法における、幻想《ファンタスム》・転移そして〈行為への移行〉の弁証法」という題の話と同じ結論になると思います。

単純に言って、この研究会に来るということは帰結をもたらすのでしょうか。ここに毎回きちんと来ない人がいることは存じております。何も役に立たないという意味で、それが帰結を引き起こさないから来ないという友人たちのことです。また帰結をもたらさないと思っていながら、それでも来ている人もいるでしょう。だからきっとこのことはもっと細かく分析しなければならないでしょう。

私がまず簡潔に——数分で——お話ししたいのは、人が働く環境について、すなわち精神科病院についてであり、この環境において、転移があるかを検討することです。支配的なのは隔離です。人々のグループが、医師やそれ以外のスタッフが作る枠組の中で、〈集合態〉を形作っています。この枠組をどのように記述すればよいのか。

二つの次元があります。垂直的な次元と水平的な次元です。まずピラミッド状のきわめて古典的な

階層性があり、人間全体を区分や段階に切り分けています。この切り分けに沿って、さまざまな地位・身分や役割や機能の束があります。このことはくどくどと述べません。病院の現象学的分析から出発して、この構造がどのように「帰結をもたらす」かを研究しなければならないでしょう。たとえば看護師に対する「ポイント制」の問題などです。

しかし仮に午前のチームとともに午前に分析しても、午後のチームと同じことをしたら違ったことになるでしょう。昼の分析は夜の分析と同じものではないのです。さきほどエレーヌ・シェニョ[2]に、もしよかったら話をしてもらいたいと言ったのですが、というのも、もし私の記憶がたしかなら、彼女は夜勤労働者について、あるいは夜とは何かについて発表したはずだからです。それは一九五五年一〇月のジョアンヴィルでのC.E.M.E.A（積極的教育法の訓練センター）の研修でのことでした。

昼に見えず夜に目にするものは、異様に見えることが多いものです。私の考えでは、このようなことが発見される地点は、何が起きているのかを理解するためにもきわめて重要なのです。昼の場合でさえそうです。この地点から出発すれば、集合性が心ならずも維持してしまっているひとつの次元を発見することができるでしょう。それは疎外の次元です。

さて以上を前提にすると、転移の問題の導入は何を意味するのでしょうか。というのは、あらゆる「コミュニケーション」を困難にする、このかならずしも些末とはいえないすべての側面を絶対に忘れてはならないからです。ある看護師が院長と、あるいはインターンが会計係とコミュニケーションしようとするとき、それが引き起こすさまざまな取引が見られます。少なくともコミュニケーションは困難で、歪められていることも多く、言うべきこと、あるいは言いたいと思っていることを言わない場合が多いのです。

たとえばある看護師が、リビング・ルームにカーテンがないことに気づいたとき、彼は会計係か院長に次のように言いに行く勇気や大胆さを持つことができるかもしれません。「院長殿、あなたは思いませんか……」。このような手続をとることはあまりにも大胆すぎ、彼は文章の続きを忘れてしまったのです。すぐに回答が彼の耳に響きます。「ちゃんと考えてますよ、〈警備委員会〉とか、予算のこととか」

この二〇年のあいだに、制度精神療法の影響を受けたものにかぎらず、さまざまな病院で集合的な技法が実施されました。〈クラブ〉の技法、作業療法のアトリエの技法などで、これらは行政的な階層性に枠付けられた空間とは別の、もうひとつの空間を導入しようとするものでした。しかし〈クラブ〉の概念は、それがオフィシャルになってしまうと、固定化してしまいます。たとえば〈〔治療〕クラブ〉を病院で広げることを推奨する一九五八年二月の〈通達[3]〉のことを考えています。これは悪名高き「社会センター〔＝コミュニティセンター〕」を生み出しました。

クラブとはおそらく、中庭の奥や、ある地区の人目につかない小部屋で醸成されるものでしょう。ある種の奉仕活動で見られることですが、何人かの病人が、時には秘密裡のうちにミーティングを行うのです。おそらくこういうもの、諸関係を少しばかり動かすような何かがあってこそ、通常の規範に対して、それが何かについて別のやり方で語り始めるのです。こうして制度精神療法でよく語られる、かの「媒介」が導入される。たとえば煙草一箱、外出などについて、そういうことが起きる。病院経営の計画全体について、日常生活とは異なったやり方で語られるのです。作業療法の荒廃については話したくありません。よくご存じのようにこれは〈クラブ〉よりも容易に荒廃し、平常時と比べても、隠蔽された形で、疎外をさらに増大させるものになってしまうのです。

フェリックス・ガタリ[4]は『制度精神療法（*Revue de psychothérapie institutionnelle*）』誌の創刊号の論文で[5]、〈斜行性（Transversalité）〉の概念を導入しました。斜行性とは、垂直的な線と水平な線の間の次元であり、多くの事柄について人々が出会いうるような多様な場を配置することです。「〔何かに〕ついて」布置を構成しようとする際に、これはパラノイア患者、抑うつ者、精神遅滞者、アルコール中毒者など、すべての人に必要なものです。これらすべては、言葉《パロール》が可能な場があるようにするための整地作業なのです。

したがって、この点に、フロイトが導入していた、最も根本的でありながら忘れられることも多いひとつの概念を接続しなければなりません。転移の概念です。『制度精神療法』誌の創刊号のジャック・スコット[6]の転移についての論文をご参照下さい。転移とは、誰かに対する感情的な吐露により現れるものではない。転移は「移送」に近いのです。

少々馬鹿げて見えるかもしれませんが、病院内の「移送」とは何なのかをこの次元で分析できるでしょう。たとえばある病人をある地区から別の地区へ移送する、〈クラブ〉へ移送する、あるいは病人を外出させる、医師やインターンを交代させるなどの場合です。看護師やチームの変化などでも同じことです。

これらすべての移送は、たんに語源においてではなく、転移と関係しています。また転移は「翻訳」も意味しています。翻訳はまた「隠喩《メタファー》」も意味しています。

「翻訳」という用語に立ち止まってみましょう。それは別のテクストを言葉にすることです。ヒエログリフの場合もあるでしょうし、あまりに複雑ですぐ解読ができなかったり、またそもそも目をやることのないものもあります。「〔何かに〕ついて」現れるのは言葉なのです。たとえば煙草を一箱買いながら、誰かと話をするとします。この予測もしていなかった偶然の言葉により、その者が仲間であることがわかります。「おや、ずっと昔にお前に会ったな」というわけです。そしてこの偶然の機会がなかったら、彼を仲間として認めることはなかったでしょう。ここに到来する言葉は、何かの翻訳なのですが、それはかならずしもどこかに書き込まれていたわけではありません。たとえば夢を分析するときには、夢を解読すべきテクストとして分析するのですが、このテクストそのものがまた別の何か、すなわち無意識の翻訳なのです。同じように、文学的な創造性は、いわば言葉の無からの創造にほかなりませんが、結局のところ、別のテクストからの創造でもあります。これを次のような事実に結びつけてみる必要があります。すなわち、他人と出会うことのできるような場、言葉が生じうるような場を整地したことによって、人はすでに転移の中に入り込んでいるという事実です。言い換えるならば、転移が生じるような条件、多様で複雑なパラメーターが配置されたということができるでしょう。フロイトは見事に述べています。転移とは、分析に先だってあるものだ、言葉があればすでに転移がある、と。しかし分析技法こそが、真の開示があったこと、転移があったことを示すのです。

転移についてのラカンの次の言葉は興味深いものに思われます。彼はもし――集合性やグループにおいて――転移の解釈がなかったら、それは行為への移行を引き起こすと言うのです。それに対して、解釈があれば、それはアクティング・アウトを作り出す。

さきほどお話しした病院では、病人の行為への移行が恒常的に起きうる状態でした。それをおそれて、病院の装置全体が、行為への過剰な移行（自殺、逃亡など）がないように整備されたのです。

行為への移行がないようにするにはどうしたらよいでしょうか。閉じこめたり、眠らせたりすることもちろんできます。しかしもし行為への移行をアクティング・アウトに変容させることができれば、かなりの成果を得ることができるでしょう。すでに塀は少なくなり、おそらく薬も、なくなりはしませんが、少なくなりました。そしてまた、行為への移行をアクティング・アウトに変容させた雰囲気の中で働いたほうが面白いのです。

　ラカンはとりわけ『不安』[7]についてのセミネールで両者のきわめて明確な区別を導入しました。なかでも彼はドーラの物語を参照しています。K氏とドーラの物語全体はアクティング・アウトです。K氏にドーラが平手打ちをくらわすとき、それはアクティング・アウトです。別の例としては、フロイトの論文[8]にある、若い女性同性愛者の例があります。彼女が女友達と散歩していると、父親が二人のそばを通り過ぎます。そのとき彼女は手すりを乗り越え、ウィーンの鉄道のレールに飛び込むのです。アクティング・アウトとは、この女性との間の出来事のことです。行為への移行の方は「私は手すりを乗り越える」ということです。行為への移行は「舞台の外で」起きる何かで、もはや観客すらいません。それについて考えることもなく起きてしまう。このうえなく大きな困難にぶつかったとき、情動が最高に登り詰めたときに始動する衝動なのです。

　それに対してアクティング・アウトは、もっとずっと組織的な何かです。それは顕示することであり、見られるためになされます。アクティング・アウトは舞台上で起き、この舞台がすでに組織されているのです。誰によって、あるいは何によって組織されるのでしょう。それは転移という、ひとつの次元全体によってです。言い換えるならば、アクティング・アウトは、転移という舞台上で起きるもののことです。行為への移行の方は転移の外で起きます。アクティング・アウトは開かれたもの、見せられ、解釈を求めるものですが、行為への移行のほうはまったく解釈を求めません。この区別のおかげで、〈クラブ〉についてさきほど述べたことに話を戻すことができます。〈クラブ〉においては、出会い、話し、なんでも言いたいことを言える場を組織すること、舞台を、それも物質化した舞台を組織することが必要なのです。たとえばそれは競争や責任が演じられるような舞台です。「外に買い物に行くのは私か。この外出を組織するのは私か」という具合です。これが競争やもめ事や衝突を引き起こすのです。

その結果もうひとつのシステムが生じます。「解釈」です。解釈とは、回転台であり、すべてが混じり合うような、驚くほど複雑な何かです。これについては次のようなことが言われがちです。「あぁ、解釈か。解釈は分析中にされるものだ。分析家が夢や症状を解釈するのだ」と。しかしながら症状とは、アクティング・アウトと正反対のものです。アクティング・アウトが解釈を求めるのと同じくらいに、症状のほうはまったく解釈を追求しないのです。ラカンは症状とは「中身が詰まった享楽(jouissance fourrée)」だと述べています。それは完全に丸く縮こまった何かなのです。

アクティング・アウトは分析の診察で取り上げられたり、〈クラブ〉の仲間によって他人の解釈を受けたりして、「停止(tilt)」させられます。[9] だからもはや分析家が介入する必要もないのです。

そもそも解釈はつねに患者、病人、分析主体の側から到来します。診察の間に何かあれば、まさにそれについて解釈がなされるのです。

解釈の概念は、病院全体を問題化するがゆえに、きわめて重要な概念です。しかしながら、「解釈される」ためには病院を散歩すればいいなどと言ったら、戯画的な状況になってしまいます。たしかに何かを突如として理解するのは廊下の曲がり角だったりしますが、それが真の解釈となるには、この廊下がネットワークやシステムに捉えられているという条件が必要です。たとえばアトリエにいた人物に会いに行ったついでに門番に会ったのですが、門番は「そのことで思い付いたのだが」と言いました。言い換えるならば、「ユーザー」が作り、使っている場が必要です。そうでなければ、「パラタックス[10]的関係」を相手にすることになるのではないでしょうか。パラタックス的なものと「野生の転移」はどのような関係にあるのでしょうか。

　転移について、言葉の発生について、そして場所についてお話ししてきました……私が思うに、あらためてアクティング・アウトの概念を強調しておかなくてはなりません。これは、何が起きているかについて一定の考えを得るための探究において、もっとも目に付くものであり、豊かな成果をもたらしてくれるものです。というのも、アクティング・アウトは同じ要素をもちいて分節化されているからです。それは見える現象、みずからを見せる幻想です。たとえば誰かが分析中で、分析家が休暇に出てしまったとします。そのときその人は何かがずれてしまったような印象を受け、その何かがアクティング・アウトを遂行する傾向を助長します。さてこの場合、個人的な分析に対して起きていることについては、それが集合性に何をもたらすかを理解しなければなりません。したがって、幻想と同じように、何かを意味するアクティング・アウトが大量にあるはずで、それを事実において研究し、何が起きているのかを見、何が起きているかを感じなければなりません。それは無意識を研究するために必要な「傾聴」の一形式です。幻想と同じく、シナリオの一側面なのです。ここには何か複雑なものがあります。つまり、アクティング・アウトを以上のように考察し、同時に、ことばの発生について語るときですが……さていったい何が語るのでしょう。何がアクティング・アウトを「遂行する」のでしょう。

　この問題から派生する問題があります。たとえば医師自身が病人に会って「〔統合失調症の治療に使われる〕ハロペリドールを三〇滴投与します」と言ったとして、これは行為への移行なのでしょうか、アクティング・アウトなのでしょうか。またミーティングを開くことを決めたとする。もめ事が起きたりしたことが理由ですが、それはともかく、そのとき何が起きたのか。脱疎外とは主体を修復することだと言われます。たとえば少年が教室でうんざりする。自転車に乗って、ビリヤードをしに外出することを考える。歴史や算数の計算の授業では、うとうととしてしまう！ この場合、主体は別の場所にあると言えるでしょうか。もし主体をそこに、つまり教室にとどめるような積極的な教育技法を持ち合わせていれば、疎外を減らすことができるというわけです。たしかにこんな風に説明することができます。しかしきわめておおまかな説明です。語るのは主体ではない。たしかにそれが語るためには主体がいなくてはなりません。同じように、転移があるためには、主体がいなくてはなりません。しかし私たちが客体に抗して主体の味方をすると言わなければならないのは、そんなことのためではありません！

幻想やアクティング・アウトにおける主体は、「抹消線を引かれた（barré）」主体です。抹消線をひかれているからこそ、機能できるのです。ラカンが「小文字のａ」と呼んだものがそこで現れています。「対象ａ」こそが語っているのだと言ってもよいと思います。

昼にラカンはもう一度「対象ａ」について、そして分析が何であるべきかについて語りました。分析家は、目の前のどんな病人にとっても「対象ａ」となるため、みずからを「脱主体化する」ことができなければならない。そのため分析家は、みずからの個人的分析における全回路を遂行しなければならない。スクリーンを持ってはならず、病人がいるその場所において彼の言うことを聞かなければならないのです。だからアクティング・アウトにおいては、「対象ａ」の機能を研究するための、きわめて重要なリソースがあると言えるでしょう。

要約すれば、転移は主体を目指すのではなく、「対象a」を目指すと言うことができます。しかし「対象a」は、まさに見ることができないもの、無意識のバルブ、自在戸〔自動的に閉じる戸〕なのです。主体は「対象a」というこの屑によってみずからを表象させ、そしてこの「対象a」の方は転移によって目指されます。だからそれは、無意識の現出を、きわめて束の間であれ、摑ませてくれるようなバルブなのです。

さていよいよ、冒頭に述べたことに話を少し戻しましょう。

病院などでは、出会いを容易にするためにクラブやアトリエが整備されます。これは、言葉の発生、そして行為への移行のアクティング・アウトへの変容ができるように「斜行性」を配備することでした。これができるだけでもなかなかのものなのですが、このような変形ができるのは「解釈」があるからなのです。

また、解釈とは欲望であると言う人もいます。欲望が無意識の中心にある。これは主体があることを可能にする。幻想それ自体は欲望の現れである。人は要求（demande）に対して弁証法的に働きかける。たとえば空腹といった欲求（besoin）があるというわけです。しかし、「空腹だ」と言うことは欲求とは別物です。かきたてられるものは大量にあり、人はそのうちの何かをする。それは「〈何か〉についての志向性」ではなく、つねに一種のゲシュタルトにおいてはっきりと現れています。ゲシュタルトとは、空腹のことです。ビフテキでも何でもいいのですが、レストランで空腹になるが、フォークがない……という具合です。ここには芝居がかった要素が混入します。純粋な欲求などではないのです。欲求はつねに、ラカンが「大文字の〈他者〉」と呼ぶものによって消化されています。

要求とは大文字の〈他者〉によって消化された欲求だと言えるでしょう。しかしこのことは社会において起きていることと何らかの関係があります。「純粋な」大文字の〈他者〉などないのです。たとえばオーストラリア人――砂漠のオーストラリア人――が「空腹だ」という場合と、パリのＨＬＭ〔低所得者のための低家賃住宅〕で「空腹だ」と言うのは違うのです。フォークや指などは表面的に見えるかもしれませんが、同じではないのです。欲求が大文字の〈他者〉に消化されたとたん、社会的な土台があり、この消化された欲求は要求になります。これはかならずしも明白な欲求ではなく、無意識的でもありますし、何かの混乱した欲求で、脱神秘化しなければならないこともあります。同じように、「病人は『〔何か〕を意識化』する」（さきほどはこの会場にいるどなたかは「『無意識化』する」と言う言葉を使っていましたね）ことが必要だと言うとき、これは何を意味しているのでしょう。ある種の次元、ある種の欲求があり、これが明確なかたちで何かと、主体としての自己自身と、「抹消線を引かれた主体」と接続するということです。欲求が抹消記号を付けられた主体と接続すること、これが欲動（pulsion）の構造や方程式なのです。

欲動について語ることがなければ、転移についても語れないと私は思います。ラカンのもう一つ別の言い回しを援用しましょう。「転移とは、性的なものとしての無意識の行為化（la mise en acte）である」。だから欲動を定義し直さなければならない。それは、シュルレアリスム絵画やコラージュのようなものに比較できます。性的なものとは部分欲動の総体であり、それらはある種の様式《スティル》において組み合わさ《アジャンスマン》れます。

さて、こうした要求の様式は、欲動を接続したり基礎付けたりしますが、それは社会的コンテクストによってきわめて深い次元で条件付けられています。たとえばシカゴでは差別があることから、黒人は都市の周辺に別荘を持つ白人とは同じ要求の様式を持っていません。要求の様式が異なれば、欲動の様式も異なるのでは?

ということはつまり、無意識はソキウス(socius)〔=社会、集団、共同者〕に影響されうるものではないのでしょうか。この事実はかなり多くのことを問題化し、きわめて伝統的な分析の失敗も引き起こすでしょう。分析家が分析において多かれ少なかれ「境界的な」病人を相手にしていたとき、分析室で病人がアクティング・アウトないしは行為への移行を引き起こすと、分析家は電話を手にし、「精神病院(asile)へ」、または「ラ・ボルドへ」と言うのです! 病人は「分析不可能」と見なされます。本当に分析不可能なのかを十分吟味しなければなりません。しかし多くの「精神疾患者」が入院させられているのですから、大多数は分析不可能なのでしょう。それならなぜ気まぐれを起こして、病院で働く人に、分析とか転移とかその他もろもろのことを話しに来たりするのか。これはおかしなことです。だから首尾一貫させるためには、「結局こういう者どもは分析可能なのだ」と言うという賭けをしなくてはなりません。おそらくは別のやり方で、診察室ではなく、おそらくは無料ならば診察可能です。料金が高いから分析に行けない人も多い。おそらく彼らは要求の様式が異なり、肛門期的な衝動も違うのでしょうか。しかし結局、財布の欲動は彼らを精神科病院へ連れて行くことができます。だとすると、欲動は「階級」と何らかの関係があるのかという問いを再び提起することが重要だと思われます。マルクス主義とフロイト主義の関係という、かの有名な問題を再検討するのは興味深い。いずれにせよ、行為(l'acte)となすこと(le faire)の間に、わずかな繋がりを見つけることを部分的にでも試みうることができたら、こうした分析外のもの、つまり分析できないものが、もう少し縮小できないかわかるでしょうし、そうして分析のはずれにある領域はもう少し狭く、また分析的なものの範囲は、考えられているより広くなるということがわかるでしょう。ただしその条件として、分析家の脱主体化がもっと完全でなくてはなりませんし、階級的なスクリーンをもう少し持ち上げなくてはなりません。これが予後の判定の目を眩ませ、歪めてしまうことがあるからです。ただし、ある種の分析の様態を、ある種の概念道具とともに構築することを試み、それをより正確に把握しなければなりません。そして先ほど述べたような場を用意したのですから、この分析の様態を発案すべきなのです。

場というものは、一種の啓示として現れることもあります。また徘徊の場でもあります。たとえば、統合失調症者における徘徊性常同症、強迫症者の決まり切った行程などです。また、身体の一種の変容を感じている別の人々でもそういうことがあります。ある種の場を避け、隔離するのです。これらの場は真の文章のように構造化されています。つまり、もう一度言いますが、真の幻想として構造化されているのです。幻想は文章の構造を備えているからです。

場所は連辞《シンタグム》的構造を備えており、そこで一種の統覚が、「見る瞬間」〔ラカン〕が、きわめて部分的で一時的なものであれ、作動するのです。「見る瞬間」はまさに幻想の構造に準拠し、回りで起きていることと関係しています、闇に包まれていたり、たんに見逃されていたりするある種の側面を回収することができるのです。

媒介の概念を少しばかり明らかにしようとするならば、少なくとも類比的なやり方で、「移行対象」(11)の概念と接続しなければならないと思います。クラブ、そして今までの話すべては、移行対象と関係しています。この次元を見失ってしまうと、そのとき人はそれを物化してしまい、搾取の共犯者となり、なにをしても疎外を強めるだけになってしまうでしょう。ただしこの話は、完全に未開拓にしておかなくてはなりません。正面から話すには一週間必要でしょうから。

もうひとつだけちょっとした細かい話を……注意をそらすためにはたいしたものは必要ありません。自殺するはずだった日に、ある男は〔パリの〕レ・アル市場に野菜を買いにいかなければなりませんでした。野菜を買いに行って、彼はその日は自殺することを忘れてしまいました。そしてレ・アル市場で知人に会ったのです。もちろん自殺を忘れたからといって、治ったわけではありません。しかし、このような細々としたことを増やすことによって、病像や、少々崩れたある種の症例に作用を及ぼすことができることはたしかです。緊張の緩和が起き、何について自分が強迫観念を抱いていたのかを口にできて、そして自殺しようと思っていたことを言えるようになるには、少々語るだけで十分なのです。

そしてこれらすべてが物質的組織を問題に付します。こう言うのがもっとも衝撃的でしょう。もっとも衝撃的なのはセクシュアリティではありません。衝撃的なのは「エコノミー〔=経済、組み立て、管理〕的なもの」である、つまり、「エコノミー的なもの」と呼ばれるものを修正することを同時に考えていなかったら、病院で分析を行うことはできない、と。

※一九六八年一月二四日、サン＝タンヌ病院で行われた「制度精神療法サークル」における講演の報告。またこのサークルはアンリ・エーとG・ドメゾンが組織している「精神医学研究サークル」の一部である。一九六七―一九六八年度にG.T.P.S.I.のメンバーは、毎月医師やインターンや看護師に開かれた講演を行うことを課せられていた。

これらの講演の実施は、ザグドゥン（Zagdoun）博士のご尽力によるものである。

これらの集まり全体は、毎週欠かさず準備を整えていた事務局の存在なしにはありえなかった。この事務局が、研修や、精神医学実践のコントロールを目的に出席してくれるインターンや心理学者を指導していたのである。いろいろな出来事があり、結果的にこの集まりは長く続かなかった。重要だったのは、制度精神療法協会（S.P.I.）が支える構造化の努力であった。

【訳註】

（1）ウリの講演の当日に、ラカンは『精神分析的行為（L'acte psychanalytique）』と題されたセミネールの一つを行っている。帰結とは、精神分析の行為の帰結のこと。

（2）Hélène Chaigneau（1919-2010）。フランスの病院精神科医。著書に『狂気を治療すること。クリニックでの一日（*Soigner la folie, Une vie au service de la Clinique*）』（Campagne première, 2011）がある。

（3）治療者及び第三者から成る「病院委員会」の創設を定めた通達。「治療クラブ」はその組織のひとつで、アトリエ、奉仕活動、リクリエーションなどに患者を参加させることを目的とする。

（4）Pierre-Félix Guattari（1930-1992）。フランスの精神分析家、思想家。ウリとは古くから親交があったが、とりわけ一九五五年以降はラ・ボルド病院に協力した。

（5）« La transversalité », repris in Félix Guattari, *Psychanalyse et transversalité – Essais d'analyse institutionnelle*, pp. 72-85（杉村正明・毬藻充訳『精神分析と横断性——制度分析の試み』法政大学出版会、一九九四年、所収、一二〇—一四〇頁）。

（6）Jacques Schotte（1928-2007）。ベルギーの精神科医、精神分析家。フロイトと転移の問題で学位取得、ソンディの紹介にも努める。

（7）フロイトが「あるヒステリー患者の分析の断片」（1905）で考察している症例。父親の不倫相手であるK夫人の夫がドーラに言い寄ってきたとき、ドーラは平手打ちを加える。「あるヒステリー分析の断片［ドーラ］」渡邉俊之・草野シュワルツ美穂子他訳、『フロイト全集6』所収、岩波書店、二〇〇九年、一―一六一頁。

(8) 「女性同性愛の一事例の心的成因について」藤野寛訳、『フロイト全集17』所収、二〇〇六年、二三八―二三九頁。

(9) analysant. 分析家（analyste）のもとで精神分析を行う者を指す。精神分析の作業の主体性を明確にするために導入された用語で、受動性を含意する「被分析者（analysé）」や、医療関係を含意する「患者（patient）」のかわりに使われるようになった。

(10) parataxe. 接続詞などを介さない文・節・句の並列のこと。

(11) イギリスの小児科学者、精神分析家ウィニコットの用語。乳幼児が自分のものとする最初の物質的対象のこと。たとえばタオルやぬいぐるみなどの対象を自分の身体の一部と考えること。

第13章　制度精神療法

「しかしながら、問題になるのは病院の人間化ではなく、人間的現象としての、狂気の概念そのものである」

F・トスケイェス

「治療行為において、個人的精神療法からグループ精神療法へ、そして制度精神療法へと移行するとき、抵抗の現象は等比級数的に進行する」

F・トスケイェス

「治療者たちが飲むとき、病人たちは乾杯する」

H・シェニョ

沿革

◆序

私たちの職業生活のひとつひとつの行為には、歴史が書き込まれている。私たちが行うことは、部分的には〈知〉によって決定されているが、それよりもまず、そこにあるものによって決定されている。すなわち、私たちがその器官であり、燃料であり、労働者となっているような機械=機関=機構《マシン》によってである。それは「変換的な領野」(S・K・シャウミャン参照[1])における、論理的・抽象的・サイバネティックス的な機械である。知には直接結び付かないような、「決定的な実践」(マルクス)があるのだ。あらゆる決定は、このような謙譲とともに——あるいは単独にあるいは複数で——なされる。外出の決定、入院の決定、ある治療をする決定、ミーティングを招集したり、作ったりする決定などである。すべてのことが、「決定」という循環方程式の構築に向かう。「決定」とはゲシュタルトである。だが、その内的弁証法は本質的に捉えがたいものである。「病人」のひとりひとりは、その人格、疾病学的空間、世界との繋がり、その可能性、ローカルな治療様態などを考慮に入れながら、この機械によって考察されなければならない。時系列的な探究にあたふたするよりは、〈集合態〉における混乱した地帯に「働きかけ」、葛藤の結び目のひとつに立ち止まったほうが、効率的なこともある。これは迂回という、知性のあらゆる手続に妥当する実に平凡な規則だ。だがこの規則を〈集合態〉と呼ぶものに適用する場合、この〈集合態〉は構造化された総体として考えられていることが想定されている。そしてまた、私たちの理論的立場、具体的なものへの参入、そして私たちの臆見の重みなどが、ある形で〈集合態〉を構造化していることをも想定されている。それは不均等な価値から成るベクトル化されたシステムを創出するが、このシステムこそが、ある種の戦略を可能にする。この戦略は、たとえ「明確」なものでなかったとしても、直接に了解可能なのだ。実際のところ同時にこの戦略は、それが創出するものの解読でもある。それは、古典的な表象の領野ではないが、それでもきちんと規定されたトポロジー〔＝位相幾何学〕に従うような領野における調節機能である。それはまた、線型性が不確定な、サイバネティックス的ネットワークであり、蓄電地帯に「ブラックボックス」を含んでいて、謎めいたものに見える。

この観点から、私たちがあえて「制度精神療法」と呼び続けているものがどのようなものか、明確にすることができるだろう。それは「そこにあるもの（*il-y-a-là*）」の使用である。「そこにあるもの」とは、本質的に精神療法的なベクトル（そこには生物的・社会的技法も含まれる）における構造、システム、戦略、相互関係、建築空間、権力の階層性、利得、屈折した知、葛藤、イデオロギーなど（一言で言えば「精神医学の施設」）のことである。

つまりその概念は多様で、雑然としており、矛盾してもいるが、「制度の主導者」のひとりひとりはその性格や「理論」や固定観念に応じて、ある特定のシステムを屈折させることができる。だがこの主導者自身もネットワークに捉えられており、その先見性は社会的疎外の巨大な罠において試練を受けるのだ。残るのは、多少なりとも文学的な、あらゆる逸脱やペテンの誘惑を前にしたときの、解読や翻訳や警戒の能力である。私たちは制度精神療法が絶対的たりうるなどとは主張しない。しかしながら、いくつかの定数や形象を公式化し、ある領域を切り取ることができなくてはならない。そうして、過度のうぬぼれなしに、ある実践がその領域の一部をなすか定めることができる。言い換えるならば、問題になっているゲームをよりよく検討するために、ゲームで使われているカードを検討することができるのだ。これは非常に多くの人々の生命にかかわるので重要なことだと思われる。ソンディ[2]についての〔ジャック・〕スコットの考察を私なりに考え直してみるならば、この領域に入ってくるすべての人にこう尋ねることができるだろう。「ではあなたは、どのカードで、生命のゲームをしているのですか」と。これは「あなたの欲望はどういう状態にあるのか」という、精神科医や彼とともに働く人々すべてに投げかけるべき問いを別のかたちで提起したものである。そしてこれが、制度精神療法に第一の問いを導入すると思われる。「あなたは転移についてどう考えているのか」という問いを。これはカードをまぜこぜにしかねない、痛烈な問いだ。ひとりひとりがどのように数え方を学んできたかによって、キングがジャックと混同されてしまう。したがってこの問いを方法的に中断し、開かれたものにしておかなくてはならない。その利点は、アポリアに満ちた靄《もや》を通して、ある人が何をしているのか、その生活史において何をしたのかを語ることを可能にすることであり、そうすれば、つねに幻惑的だが、あまりにまばゆい光に溢れた出来事を保持することができると思われる。

　私たちの日常の作業において、行為のひとつひとつは多層的で複雑な空間と歴史的時間性において回折させられうる。誰かを迎え入れること、外に出すこと、まったくしたことがない課題に夢中にさせること、情動的な枷《かせ》から解放することなどは、私たちの舞台において、（レーモン・ルーセル[3]の『ロクス・ソルス』の人物のような）戯画的な人物にすっかり演出された芝居を演じさせることである。ピネル[4]の「解放」、エスキロール[5]の「熱情」、フロイトの「幻想」、ヘルマン・ジモン[6]の「作業」などがそれである。だが場面そのものは、過去に埋もれたこうしたシナリオの複写ではなく、キルケゴールやフロイトが言うような真の反復なのである。言い換えるならば、芝居の場面のひとつひとつは歴史的運命である。

このような観点からこそ私たちは、現になされていることから抽出して、それ以前の日常生活の中の重要な事柄の輪郭を描き、そこに主体の歴史的機能を見きわめる。そしてラカンが言うように、「この歴史において成就されてしまっているものにおいて、各瞬間に現前している」限界を把握する。そのとき過去は「完全に現実的な形で」現れるのだ。私たちの「治療者」としての行為において結合している、これらすべての糸の意味をより深く理解してもらうため、現代の歴史家ジョルジュ・デュビー[7]の以下の言葉を方法論として引用しておこう。「さまざまな接続（articulation）の研究は、活動している諸力のそれぞれが、他の力に依存しながらも、それに特有な弾みに引きずられてしまうことを、まず明らかにする。諸力はまったく並置されてはおらず、首尾一貫した不可分なシステムにおいて密接に結合しているが、そのそれぞれは相対的に自律した持続として展開する。そしてそれぞれが、その時間性の異なった音域において、出来事の沸騰、情勢の大規模な運動、そしてはるかに緩やかなリズムで広がる、より深い波動などによって同時に活性化されている。この歩みの多様性から、恒常的な不一致、遅れや重みの効果、引き延ばされる残留現象などが生じ、そしてときには現実の閉塞が生じて、唐突な突然変異をいつのまにか準備するのである」

紙面が少ないので、一九四〇年以後のフランスにおける制度精神療法の開花に先立つ、実は非常に重要な歴史的な時期について説明することはできない。読者にはとりわけ本『内科・外科百科事典』(*Encyclopédie médico*) のこれまでの諸論文、一九七一年七月の〈フランス語圏精神医学・神経学学会（Congrès de Psychiatrie et de Neurologie de Langue française)〉の最新の学会報告、そしてF・トスケイェスの多くの論文や著作を参照いただきたいと思う。

◆総括的展望

制度精神療法の歴史を網羅的に辿り直すことはできない。しかし指摘しておきたいのは、一九世紀の前半に、ピネル、エスキロール、テューク[8]らが、精神医学の施設の使用法についての理論を開花させたことである。その後一九世紀後半[9]には一種の沈滞が生じる。これは一方では医学界を器質論的理論が支配したことによるものであり、他方では、帝国主義の始まりにより工業化が進行したことに関係する。いまや人格はもっぱら経済的競争のために使われる個人として見なされるようになったのである。そして二〇世紀初頭にヘルマン・ジモンが登場する。その作品は、精神医学の施設の水準においては、長年の実践の結実として根本的な重要性を持つ。だが彼の思想の別の諸側面は多かれ少なかれ消し去られてしまった。さらに他の諸側面は悲劇的な帰結を生み出す。理論のある種の衰弱の結果、カール・シュナイダー[10]を仲立ちにして、ヒトラー独裁期における精神病者の大量殺戮へと至ったのである。

アメリカにおいては、モレノ[11]とそのソシオメトリーのきわめて重要な貢献について、そしてクルト・レヴィン[12]の学派の発展について強調しておこう。だがこうした潮流に対する批判的な再考と、精神科病院の領野への応用の試みがあったのは、とりわけ国土解放以降のフランスにおいてである。この数年前から私たちは新たな鈍化を前にしているのだろうか。最近の理論は、歴史の無知を隠蔽するためのアリバイなのだろうか。

いずれにせよ、こうしたさまざまな観点の接続可能性を強調しておくことが必要である。さもないと私たちは諸理論と諸実践の縺れ合いに迷い込んでしまいかねない。ひとつひとつは興味深くても、私たちにとっては、それらを相互に区別する点においてだけ、効力を持つようになってしまうからだ。

トスケイェスがしばしば強調するように、もっとも価値のある理論は社会の出来事を超越する。もちろん明らかに相関関係もあるのだが。たとえば、一九四〇年の戦争、それに伴う強制収容所という大きな経験、レジスタンス運動が促した、さまざまな要素の再集合などは、精神医療の実践の再定義に大きな役割を果たした。同じように、その時期にイギリス人は、戦闘によって神経に外傷を受けた兵隊たちをなるべくすみやかに治療するための努力を行った（ビオンやリックマンの仕事）[13]。またボーイスカウト運動や「ユースホステル」運動の影響も強調しておこう。ユースホステルは一九三六年の出来事と結び付いている。同様に制度精神療法にとって重要なものとして、スペイン革命がある。国土解放以後、T.E.C（「作業」と「文化」）、積極的（＝能動的）教育方法（C.E.M.E.A.）、大衆演劇などの文化活動が多くの活動に影響を与え、病院のみならず犯罪者の施設に代表される収容所的空間を再生させた。精神医学の外のさまざまな潮流が収斂したことを指摘しておくのも興味深い。たとえばマカレンコ[14]の実験、フレネの学派とそこから分岐した人々、ワロンの学派とみずから部分的に結び付いていたドゥリニ[15]の指導力などである。ブルトン、エリュアール、ダリ、ブニュエルらのシュルレアリスムのような文化的な事象も忘れてはなるまい。そこから実存に対する新たな解明が生まれ、そしてまた、人生の他の側面の発見、諸活動の組織化、病人の語り《レシ》に対するより繊細な注意なども生まれた。フランスでは他の美学的潮流との接合がなされるべきだろう（私はとくにデュビュッフェや彼の「アール・ブリュット」の探究を考えている）。またアントナン・アルトーのような例外的な人物の重要性、ドゥクルー[16]やジャン＝ルイ・バローによるパントマイムの技法の再評価などについても触れておこう。

かくも異なった領域におけるこうした出来事すべてを通じて、ある種の要因が比較的多くの含蓄を備えている。二つの名前が参照される。マルクスとフロイトである。あらゆる理論は、この二つの学問的な極を、意識的であろうとそうでなかろうと、多少なりとも歪曲することで、自己規定できたと思われる。

この角度から事態を考察するのは有益であると思われる。というのは、私たちの作業内容は、ある目的によって決定されているのだが、この目的は（社会療法であれ、作業療法であれ、精神療法であれ）いわゆる「療法」の美名に隠れつつ、フロイトが昇華の過程と呼んだ特徴を備えたベクトルに従って分節されているからである。図式的に言えば、ラカンとともに、昇華を作業の音域と言語の音域という、二つの音域を持った獲得と定義できる。作業の音域はそれがなされる環境の研究を前提し、生産の概念の研究を含んでいる。問題のこの側面については詳述できないが、これは根本的に重要で、なんらかの有効なことが言われるときには、背景になる。トスケイェスの語る「人間工学《エルゴロジー》」についてもそうであり、これはそれ自体人間化の過程に捕らわれている。

言語の方は、たんにコミュニケーションの道具としてではなく、主体との接合関係における、分析の目標の本質をなすものと考えられている。構造論的制度分析はこの観点から展開し、そのひとつの側面はレヴィ＝ストロース学派から想を得ている。指摘しなければならないが、ヘルマン・ジモンの理論の難点ないしは衰弱している点のひとつが重大な帰結をもたらしてしまった。それは彼の人間存在と環境についての考察に関る。たとえばマルクスがすでに『経済学・哲学草稿』や『ドイツ・イデオロギー』で、フォイエルバッハの無神論に関して行っていたように、自然とはどのようなものかをより真摯に分析する方法を持たなかったこと、それによりジモンは、いわば生物学的モデルを讃えることになった。環境とは、人間が次第に適応すべき自然環境として取り扱われることになったのである。ここから生じる精神療法概念は、条件付け理論、さらには反射学に堕落しかねないような、一種の教育学へと向かう。他方、環境を*Umwelt*[17]〔環界〕という動物学的な水準でのみ考察することは、諸主体についての非人間的な見方につながり、その論理的な帰結はいわゆる主体の殲滅なのである。

これらすべてのことは、ヘルマン・ジモンの功績の重要性をおとしめるものではない。モレノとソシオメトリーという別の例について言えば、精神医学の施設の組織化のための彼の実験の価値にもかかわらず、同様に分析の不十分さが確認される。それが治療の有効性を失わせ、ある種の危険も引き起こす。それは「ソシオメトリー的社会革命」というナイーブなイデオロギーに転じてしまうのだ。同じように、多くのグループの精神療法家たちは、彼らの作業が〈集合態〉と接続していることを考慮せず、社会・経済的基盤から切り離されたままである。この社会・経済的基盤こそが、具体的な実践の段取りや進展において優位を占めていることが多いのだが。

◆いくつかの詳論

ヘルマン・ジモンの著作は、占領期にサン゠タルバンではじめて翻訳された（出版されることはなかった）。彼は一九世紀末からはやくも、当時流行中で影響力のあった休息療法に反対する立場を取っていた。彼が一八七六年からアルトシェルビッツにおいて、彼の師ケッペとともに、こうした視点から動いていたことは注目すべきことであろう。彼がヴァールシュタイン病院の院長となったのは一九〇五年のことである。この病院は彼の指示に従って建設されていた。彼が驚いたのは、この病院の建築のために働いた病人の治癒が進んだこと、そして病院の制度環境がよくなったことである。彼は一九一四年にギュータースローに到着する。また一九二三年、二六―二七年の講演で彼の理論の核心部分を披露する。彼の著書『精神科病院における積極的治療法（*Aktivere Krankenbehandlung in der Irrenanstalt*）』が出版されたのは一九二九年のことである。トスケイエスが強調しているように、この本の題名は「作業療法」でも「職業療法」でもなく、「より積極〔＝活動〕的な（actif）治療」概念を強く打ち出すものである。実際に彼はこの「積極性＝活動性（activité）の概念」を自らの理論の柱としていた。この概念は、自然主義的な観点と区別が付きにくいが、その実践においては相互関係的な活動性、いくつかの段階によって漸進的に構造化された活動性へと彼を導いていった。また彼が重要だと考えたのは責任の概念である。当時の非常に多くの精神科医の間で通用していた考え方に抗して、彼は患者の完全な非―無責任性を主張する。つねに健常な部分があるのであり、それを考慮しなければならない。したがって環境と直接に関係のある心的な表れが重要なのである。こうした表れは制度環境に条件付けられ、患者の病気以前の人格と結び付いている可能性があるからだ。このような症状こそが、治療法のもっとも旺盛な活発化により、よい影響を与える。その一方でH・ジモンは精神疾患者の心理学を児童心理学に対比する。彼は退行概念について非常に特異な考えを持ち、それをもとにみずからの再教育と教育学の技法を打ち立てるのである。ラパールが「内在性と身体化の機会原因論」（ジモンは「存在論的責任はけっして完全に消え去らない。ロゴスの現れがあるのだから」と言っていたではないか）と形容した彼の哲学的な思想は、以下のような発言へと結び付いていく。

「入院している精神疾患をもつ者が脅かされている害悪、私たちの治療法がたえず戦わなくてはならない害悪は以下の三つである。すなわち非活動、病院の好ましくない制度環境、そして病人自身が無責任であるという特権を持つことである」

したがって彼は、病院という制度環境を、治療すべき総体、つまりそれ自体が「病気」になりうる総体と見なしていた。この総体は、病人相互の、そして病人とスタッフの相互関係の領野である。たとえそれに参与する者たちが意識しなくても、この総体はつねに存在する。このような考察から出発して、後年には「行動―症状」「病人―症状」「グループ―症状」といった実践的概念が登場するのだと思われる。これらは構造論的障害を暴き出すもの、すなわち精神医学的〈集合態〉の内における交換の障害を暴き出すものにほかならない。

自分の「症状的斬首」の方法および「精神病を剥き出し状態にする」方法を正当化するため、彼は以下のように記している。

「病人がその反応の形式を変容するよう仕向けるためには、この反応は病人と制度環境の相互関係の産物であるから、この環境から発して出来事を引き起こした原因との関係で、行動を観察しなければならない（中略）。このような状況であるから、方策をとるとしたら、それは、変調をきたした病人に直接的にではなく、環境や原因に働きかけなければならないだろう。あるときはこの方策を、問題になっている地区の一般的な制度環境に向けなければならないだろうし、あるときは他の病人、看護スタッフの不適切な振る舞い、医師の不適切な振る舞い、さらには院長自身にも差し向けなければならないだろう」

ヘルマン・ジモンが推奨する治療規則のいくつかは以下のようなものである。スタッフのすべてのメンバーの協力。スタッフの教育。医師―看護師―病人のミーティングという実践。共同の臨床的な会談。精神科医とスタッフの内的抵抗の研究。病人の傷つきやすい部分には直接触れず、「生理学的否定主義」を考慮しながら、病人を防御すべく心がけること。医師と病人の闘争や拮抗という概念。病人に強くあたるのを避けるのではなく、正常な個人に要求する以上に社会的に適応した振る舞いを、体系的に開花させること。お説教くさい側面や、慈善的な側面のないような、論理的で正しい態度によって、病人を生存の自由な戦いに準備させること。病人が実現する進歩の先を行くような、拒否には至らない非許容的態度。行動障害を前にしても不安を示さないような、治療に対する楽観主義。病院の労働的機能への病人の参加の評価、などである。

ジモンは医師が「非人称的な中継者」となることで、病人が自分の運命や主観的な安楽を手に入れられるようにすることを強調していた。しかしながら医師は自分自身で参与し、病人の行動に影響を与えるような環境の要因を決定しなければならなかった。これらの努力のすべては、家族の協力と病院外の引き受け、実験的外出、生物学的治療などと結び付いている。さらにこれら全体が自由を基盤としているのだ。門戸開放、拘束なしである。

なおいくつかの興味深い特徴を際立たせておこう。ヘルマン・ジモンは労働の時間が始まる前に毎日行われるミーティングについて記述している。この例についてトスケイェスは活動の毎日の全体化という側面と、彼が「治療制度の織物」と呼ぶ、病人とスタッフの配分的側面について協調している。これは制度的ネットワークへの、すなわち制度と精神療法的行動の諸関係への道を開くものだ。制度と精神療法的行動はつねに弁証法的な結合と考えられているのだから。

モレノ（*Moreno*）は、とりわけ〈ソシオメトリー〉[18]を展開することによって、この問題の理解を深めてくれた。そのことにより、精神科病院の施設内における非常に重要な概念が多く練り上げられた。モレノが「ソシオメトリー小革命」と呼んでいたものは、そのようにまとめられてはいるが、彼がもたらしたものは広範囲の展開を要求するものである。彼も環境の積極化〔＝活性化〕（activation）の重要性に注目するが、これはヘルマン・ジモンのそれとは同じ次元にはない。トスケイェスが説明しているように、モレノはその場における（*in situ*）積極的な（*actif*）挑発を重視するが、これにより安定した、そして安定させられた状況が社会的な実験室へ移行するのである。その一方で彼は調査者とグループの共同行動という概念——これは少なくとも階層性の重圧的な側面を問題視する——を定義する。医師も役者のひとりとなるのである。「社会的現実において、それまで気づかれなかった重要な心理的ネットワークが少しずつ」発見されるだろう。だからモレノは制度そのものばかりではなく、活動の指導者をも問題視する社会療法の道具をもたらしたのである。こうした諸問題の総体は、後に制度への具現（*institutionnalisation*）と呼ばれるものの第一の側面をかたちづくる。こうして彼は、積極的で構築的な活動に到達していた。それは「表面上の方程式の構造ができるだけ深層構造に類似するようなかたちで、グループを再構築するための計画」をまとめ上げるのである。

この深層構造がソシオメトリーによって発見されたのだから、「真の永続革命」を維持しなければならなかった。モレノはこのような手続きに必要な遅さを強調する。というのも、

「たとえば現実的な実験グループとの対比で、検査《コントロール》グループを性急に構築することで、仮説を検証しようと急ぐ危

険」があるからである。

右のような言い方には、モレノにおいて大きな重要性を持つことになるひとつの要因が暗黙の内に働いている。それは自発性という要因である。トスケイェスが強調するように、グループのひとりひとりが、社会治療の高揚に自発的に参加するための適切な動機を持つまで待つことができなくてはならない。この「集合性へのグループの巻き込み」において重要なのは、間グループ的な治療の実施である。モレノは言う。

「個人の位置を完全に決定するためには、すべての個人と、個人が感情的に結び付けられているすべてのグループを考慮するという条件が必要である」

モレノの思想のこの側面、すなわちソシオメトリーの側面を私たちは重視する。というのは、これこそが精神医療の〈集合態〉の構造を修繕する可能性の基礎のひとつであると思われるからだ。サイコドラマとそこから派生する方法の問題は、集団精神療法の枠組で考察すべきだと思われる。社会的原子とかテレ[19]といったソシオメトリーの概念のいくつかは、豊かな教えを孕んでいるが、議論の余地のあるものである。それに対して、モレノがある種のアメリカの社会心理学者たち（行為論に関してパーソンズおよびクルト・レヴィン）に向ける激烈なまでの論争的な態度は、彼の理論の流動的な側面を示している。以下の文章についてどう考えるべきか。

「一九世紀と二〇世紀は相補的である。一九世紀が人類の最も低次の共通項、すなわち無意識を探究したとしたならば、二〇世紀は最も高次の共通項を発見、あるいは再発見した。自発性と創造性である」

だがここではモレノ理論の批判を考察することはしない。たんに制度精神療法の練り上げにおいて、モレノが演じたきわめて重要な役割を指摘しておきたかっただけである。

クルト・レヴィン。ケーラーとコフカ[20]の影響の下、現象学的なゲシュタルト心理学から出発し、一九三二年のアメリカ合衆国への移住後は、個人的なものと社会的なものの相互関係を強調する視点を展開する。パーソナリティに対する制度環境や文化的な雰囲気の影響を強調。環境は、パーソナリティの活動的な地帯を媒介にして人格と結合し、力動的な相互関係を持ち、さまざまな態度や行動にふさわしい意味のシステムを創造するのである。彼は社会的領野を記述する。これは、パーソナリティの諸類型の形態化において重要な役割を演じつつ、ある範囲の典型的な状況を決定するのだ。社会的領野は力動的な全体性であり、その属性や特性は、下位集合や個人のものとは異なる。社会的領野の概念は実験的な性格を持つ概念である。K・レヴィンは「社会的実験室」という用語を作り出し、諸グループやその相互関係の空間的表象を規定する。こうして相対的な位置《ポジション》のネットワークが構成され、それが多くの現象の支えとなり、グループの力学という豊饒な概念へと至る。

他方レヴィンは、社会構造のさまざまな類型の分類も提示する。権威主義的、アナーキー的、民主的社会構造などである。グループと個人を研究するに先だって、社会的領野の諸側面を、とりわけ因子分析に基づいて数学的な方法で研究する社会学を練り上げることの必要性を強調する。その実験的でミクロ社会学的な態度により、彼は「社会的実験室」の直中《ただなか》に、二つの研究技法を創設するよう導かれる。第一はセミナーであり、これは共通の問題を準備して、状況的な診断や行動のプログラムを作成しようとするものであり、そうして個人の課題が明確になり、探究と変容の活動が企てられる。決定の民主的なスタイルが支配的で、これはとりわけグループの一種の凝縮力を強めている。第二の研究技法はグループ的自己分析という技法である。これは個人がふだんは自覚しないが、集合性における衝突から生じうる一般的な問題の解決を可能にするような、さまざまな要素を追求するものである。

ビオンとリックマン。レヴィン的な潮流とフロイト的な潮流を初めとするさまざまな潮流の相互作用により、他の臨床家たちも具体的な経験に関係する理論を練り上げることができるようになった。イギリスではビオンとリックマンがそれである。再教育の治療実験の際に、彼らは一九四二年に「治療におけるグループの内的緊張」という論文を執筆する。この実験を一九四七年の『精神医学的進化』誌における講演で報告したラカンは、ビオンとリックマンが、意識化（なぜ私たちはここにいるのか）に対立する障碍の総体を、抵抗として、すなわち体系的な無視として処置していることを強調している。彼らは神経症にかかった個人の治療において、この抵抗にどう対処するかを教えたと言うのだ。だがこの実験で彼らは、抵抗をグループレベルで治療しようとする。活動の計画を作成するため、人々をいくつかのグループに配分し、仕事の対象で区分けし、相互に区別してやるのである。毎日の全体ミーティングで、それぞれのグループの進歩が調べられる。たとえば多かれ少なかれ自発的に、あるグループに参加した人々の主導力は尊重されるという具合である。この方法により彼らは、集合性（collectivité）の総体をすみやかに変えることができたのである。

ビエラ、[21] クラップマン、グループT．など。ビエラのタヴィストック・クリニックでの実験も挙げておこう。一九三八年以降ビエラは自立的に組織されて運営されている社会療法クラブを作っていた。これはグループと総体における集合性の相互関係の問題を投げかけるものだった。制度精神療法で非常に重要なものである、クラブや後の〈病院内委員会（Comités Hospitaliers）〉の問題のひとつの起源がここにある。その一方でクラップマンは、プラットの学級の技法[22]（一九〇五年）を取り入れ、病院生活を医学的思考によって秩序化された治療的時間と考えるに至った。この心理学的学級は、精神療法全般の中心に置かれ、病人は病院組織の総体においてこの療法の対象であった。このような治療技法のすべては、ヘルマン・ジモンの積極的治療を乗り越えようとする方法だったのだろうか。ジモンの方法が完全に活用されていないのだから、このような結論を引き出すのは軽率である。いずれにせよこのような潮流から始まって、ミーティングの技法、そして文化講演、サイコドラマ、映画上映などが次第に大きな重要性を持つようになった。これは心理教育でも同様である。病人たち自身と一緒に情報クラスを設置し、集合的治療の目的や技法にコメントすること、防衛機制を分析することなどである。これらすべては後に小グループの分析に通じるものである。たとえばファン・ボクスタールの社会分析、ベテル（Bethel）のグループT．、そしてずっと以後の一九六一年にはウィリアム・C・シュルツのN-グループがある。またジョルジュ・R・バックによる、グループ診療に付属する診療後診療（グループの参加者が、たとえば食事のときに、モニターなしにグループを維持する）の組織化についても指摘しておこう。また彼は、グループ生活の危険を軽減することを目的とする体系的な個人面談も確立した。こうした概念が病院の集合的生活の組織のために貴重なことは明らかである。他方、提唱者たちの文化主義的な方向性ゆえ、ある種の実践上の横滑りも生じた。これは打ち立てられた諸構造の効力をいくぶんか制限したのである（たとえば、スラヴソン[23]やフランクリンと同じようにバックも、真の精神病患者をなかなかグループ技法に受け入れることができず、彼らを「慢性の独占主義者」と呼んだりしたのである）。

H・S・サリヴァン。[24] 文化主義や自我心理学という踏み誤った領域、とりわけアドルフ・マイヤー[25]の分析や個別的な総合の路線に位置付けられるものの、H・S・サリヴァンの重要性を指摘しておこう。彼はとくにメリーランド州のトーソンで仕事をした。彼は、相互関係的力動論やパーソナリティの概念から出発して、精神医学の問題を全般的にあらためて表明しようとした。この場合パーソナリティの概念は、間人格《パーソン》的な関係の比較的安定した形として提示されている。実際のところサリヴァンの目にパーソナリティは、人が通常考えるよりは、空間において統一性や限定度も少なく見えたのだ。彼は病人との最初の面談の重要性、つまりある特定の病人との出会いにおける、自発的かつ日常的な介入の重要性を強調する。この出会いの様式が諸症状の布置の修繕に与えるインパクトを研究したのだ。こうして彼は、精神医学の日々の実践や、協力者の研修を理論化する可能性をきわめて重視した。

この理論化のすべての側面を詳説することはできない。残念なことに、理論上の厳密さが欠けているため、さまざまな妥協や、実践と理論の分裂の可能性が開かれてしまっている。しかしながらサリヴァンが働いていた制度の治療的価値は大変豊かなものである。ただし制度の厳密な意味で構造論的で無意識的な次元は見逃してしまったのだが。

スタントンとシュワルツ。[26] サリヴァンはとりわけチェストナット・ロッジで三年間働いていたスタントンとシュワルツに影響を与えた。ジャンティス[27]が言うように、

「しかしながら、多くの場合、彼らのきわめて真摯で、とても繊細で鋭いところも多い研究は、制度の『間人格的関係』の記述や一覧表へと流れていく。構造論的な手続きが現れても、それは『情報』や『コミュニケーション』の偶然に触れるためである。つまりきわめて明らかな上部構造のレベルにつねに留まるのである」。

その結果として彼らは、制度的機能の真の分析に踏み込むことはけっしてなかった。だが彼らの仕事が重要なのはそうしたレベルにおいてではない。実際彼らの仕事は資料として大きな価値を持っている。ラカミエ[28]が報告するところによれば、一九五四年の〈メンタル・ホスピタル〉についての彼らの研究は、責任をもって受け入れられた病人だけでなく、治療関係に直接あずかれなかった他の病人、さらにはスタッフそのものにもある抵抗の問題に注意を促し、「看護の柔軟性と個人化」の原理を示していた。その結果、治療をきちっと成功させるためには、スタッフの抵抗を理解することが重要になる。彼らは以下のような最重要なことがらを確認したのである。「病人が解体〔=解離〕するためには、治療環境が解体するだけで十分である」と。ラカミエが言うように、

「同じ一人の患者や病人に責任を持つ二人の治療者は、ものの見方や症例の取り扱い方においてひそかに意見を異にし

ており、その結果病人は興奮し、錯乱する。もう一度言うが、このことは、いくつかの例外を除いて、精神病者の分析的精神療法が集合的な営みであるということを示す」。

サントンとシュワルツの「ミラー・イメージ構造」に触れながら、ラカミエは精神病的転移の問題に立ち返り、「重要なことは、精神医療の環境が、精神病を根本から利用しようという誘惑に屈しないことである」と結論するのである。

こうした諸展開を刺激したのが、一九〇九年のユングとフェレンツィを伴ったフロイトのアメリカのウスターの訪問であることは非常にありそうなことである。その後の数十年の間に精神分析は、公的制度における精神医学の実践と、多かれ少なかれ筋の通った接続を生み出していく。たとえば一九三三年の『アメリカ精神医学協会（*American Psychiatric Association*）』誌は、精神疾患者への治療における精神療法の問題の研究を特集する。また一九三六年にヴェンダーとシルダーはこの方法を応用して、小グループの構成へと向かう。この流れでは、一九三四年にスラヴソンがニューヨークで児童グループの技法を導入する。そして一九三七年にはガブリエルが、児童たちとともに、討論グループを作るのである。

一九世紀。だがこれらすべては、一八世紀末から一九世紀初頭の人間化の第一波の遠いこだまにほかならない。このこだまは無限に反響し、きわめて散逸したかたちではあるが、より具体的な新しい構想に組み込まれていく。それはピネルとその仲間たち、たとえばイタリアのキャルージ、イギリスのテュークやオコノリー、アイルランドのハラランやドイツのレンチェルマン、ヤコービ、ケッペとライル、ベルギーのギスラン、ノルウェーのH・メイヤー、北アメリカのB・ラッシュやエディ・レイなどである。またフランスではエスキロール、ルーレ、ヴォワザン、フェリュスなどがいた。ピネルは以下のように主張する。

「憂うつ症の病人の悲観的な観念をうまく晴らしたり、さらにはその観念の悪しき連鎖を変えたりすることができるのは、薬よりも、むしろ精神《モラル》的な方法、とりわけ積極的な没頭によることがずっと多い」

エスキロールは「現実の熱情を想像上の熱情に」置き換えることを推奨する。一八五〇年頃には、ルーレ[29]が、病院生活での処置方法について、さまざまな作業を記述している。サン＝タンヌやビセートルの農場、麦わら帽子の製作など、また、〈施設〉内においては、文盲の人のスクールや、合唱隊や運動グループなどの研修の奨励などがそれである。（ナントの）ブーシェは病人の大部分が、病院の完成や整備に協力するよう取り決め、入院患者の大部分が作業に情動的に参加することにより、こうした企画が最高度の治療的価値を持つことを強調する。その後は、すでに指摘したように、こうした試みは後退していく。それはあまりにも厳格な器質論的視点が登場し、一九世紀後半のすべての医師たちに染みこんでいったからである。その結果、フィラデルフィアのヴァルニチェフが一八七五年に、またフランスのシャルコー[30]、そして休息療法などで、隔離の手続きが取られることになる。ドメゾン[31]、トスケイエス、ポメルによる、一九五五年の『百科事典（*Encyclopédie*）』所収の「治療機能」についての論文で著者たちは、一九〇〇年のパリの学会において（ドイツのCl・ナイサーとロシアのセルブスキーの主導の下）重要な成果を収め、賞賛された。病人が、他の病人と同様にベッドに寝ることで、彼らと同じ尊厳を得たと言うのだ。このような施設に当時入院していた病人の六〇パーセントがベッドに寝ていたことが誇らしげに語られた。デジュリーヌ[32]とその学派は、神経症者の隔離による厳格な精神療法を打ち立てた。セリゥーが一九〇三年に「警鐘」を鳴らしたが無駄であった。当時の精神療法の考え方では、この活動は病人に対する精神科医の直接の働きかけという視点でしか考察されていなかったのだ（ベルンのデュボワ、デジュリーヌとその学派、ジャネ）。

一九四〇年以降のフランスにおいて。フロイトは、フランスではようやく一九四〇年の戦争以降に、少しずつ精神医学運動に浸透していった。これは部分的にはフランス語訳の信じがたい遅れに基づく。メラニー・クライン、カール・アブラハムなどの、他の作品はさらに遅くなる。これは精神医学の実践の発展に影響する文化現象である。おそらくこれは、「精神医学と精神分析の関係」がステレオタイプ化されてしまったという問題のひとつの理由であり、この二つの学問が自立しているように見えるのもこの翻訳の遅れに基づくが、それ自体がきわめて執拗な排外主義の発露である。そもそもこの問題は精神医学の領域を越えるもので、私たちの仕事の助けにはなってくれない。このような文脈でこそ、アンリ・エー[33]が、ラカンが好んで繰り返すように、「開化をもたらす作品の職人」として、現れたのである。実際のところエーは、リュシアン・ボナフェ[34]とピエール・フーケを中心とする一九四四年の『医学・心理学年報（*Annales médico-psychologiques*）』誌に出された重要な諸論文（「〈精神医学〉における理論的問題と扶助（assistance）の問題の連帯についての覚え書き」）から出発する。これはショラン、バルヴェ、トスケイエス、ボナフェとのサン＝タルバンのグループ研究（ジェヴォダンのグループ）を延長したものであり（モンペリエ・フランス語圏精神科医会議（Congrès des médecins aliénistes de langues française de Monpellier）におけるポール・バルヴェの発表も参照）、一九三六年以後のジョルジュ・ドメゾンによるフルーリ・レ・ゾブレにおける変形の作業もあったが、アンリ・エーは、非常に多様な出自の精神科医たちの集会を今日に至るまでたぐいまれな粘り強さで組織し、出会いや対面を促した人物であり、これがこの三〇年の歴史において画期的なものとなっていた。多くの中から取り上げたいのは、一九四五年、一九四七年、一九五一年のボンヌヴァルの〈国際精神医学研究会（Journées psychiatriques nationales）〉から一九六七年の〈フランス精神医学白書〉にいたる活動である。またその間の一九五〇年に、〈第一回精神医学国際会議（Premier Congrès International de Psychiatrie）〉を開催するにあたって、彼がきわめて積極的に寄与したことも忘れてはならない。読者には『精神医学的進化』誌の報告を参照いただきたい。この新たな実験が結晶化する地点をいくつか挙げておこう。サン＝タルバンのF・トスケイェス、ルーアンのL・ボナフェ、リヨンのJ・バルヴェ、トゥルーズのA・ショラン、オルレアンのG・ドメゾン、ヴィル・エヴラールのP・シヴァドン、ヴィルジュイフのL・ル＝ギヤン、ラヌムザンのH・ユーバーシュラーク、オーリヤックのH・トリュビアなど、そして、最近の人物としては、グルノーブルのR・ミヨン、ヴェルサイユのPh・ケクラン、パリ一七区のPh・ポメル、マルセイユのM・デピノワ、ヴィル・エヴラールのシェニョ、クレルモン・ド・ロワーズのJ・エーム、サン＝タルバンのY・ラシーヌとR・ジャンティス、ブロワのD・ロトベール、クール＝シュヴェルニ〔ラ・ボルト病院《クリニック》〕のJ・ウリ、バッサンスのH・ヴェルモレル、エタンプのPh・ラパールなどがいる。足早で不完全な列挙になったが、精神医学の実践を変えた多くの実験の拡張を示すものである。

これと並行して、多かれ少なかれ一次的な諸グループが構成される。それらは理論を深めるうえでも、精神医学の公式の方向付けのためにも非常に重要であった。〔例を挙げれば〕G・ドメゾンを中心とする「セーヴル・グループ」。その報告は、一九五八年の『精神医学情報』誌の五月号と一二月号にある。「サン＝タルバン・グループ」（一九六一年七月一六日から一七日の会議、および『サン＝タルバン精神科病院の看護スタッフの技法報告』誌の一九六一年一二月号および一九六二年六月号を参照）。『フランスグループ精神療法協会（société française de psychothérapie de groupes）』による作業グループ（一九六三年七月一八日から二一日のミラノでの「第三回グループ精神療法国際会議」の報告）、P・ドゥシネを中心に、ドローネ夫人を長として一九四七年に創立された「クロワ・マリンヌ精神衛生協会連合（Fédération des groupes d'études et de recherche institutionnelle）」の存在を示す数多くの仕事などがある。また一九六〇年から一九六六年まで、G.T.P.S.I. と呼ばれた活動の一環として定期的に行われた作業グループについても指摘しておこう。これは一九六五年にS.P.I.（制度精神療法協会）を創立し、紀要も出している。この運動に近接したものとして、一九六五年に創立されたF.G.E.R.I.（制度的研究およびリサーチグループ連盟）が紀要『研究《ルシェルシュ》（*Recherches*）』を出している。

真の意味での合言葉がこの時期に刻まれている。『精神医学情報文献（*Document de l'information psychiatrique*）』誌を発行したP・ベルナールは「グループ的精神医療に基づいた、病院における社会生活の治療的組織」を強調している。つまり治療グループは「生活そのものになるべきであり、不自然で、あまりにも強制されたように見えるものになってはならず」、「さまざまな活動の種類の」真の意味での「複数性」を整えなければならないと言う。ドメゾンは、病院を再構成して「活動の臨床」という実践を可能にしようとし、この病院という世界は、病人が「自分の葛藤の備給を」容易にするような、治療的なものとならなければならないと言う。このことは、病院の社会学的分析によって、「その本質的構造にまで入り込む」ことを必要とさせる。こうして彼は病院のカーストや儀礼を伴った上部構造、さらには地区といった下位グループの構造も研究したのである。彼は言う。

「全員が病院を、さらには精神科病院一般までをも取り扱うことができなくてはならない」「あるときはすでにある構造を使い、それに自律性や具体的な生を与えなくてはならない（中略）。究極の目的は病院全体を感染させることである」

ドメゾンにとって病院は現実的に葛藤の除反応[35]の機会となりうるものである。彼にとって精神的治療の務めは、幻想《ファンタスム》の世界ではまったくなく、なによりも病人の現実的で具体的な活動において展開することは強調しておこう。

また強調しなければならないのは、ドメゾンと〔Ph・〕ケクランこそが、一九五二年の『ポルトガル精神医学紀要（*Anais portugais de psichiatria*）』誌で「制度精神療法」という言葉を導入したことである。

この短い論考では、この戦後の一時期を画したことすべてを完全に俯瞰することはできない。いくつかの参考文献のみを挙げておこう。まずは一九五五年の『理性《レゾン》（*Raison*）』誌の第七号と第八号におけるボナフェの論文、そして、一九六五年三月のセール・シュヴァリエの学会における、階層性をめぐる議論がある。それにはボナフェや〔R・〕ミヨンなど多くの実践家が参加した。ボナフェはたとえば次のように書いている。

「私が思うに、〈集合態〉の構造、そこで取り結ばれる諸関係のタイプをごく注意深く研究し、とりわけひとりひとりの役割、つまりあるタイプの能力の代表者としてのひとりひとりを、きわめて一般化されたかたちで、最高度に意識化することをめざす点において、進歩できるのである」

だが精神医学の実践の根源的な変容を目指しながら、こうした努力は総体としての看護スタッフ（これこそおそらく制度精神療法のもっとも独自な要素であろう）の参加なしでは続けられなかったし、精神医学の理論の批判的な練り上げも必要だった。これと連関して、看護スタッフの養成が非常に幅広い段階で企てられた。それは学位を作ることに始まり、また一九四九年からはC.E.M.E.A（積極的教育法の訓練センター）の研修が組織された。それを指揮したのはドメゾンとG・ル＝ギヤン夫人であり、さらに一九六八年には看護学校が作られる。それまでには、たとえば短期間ではあったが一九五八年の「精神科病院のスタッフの友好者連盟」やサン＝タルバンの「文化協会」など、さまざまなグループがあり、病院間の相互交流を容易にしていたのだ。トスケイェスが指摘するように、一般的な考えは以下のようなものである。

「グループ的な状況から出発して、看護師とともに働かなければならない。そこでは医師と看護師という階層的な序列が変容するのだ」

これらの実験は、おなじ意図に基づいているが、たがいに異なる作業様式を作り上げた。このことを背景に、精神病の精神分析理論が、ときには非常に異なった方向へと分岐して展開していった。これはさまざまな分析の学派への分裂と関係しているが、応用領域の構造論的多様性のゆえでもある。R・ディアトキンとルヴォヴィッチ、J・ケザンベールとE・ケザンベールによって代表される潮流（とりわけ分析的なサイコドラマを発展させた）、P・C・ラカミエによって代表される潮流（「入院させられた統合失調症者の社会病理学」の問題を導入）などがある。また同様に――そしてこれは制度精神療法の理論の練り上げに最も重要であるが、J・ラカンのきわめて濃密な批判的研究がある。これと近い目的を持つジゼラ・パンコフ(36)が精神病の精神療法にもたらしたものは、私たちの日々の実践ときわめて具体的につながっている（たとえば、彼女が「精神病への根源的な接近は、空間的諸構造の内にある」と主張するときがそうである。また精神病の分析において、「まずは構造化の作業を確保するために設備費を費やす」必要性を説くときもそうである）。

要するにジャン・エーム(37)が強調しているように、

「制度療法に特徴的なのは（中略）、（法的＝経済的網目の上に現れる）無意識の表現であり、この無意識の不完全性は、精神医学の看護の場における現代社会の矛盾の現実にほかならない（であろう）」。

歴史的な手続きの総体と、制度精神療法の領域をより明確に確定するためには、フィリップ・ケクランの「制度精神療法」という論文を読むこと、あるいは読み直すことを読者に勧めるのが適切だと思われる。この論文は簡潔で明瞭な文体で問題の総体を示してくれている。ここではいくつかの突出した特徴を提示しておくにとどめよう。

［…］「制度精神療法は、その主導者のひとりひとりがこだわる哲学的構想や精神療法の学派によって、そしてまた、彼らが活動させられる制度の本性そのものに応じて、容易に変化する形式をはらむ……」。私たちは病人の搾取の新たな形式に立ち会った。精神医学は観察者ないしは活動のオーガナイザーの役割を演じていた。アトリエの数や管理は、長である医師とそのサービスを尊重し、それゆえに治療の目的を見失わせてしまうほどであった。概念体系の練り上げに着手し、一方では経験的な行為によって得られた結果を説明し、他方では、制度における精神療法の技法の基礎を打ち立てる必要があった」（傍点ウリ）。［…］「現在ではすべてのサービスが固有のアトリエを持ち、気晴らしのためのシステムを備えていたとしても、制度精神療法が包括的なシステムであり、病院全体がその方向で組織されるべきことは指摘しておかなければならない」

［…］「だから重要なのは何よりも、病院の看護の道具が、サービスの長と病人の個人的な関係だけを可能にするのではなく、私が水平的と呼ぶ方向で、あらゆる系列の関係が打ち立てられなければならない。病人は、医学的指導のネットワークに組み込まれなければならない。このネットワークは、もちろん行政スタッフや一般的な事業を含めた、施設のすべてのメンバーを含まなければならない」

［…］「このような看護チームの結束は、それを活性化する医師が、治療者それぞれと個人的関係を持つことを含んでいる」

［…］「治療者が、自分自身を問題視するような均衡を欠いた応答に接すれば接するほど、不安はますます危険なものとなり、深まっていく」

［…］「看護師は、治療者としてのおのれの状況によって組み込まれる〈逆転移〉を意識しなければならない」

［…］「このことは、環境を真に支配すること、究極の寛容、そして非常に束縛的なグループ・ミーティングの濃密さ

などを医療チームに要求する」

［…］「実験によれば、何人かの看護師は真の治療行為の能力を持ち、そうした人たちと接触することで、他の看護師は成長したり、より害の少ない行動を取るようになったりする。スタッフ全体がこのように少数者の行為の恩恵を受けるのである」

［…］「治療者はたんに医師と病人の媒介者ではなく、演じるべき特定の役割を持つ治療者である」（傍点ウリ）

［…］したがって、すべての制度的システムが制度精神療法で価値を持つためには、それは消えるべきもの、別のシステムで置き換わるべきものと考えられなければならない。そしてこの別のシステムもまた出会いの場という特定の機能を一次的に持つことになる。そこではいくつかの関係的な運動が解釈されうるのだ。要するに、病人の状況は分析的状況と可能なかぎり近似したものとならなくてはならない。この状況において病人は諸対象に取り囲まれ、それと関係を持ち、それに対してあらゆる防衛システムが現れてくるだろう。これらの対象は、病人の幻想の練り上げに諸形式を与えうるに十分な動性と不明確さを維持しなければならない」

［…］「個人化されたそれぞれの媒介は、それ自身のために、よそよそしい身体とならなくてはならない」（傍点ウリ）

いくつかの理論的指摘

ある観点から見るならば、制度精神療法は、作業が可能になるために必要な条件を練り上げること、と考えることができる。

かなり大きなエネルギー量を要求するが、制度精神療法は、精神療法の作業そのものと混同してはならない。そのような問題の捉え方はその分析を歪めかねない狭い見方である。しかしながら制度精神療法はいくつかの批判をうまくなし遂げるために便利なこともある。この方向で良質な研究が進展した。たとえば「制度的神経症」についてのラッセル・バートンの論文、ラカミエの「制度的看護」と「特定の治療」の区別などがある。ラカミエはこの二つを明確に区別するとともに、両者のつながりも説明しようとする。

このような立場から出発して私たちは、一五年ほど前に「病理形成」の概念を導入した（これはビルンバウムから借用したものだが、彼はこれをまったく別の意味で使っている）。この用語で私たちが示そうとしたのは、スタッフと環境の相互関係から帰結する病的なもののリストである。その分析を展開する過程で、この概念が一種の操作子であり、内因的性格はどのようなものかをよりはっきりと表すことが確かめられた。ここで、現象学的還元にも似たこの手続きの、きわめて複雑な問題が生じる。中核精神病と性格付けられた主体の制度環境と、周縁的精神病（クレッチマーの辺縁精神病[38] « Randpsychose »）と性格付けられた、主体が持ちうる連関を位置付けるだけで十分であろう。このレベルにおいては、「反応」概念の名の下に分類できるさまざまな側面を区別することができる（たとえばロペス・イボール Lopez Ibor 参照）。したがって少々単純だが便利な言い方をしてしまえば、制度精神療法とは、精神病的プロセスを見分け、よりよく治療するための方法だと見なすことができるだろう。この水準に留まりつつ、いくつかの事実を確定しておこう。

①躁うつ病の循環的な要素は、制度精神療法によって影響されないようにも見える。それに反し制度精神療法は、このレベルにおいて、当時者とそれを取り巻く人々の参加を伴う行動を可能にする。たとえ感情調整薬やショック療法やリチウムなどを使用しようと同じことである。「制度的システム」の直中におけるこうした療法の活用は、多数の焦点を持った転移関係を創出し、多くの場合、病因的なファクターしか見られなかった場において、象徴的構造や支えを描き出すことを可能にする。たと

えば、母親との関係における媒介、父親との関係のコントロール、姉妹や兄弟との関係の制度への具現などである。

②妄想性統合失調症者との直接の関係において、多量の転移が起きることはつねに危惧すべきことである。それゆえ「表面上の」進展があっても、妄想性統合失調症者との関係を持続的に見張っていることが必要である。しかしながら欲望とその出現の問題系は議論に値する。精神病的関係のショートカットを避けるためには、こまごまとした実践について、病人を十分に構造化された制度的システムに送り込み、精神病的関係によって誘導される道程の標識を打ち立てることができる。

たとえばクール＝シュヴェルニのクリニック〔ラ・ボルド病院《クリニック》〕に入院している妄想性統合失調者の女性の歯並びが、隣の市での歯科治療を要する（そしてそれが精神療法ともなる）ようなものだった。費用の見積もりは、当事者の当時の財力を大きく越えるものだった。私たちは彼女が属している小グループ（「基本治療ユニット[39]«U.T.B.»」）に問い合わせれば、何ができるか一緒に考えてくれるだろうと言った。たとえば中央調停委員会（C.P.C.）に彼女を送る。この委員会そのものが、とりわけ連帯支援の資金を管理している〈クラブの財政委員会〉に所属しているからである。その一方で、彼女は隣の市に向かう手段（運転手の運行表など）を与えてくれる「常設窓口」に問い合わせなければならない。その市には彼女の知り合いの青年がいた。かつては彼と一緒に住んでいたのだが、今では彼はある精神医学の機関に入院している。彼を訪問するには、彼女は市（クロワ・マリンヌ）の社会福祉課の代表者に問い合わせなければならない。その代表者はくだんの青年をクロワ・マリンヌの施設に泊まらせたことがあるのでよく知っていたからだ。付け加えなければならないのは、結婚の計画が進行中であることだが、これは仕事と住居が見つからなければ実行され得ない。そのために彼女はクラブの一部をなす〈再就職委員会〉と連絡を取る必要がある。

歯の問題（精神病者にとってのその幻想《ファンタスム》としての重要性は周知の通りである）は、支えとして役立つ具体的な一種のネットワークを起動させる。出会いと契約の機会である。これは、自閉症的な迫害妄想を生き、閉じこもりがちなこの病人においてきわめて重要である。一見表面的な精神療法的出会いによって動き出す道に合流するため、彼女はみずからより積極的な生物学的治療を要求する。

興味深いのは、個々の具体例において、このようなネットワークを広げる可能性に限界がある点に注目することである。この限界はそもそも時期や施設の構造によって可変的である。たとえば、中央調停委員会に問い合わせるためには、常設窓口があって機能していなければならない。言い換えるならば、常時の迎え入れがなければならないのだ（このようなルートに立ちふさがってくることがある障碍物は、制度的構造の再編成の機会、すなわち制度化のプロセスでなければならないことには注意を要する）。

フロイトが「終わりある分析と終わりなき分析」と呼んだものとの類比で語るならば、分析のプロセスがぶつかる「岩」〔＝障碍〕という限界を「制度的岩」として規定することができるだろう。この概念は、実験が行われた施設の類型をはっきりさせることができるという利点があるだろう。他方これは、現在存在する制度的システムにおける代謝可能な量という概念の導入を可能にする（これは一方では設備の様式により変化する現実の要因に依存し、他方では病人自身に所属する幻想的要因に依存する）。この観点からすればそれぞれの病人には、制度精神療法によって暗黙の内に代謝可能な一部分が備わっており、残りの部分が内因的なものに結び付くと言えるだろう。これがある角度から見た制度精神療法のひとつの側面である。

これらすべてのことは、それまでの生活の偶然に導かれた人格のそれぞれを考慮する必要性（それは総ての医学的技法にもある）とはおよそ矛盾しない。これは容易なことではない。それはスタッフの負担の過剰や欠如といった問題だけではなく、人格という概念そのものにおいて問題になっていることのために容易ではないのだ。実際のところ重要なのは（一般的なもの、〈集合態〉の次元にある）個人に立ち向かうことではなく、特異なもの（singulier）の次元に属する何かに立ち向かうことである。これこそが主体がある、ということを可能にする。このことは〈他人〉との出会いにおいて、最も近しい者が最も遠い者でもある謎めいた次元（ブランショ参照）が維持されることを要求する。グループや〈集合態〉のほとんど自然な機構に対して戦うために、恒常的な警戒が必要である。というのもこの機構は生命に不可欠なこの次元を押しつぶしてしまうからだ（「死の本能？」）。

このことはラカンの表現を使えば、より分析的に説明できるだろう。問題になっているのは、シニフィアンのネットワークから出発して「対象ａ」を「迎え入れる」こと、そうでなければ、転移的な領野を創出しうるものを「迎え入れる」こと（誰かを見ないことは、その人の言葉を聴きたくないということと同じではない）なのだ。だから制度精神療法は多くの焦点を持つ転移的領野の創出を可能にするものと定義することもできる。このことが精神病者を治療するのに必要であることはよくわかっている。たとえば慢性の統合失調症者は、パリに部屋を、ブロワに仕事を持っていながら、入院させられることに安楽を感じる。これはシニフィアンの流通や場を再創出するからだ。

こうした転移的領野、人格的道程、出会い、選択の可能性などが創出されうるためには必要最小限の条件がある。いくつかの原理を挙げよう。

——歩き回ること〔＝通行〕の自由。
——具体的に構造化された場。すなわちアトリエ、奉仕活動（台所など）。
——〔施設の〕出入りについての、容易に見直し可能な契約。
——象徴的グリッドや諸媒介を備えた永続的迎え入れ。

これらすべてのことは、人工物をたえず整理すること、すなわちこの原理を応用することを妨げかねないものをすべてたえず除去することを要求する。当事者（たとえば台所においては食糧や設備の購入のための同数委員会）が責任を持って行う具体的な管理システムによる「社会心理的コンプレックス」の分析。役割や地位の弁証法。サルトルが「脱全体化された全体性」[40]と呼んでいたものを実現する「空虚な場」「多孔的な場」（フェリックス・ガタリ参照）など。

したがって、制度精神療法は一種の生の表面（*surface*）を創出することを可能にする方法である。K・レヴィンの「社会的領野」やL・ボナフェの「意味の領野」という概念ですら近似的なものでしかないような、相互関係的な生地なのである。私たちとしてはむしろ、F・トスケイェスやR・ミヨンに同調して、ウジェーヌ・デュプレエルが展開した補完的諸関係のミクロ社会学の概念に従いたいと思う。さきほど説明したようなさまざまな中継や状況の連鎖的反響がその例となる。デュプレエルは以下のように主張する。

「社会集団の実存や一貫性の度合を高めてくれる者は、否定的な社会関係の不在ではなく、それを抑制する補完的関係の力である」

トスケイェスが指摘するように、この概念はスラヴソンが「共同活動の過程における間接的関係」と呼ぶもの、そしてモレノが描いた「テレ」の現象（社会的引力の要因）に近づく。だがデュプレエルの記述の利点は、道程を切り開くために制度的構造において作動しているものをすべてきわめて具体的に追跡できることにある。このことはまた私たちがつねに本質的なものとして提示してきた機能、すなわち迎え入れという機能を記述するのにも役立つのである。

実際問題になっているのは、トスケイェスが「制度的な網」と呼んだもの、すなわち生き生きとして具体的だが厳格ではない（この点で儀礼やコードや法とは異なる）ネットワークであり、これが一次的に「間接的な補完性の布置」を創出する。このような繊細な構造、つまり施設に入るひとりひとりに非常に的確に適応できる構造を保持するためにこそ、私たちはこの迎え入れの機能を、接待嬢のような人物はもちろん、あまりにも安定した迎え入れ委員会という形で固定することはしない。この次元においてこそ、F・ガタリが「斜行性（transversalité）」と呼んだもののひとつの側面を理解することができる。「斜行性」とは、

> 「グループにおいて、ピラミッド式の階層化や、メッセージの不毛な伝達様式を生み出すような構造とは反対で、それを補完する次元のことである」。

この斜行性の概念がより深く理解させてくれること、それは、

> 「超自我の『迎え入れ』の与えられ方の修繕である。そのため迎え入れを「イニシエーション」的なものに変容させ、社会的要請の意味を空洞化させる。社会的要請は、去勢をもたらす種の手続きに盲目で、他のものに目を向けないからだ」。

「補完的諸関係」「斜行性」といった概念をここではこれ以上展開できないが、これらは制度精神療法において非常に重要だと思われる。私たちは「斜行性の係数」という概念も打ち出して、私たちが〈集合態〉の直中で日々創出している、多かれ少なかれ一次的な下位集合を区分けしようとした（ミーティング、空間の修繕、小グループの創出、各人が配置される布置の研究や変更など）。

こうしたいくつかの指摘は、私たちが「制度」とか「制度への具現」という言葉で理解していることとたえず関係付ければ、よりはっきりしたものとなるだろう。G・ミショー[41]はこの「制度」という言葉を定義するにあたって、日常語でこの語が担う多少矛盾した多くの意義と区別しようと注意している（ギュルヴィッチ[42]は三〇ほどの意味を区別している）。ミショーが述べているところによれば、

> 「『制度』とは〈集合態〉によって練り上げられ、そしてその存在を維持するため、どのような性質のものであれ、交換の機能を保証するような構造である（中略）。制度が交換の機能を保証せず、『惰性』と呼ばれる現象のため交換をブロックさえすることも、ときに観察される。グループは、制度を創出するときはそれと調和するが、グループが進展すると、『その要求』が変化する。グループが制度を変化させないと、制度はその機能を引き受けられなくなり、グループにとって疎外的なものとなる（中略）。小さなグループにおいては、ひそかな要求に対応する新たな制度を創設しな

ければならないことも多い。このひそかな要求を暴き出さなければならないのだ（中略）。そのときグループの要求は、交換を立て直すための諸媒介のシステムの創出を必要とするようなものとして現れる。このシステムを通してこそ、グループと諸個人の関係が作られるのである」。

〈集合態〉、グループ、そして制度の間の、非常に重要と思われる区別を強調しよう。残念なことに非常に頻繁に起き、私たちの仕事の本性をも危機に陥れてしまう、「施設」と「制度」の意味の漸次的変化を妨げようとして、トスケイェスはつねにこのことを強調していた。私たちが「制度への具現〔＝制度化〕」という言葉で意味していること（これはたとえばバザーリア[43]が使用していた反対の意味とは区別しなければならない）もよりよく理解させてくれるだろう。

この点については、一九七〇年一〇月の『精神医学情報』誌のエレーヌ・シェニョの論文（「精神分析と制度精神療法」）の存在を示しておくことしかできない（文体や内容のゆえ、要約はおよそできない）。以下の文章を引用しよう。

「『制度』に優位を与える厳密な機能のシステムによって、精神病者の治療をさらに推し進めるためには、わずかでもよいからその再創出に、つまりその永続革命に場を与えることが必須である。私たちはそれを制度への具現（*institionnalisation*）と呼びたいと思う。制度への具現が通用するためには、制度内で起きることについてのやはり永続的な分析が必要である。さらには、見かけは開かれた病院であろうと閉じられた病院であろうと、あるいは自由主義的なシステムであろうと権威主義的なシステムであろうと、精神科病院の世界の現実的な閉鎖が、動きも穴もない膜のようなものによって受け止められていないときに起きていることの永続的分析が必要なのだ」

制度精神療法において使用されるいくつかの要素についての詳論

私たちの制度的作業において役立っている「諸要素」をそれぞれ詳しく論じ直すことはできない。この主題について書かれた多くの論文や著作を参照すれば十分である。私たちとしてはむしろ、曖昧なままであったり、あるいは少なくとも背景に留まってしまったりしているように思われるいくつかの側面を解明しようと考える。

◆ミーティング

ミーティングとグループは区別する必要がある。この区別はたとえばG・パルマッド(44)の社会心理学的な研究にきわめて顕著に見られる。ある種のミーティングは、別の場所で起きていることと結び付いていなくても、ミーティングたりうる。これは危険というのが言い過ぎならば、少なくとも時に危ういものである。このようなものが溢れかえると、制度的な病に陥ることになる。「ミーティング病」である。しかしながら、うまく進んでさえいれば、たとえつながりが明確に見えなくとも、ミーティングはグループと、そして〈集合態〉において起きているすべてのこととなんらかの関係があるのだ。そうすれば、命令的ミーティング、グループ・ディスカッションのミーティングなどが区別できる。パルマッドが言うように、

「グループ・ディスカッションのミーティングはグループと問題の関係をとくに中心主題とする」(中略)さらに戦略的ミーティングもある。これは「もめ事における対決的振る舞いが(中略)両立性の探究とともに実現するもので、そ

して場合によっては、この補完的な動きが新たな振る舞いとして表れうるのだ」。

こうして彼が強調するのは、ミーティングについて考察するには、

「その混合的現実の視点、つまり性格付けと振る舞いという二つの現実の混合的視点」（性格付けは情報の組織化である）」

を取らなくてはならないであろうということである。

こうしたすべてのことは非常に重要な形式的側面であるが、より明確にしなければならないだろう。別の視点からは、「スタッフのミーティング」（フォラン、ボナフェ）、「別館でのミーティング」（ドメゾン）、「地区の技法委員会」（ベレ）、「チームのミーティング」（バルヴェ）などもある。全盛期には「反ミーティング」についてさえ語られたものだ。

異なった観点からR・ジャンティスは、〔カール・〕ロジャーズ[45]的なグループに対する批判的考察から始めて、K・ビューラー[46]（一九三三年）が区別した「語られる現れの三つの側面」という、非常に興味深いと思われる考え方を活用する。

「［…］介入の表現的側面。この側面は語る者の言表として拾い上げられる。

［…］促しの（*appellatif*）側面。これは語る主体を三人称的に客観視し、その言表をグループ（語りかけられる相手）へと送り出すものである。

［…］表象的側面。これはメッセージにおいて、言表者やその受け手への指示を弱め、その内容（語られること）を際立たせるものである」

これらの機能はそれぞれ、ヤコブソンが情動的、指示的、動能的と呼んだものに対応し、ヤコブソンはさらに交話機能[47]（これはミーティング・グループでは重要だと思われる。というのも、それこそがコミュニケーションそのものを中心とする接触を保証してくれるからだ）や、（メッセージを中心とする）メタ言語的、ないしは解説の機能をも付け加えている。

やはり言語学的概念から出発して、Cl・ポンサンはまったく異なった観点からミーティングの問題を論じる。彼が立てる仮説はより一般的な価値を持ち、ミーティングのみならず、〈集合態〉にも当てはまる。この仮説は「言表」と「言表行為」（ラカンが分析理論でこれを非常に適切に使用したことは周知の通りである）の区別から練り上げられている。ポンサンは、行為遂行的および事実確認的という名の下に理解されている事柄を取り上げる。行為遂行的とは「言表行為が言表に残す刻印として」定義される。他方事実確認的なものは「行為を遂行せず、それを指示するだけである」。言い換えるならば行為遂行的とは、

「テクストにおける（言説を分節する）行為の実存的な徴や徴表であり」

事実確認的とは、

「注釈の注釈」

であって、これが創出するものは、

「注釈や反復や表象の領野であり、そのときそれは自己表象の形式を纏う。おわかりの通り、社会心理学的技法の総体はこの注釈と反復の領野、ハイデガーがおしゃべりと呼んだものの領野に属している」

このような考察からポンサンが提唱するのは、

「グループの言説において、言語学者が行為遂行的と呼ぶものの出現条件を検討すること」

であり、これこそがミーティングにおいて本質的であろう。こうしてポンサンはミーティングの諸類型を分類し、

「あるミーティングにおいて、行為遂行的なものや、その使用や出現などは、ミーティングのレベルでの契約の存在段階や分節の段階を示してくれる。あるいはなにも契約が結ばれていないことを示すことが一番多いのだが」

と説明した上で、彼は事実確認的なものは、

「生産過程への、言表行為の主体への関係を完全に」

隠蔽してしまうと指摘する。

本稿では、こうした記述的仮説の微妙なニュアンスをすべて取り上げることはできない。たんに具体的な問題系への指示としてポンサンの言葉に付け加えることとして、以下のことがある。すなわち今考慮すべきものである精神病者の領野は、言表行為の領野という用語で記述されうるが、これは私たちが先ほど触れた〈集合態〉の領野と〈契約的に〉接合しなければならないということである。

だがこのポンサンの契約についての指摘から出発して、私たちが全盛期に「長の機能」という名で強調していたことと再び接続することができる。その起源をロベール・パジェス（Robert Pagès）の非常に簡潔かつ厳密な研究に見出すにとどめよう。

「養成の訓練としての社会心理学的実験」

とは、とりわけ適切さの概念（「語られることの内で、何が主体の内にあり、何が主体の外にあるのか」）の批判から出発するものである。

「適切さの判断と合意の判断は多くの場合に肯定的に結び付いている」

ことを統計学的に確認したうえでロベール・パジェスはディスカッションの長たちと参加者たちに

対して、

「ディスカッションの領域と彼らの立場や態度決定を混同しないよう」

注意することを力説する。そのため、

「主導者が許容する迂回の量に応じて生じること、あるいは迂回の類型」

を比較するのである。

このような迂回の類型の研究は、R・パジェスがグループの「能率」の諸類型と呼んだものと結び付くことで、非常に多様なミーティングの様式を明確にすることができる。

「イデアチオン[48]の豊かさ（創造性と言ってもよいし、また発見術的性格と言ってもよいが）は、決定的な結果の認知を獲得する能力とはかならずしも結び付いていない」

このことはいわば、いずれにせよ必要な「おしゃべり」の部分、あるいはフェリックス・ガタリがラカンの表現から借用し、「充溢した言葉《パロール》」と対立する「空虚な言葉」と呼んだものを、私たちの仕事の中に盛り込む可能性を拓く方法のひとつである。しかしながらR・パジェスがもたらすものはこの矛盾を乗り越えるが、それはまったく別の観点によるものである。とりわけ権威の概念の分析において彼が、カリスマ的要因ないしは「権限」の研究によって、リーダーシップの概念を批判するときがそうである。パジェスは「権限」を、影響力や指導の要因の相対性の諸条件の総体、と定義する。この研究は詳細に再検討すべきものであろう。また、パジェスにおいては役割と機能の概念の批判（個人的側面や集合的側面は二次的なのだ）もある。グループを「ある特定の役割がいくつか結合して機能するもの」として研究することは、「所与のグループ内におけるこれらの役割における個人の置き換え可能性の度合」を伴っている（これは、スタッフの「交替」の技法を配置するうえで、私たちにも非常に興味深いものだ）。最後に、「影響の配分」の問題についてパジェスが、階層における移行性についてのクロード・フラマンの研究から出発して立ち向かうのは、

「影響力の移行性の問題、そして影響力の連続体の否定的断片の問題である（中略）。これは社会機能（個人、作業、役割など）の何らかの要素の有害性を構成する」。

私たちがこうしたいくつかの概観を示したのは、精神医学の〈集合態〉に配置するよう導かれたミーティングの実践的重要性を示すためだった。ミーティングは真の意味での「操作子《オペレーター》」とみなすことができるからである。私たちはミーティングについての、今では周知のものである、多くの研究を引用することしかできない。それはN・ギエやR・トブールの学位論文の対象となったし、そして制度的実践の非常に繊細な実験に基づいた、D・ロトベールの研究「精神科病院におけるミーティング」のような専門研究にもなった。ロトベールは言う。

「ミーティングとは制度精神療法における治療手段、精神医療的介護、治療の不可欠な要素である。しかしそのためには、治療的な意図をまるごと目指すという条件が必要である。つまり病人の包括的な把握において、それ自身が外部環境と結び付いた、集合性の存在の全体性において」

彼女はまた、ミーティングが「ルーティン化や惰性」に対する闘争手段となることも強調する。最後に指摘しておくが、治療共同体で日々実践されているような、病人とスタッフを含む混合的なミーティングは、ミーティングそのもののルーティン化と惰性への闘争手段ともなる。

◆クラブ

本稿では体系的な論述をするつもりはない。この主題について出版された業績の参照をお願いするのみである。とくにラパールの学位論文（「精神療法の〈クラブ〉――医療法学的研究」や、一九五九年のクロワ・マリンヌ協会連合総会（Assemblée fédérale des sociétés de Croix-Marine）におけるJ・ウリの報告（「精神療法の〈クラブ〉[49]」など。

制度精神療法の代表者たちが、病院内のクラブを創出する必要性について同じ意見をもっているわけではない。このような相違が、さまざまに分散した作業条件から生まれることもありそうである。例としてM・デピノワとG・ブレアンドニュの論文「精神療法の〈クラブ〉についての批判的考察」を挙げよう。この考察をめぐって著者たちは一連の批判を列挙している。

「実際のところ、これは治療者と被治療者という二つのグループの恒常的な紛争を維持する構造（〈クラブ〉）である。

それは限られた数の特権的な病人に関係し、実験の当初には廃絶すべきだとしていた入院という形態を延長するのに適してしまっている」

それに彼らは〔二つのものを〕対置する。ひとつは、

「まやかしや不自然さの印象を与える〈クラブ〉を起点に組織される社会療法」

と、

「精神療法の共同体を起点に実現されうる社会療法である。こちらは個人的ないしはグループ的な精神療法を応用したときに生ずる困難を表現しているが、〈クラブ〉はこの困難の説明の助けにはならない」。

ル＝ギヤンの辛辣な批判（「病人はこのような偽りで、強制的で、人工的で、一時的な共同体のメンバーではない」）を取り上げながら著者たちは、制度精神療法を乗り越える解決へと向かおうとしているようだ。そのとき制度精神療法は、ビエラが考えたような〈クラブ〉を推奨する、病院外の精神医学への一歩と見なされている。だがもうひとつの表現は、

「精神療法の共同体を起点に実現される社会療法」

の大きな利益を主張している。

このような考察は、病院内の〈クラブ〉のある種の実験に基づいてはいるが、十分に補強された議論であるとは思えない。実際のところ「〈クラブ〉と地区の対立」はかならずしも、新たな退行的な制度的平衡（おそらく「制度的疾病」の新たな形式の一つ）を凝固させてしまうとはかぎらない。〈クラブ〉のようなシステムが機能するためには、施設のすべてにおいて、構造の根本的な修正が相対的に行われなければならないのは当然だ。そうしなければクラブは、人工的でつぎはぎ的で非能率で、さらには危険ですらある機関として現れてくる。そして〈集合態〉の総体と結び付いていない新たな構造がすべてそうであるように、堕落へと向かってしまう（インシュリン治療、作業療法などがそうだ）。このような堕落を避けるためにこそ、病院の委員会と病院の間の「契約」が「接続部品」としてきわめて貴重なものとなるはずである。これはミーティングで毎日議論されうる、ごく具体的な変数のシステムを伴っているからである。このような条件の下で〈クラブ〉は、病院の内外での隔離の道具ではおよそなく、むしろ疎外的な圧力に対する闘争の本質的な歯車のひとつである。それは生の表面から身を引き離し、その中心に開かれた構造を組織することを可能にするからである。

実のところ、権威主義的なものであろうと自由主義的なものであろうと、病人を責任もって受け入れるためのシステムが生き残るには、ある程度の経済的な収益を高めるための階層的なメカニズムを打ち立てることを余儀なくされる。この経済的な収益が、病院であれ、セクターであれ、なんらかの施設の目的であると言いたいわけではない。そうではなく、精神療法的領野を発展させうるためには、社会規範を尊重することを余儀なくされるということだ。日当、さまざまな取り決め、労働組合とのつながり、経済サービスの収益性などである。この観点からすれば、現在の社会構造においては「支配的な審級」は、知られていようといまいと、経済的審級なのだ。A・バディウ[50]が弁証法的唯物論についての論文で主張しているように、経済的審級こそが、他の審級の位置を配分し、これらの審級の機能の定義そのものに、優越的な要因として入ってくるだろう。その結果として、このような構造における治療的な機能は、たとえイデオロギー的には優越するものとして体験されていたとしても、実際には大部分は経済的な要因に依存しており、そして社会の疎外の圧力に捕らわれてしまうだろう。だからといって、広い意味での精神医療を経済的なものから完全に切り離すことが望ましいと言いたいわけではない。しかしすでに述べたように、精神医学の領野で問題になっているのは、別種の疎外、精神病を明示するような疎外である。もちろん「看護的な」環境に「働きかけ」、たんなる行政や官僚制の物まねとは異なった階層秩序を制度化し、すべてのスタッフの同化を促すことで、社会的疎外の諸要因をうまく統御できるようになることは明らかだ。しかし精神療法の場合、一対一の関係やグループ精神療法の次元を越えることができず、〈集合態〉の生活空間を未開拓のまま残してしまうおそれが大いにある。だから私たちは、施設とは異なるものの、それと（契約によって）つながっているような集合的構造の創出が、永続的な制度化の発展のために不可欠だと思えたのだ。図式的に言えば、「ピラミッド」型の伝統的システムで〈クラブ〉（たとえばこれはクロワ・マリンヌのような病院の〈委員会〉に含まれ、この〈委員会〉はまた一九〇一年の協会《アソシエーション》に所属する。この連合は施設からは自立しており、別の諸施設に所属する別の委員会の連合へと組み込まれている）は、垂直的な組織化を切り取る水平的な面として現れる。「病人」やスタッフの一部が完全な権利を持つような協会では、財政上ないしは経営上の自立性により、他のシステムに比べて多種多様で、自発的で、独創的な発意が可能になるのである。

トスケイェスが正当にも推奨しているこのような協会（彼は一九五三年に病院の〈委員会〉という用語を提唱した。ポール・バルヴェ・クラブはサン＝タルバンで何年も前からすでに存在していたのだが）こそが、作業療法のアトリエのすべての責任を担うべきだろう。そうすれば一方では、恩恵のより正しい分割が可能になるし、他方では、作業によって活性化する治療がはるかに大きな運動性と柔軟性を獲得することだろう。ということはつまり、このような作業の配置は、継続的に社会療法とつながり続けるのが適当だということである。だがこのことは集合的生活の多くの可能性のひとつの側面にすぎない。多種多様な文化、スポーツ、美術活動などはもちろんのこと、〈クラブ〉こそが、病人の参加を伴って、迎え入れの組織化に資するものである。それは非常に広範囲の微妙な相違を尊重し、その継続を保証してくれるからだ。このことは、古典的に再就職と呼ばれるものを〈クラブ〉の中に組織する際にも同様である。実際のところ情報や提案（住居、仕事、さまざまな伝手《つて》）の収集は、病人をこのような問題に敏感にさせることができると、はるかに豊かなものとなる。この視点からすれば、病人たちが別の構造において使われていなかった、さまざまな細かい実践を互いに知り合うことが可能になることは明らかである。社会扶助の仕事が、少なくともその将来的な次元において、うまく結合するのも、このレベルにおいてなのだ。

◆グループ

ここでグループと〈集合態〉の違いについて強調しておきたい。図式的に言えば〈集合態〉とは多くの制度を司る総体であり、施設はその場や機会となる。包括的な社会と結びついて〈集合態〉はそのさまざまな審級を、固有の様式に応じて代謝する。〈集合態〉にはさまざまな類型がある。専制的、民主的、絶対自由主義的などである。このレベルにおいて、社会生活のさまざまな段階が組織され、〈集合態〉がそれを代表するとされる(私はこの段階という言葉を、〔ジョルジュ・〕ギュルヴィッチが与えている意味、つまりミクロ社会学的な総体を指しつつ使用している)。〈集合態〉は相対的には平衡を保っているが、サルトルが「実践的惰性態」と呼んだものとはみじんも関係があってはならないだろう。残念なことに〈集合態〉は頻繁に巨大化し、その限界において、次第に重圧となるような儀式や習慣のシステムを広げてしまう。

〈集合態〉において展開するグループは無数にある。あるものは一時的にしか存在せず、またあるものはさまざまな使命を持った制度的システムとして組織される。組織的グループ、財政管理のグループ、分析的制御のグループ、教育グループ、迫害グループ、圧力グループなどである。そのカタログを作成することはできない。そのようなカタログの基準が、それぞれの理論的な考え方によって変化するのでなおさらそうである。それでも制度的実践のレベルで私たちは、唯物論的弁証法のあり方に関して、ごく明確なポイントに触れていると指摘してもよいだろう。実際のところ、あるグループの暴露ではなく創出は、何人かの人物の理論的選択に依存し、その人物たちは〈集合態〉において、意識的であるか否かにかかわらず、ともにある地位を占める。この地位のことを戦略と呼べるだろう。たとえば年齢によるグループを記述できる。また社会階層の近さによるグループがある。だが年齢や階級や疾病分布などが混ざり合うような、まったく異質なグループも記述できる。これらの例は少々単純化したものである。というのは現実的諸要因が理論的選択と競合するからである。同じように、それを率いる人々にではなく、〈集合態〉それ自体による諸規定が、トスケイェスが好んで〈逆転移〉と呼んだ役割を演じてしまうということもある。だが私たちがこれらの例を挙げたのは、私たちがそこに置き入れてしまったものを、社会的現実として数え上げてしまうという錯覚から身を守るためである。それは帽子から兎を取り出す手品師の手管のようなものだ。

制度精神療法の実践の本質は、これらのグループの階層化のみならず、創発と戦略のレベルにこそあるだろう。スタッフのいくつかの要素が責任を担う、個人的な精神療法的関係が存在すべきからだけではなく（これは分析的な制御のグループの規則的な機能を必要とする）、いわばジモン的ないしはラッセル・バートン的とでも呼べる観点においてもそうなのだ。ジモンやバートンの観点は、「制度的病気」の治療を、〈集合態〉のレベルに結び付いた社会的圧力を考慮していたからだ。実際のところ、Y・ラシーヌがきわめて厳密な論文「制度精神療法における転移と防衛」で指摘しているように、伝統的に組織された〈集合態〉において、制度的状況がもたらした治療の領野の拡大が「病人に」与えてくれたのは、

> 「このような制度の細分化された諸審級に投影された解離への容易な避難所である。こうしてあらゆる精神病患者が使う、きわめて意図的な防衛システムが助長される。制度分析なしには、このような四散状態は、最良の場合でも、以下の二つの対立した基礎の上に再構築されることになる。ひとつは現実への適応であり、もうひとつは夢幻的なもの《ファンタスマゴリー》の出現であるが、この二つはいわばパラフレニー[51]の最小限の分裂に対応するのである」。

ここではスタントンとシュワルツの原理が一般化されていると言うことができる。実際のところラシーヌは以下のように主張する。

「制度精神療法とは、最小限に見積もって、転移の担い手となる人物間の情報の自由な循環に対する障碍を見きわめ、取り除くことである。これが解釈の価値を持ち、その後でしかるべきときにこの解釈を病人に知らせる根拠があるかを決めることになる」

多くの人がすでに指摘したように、ある施設での精神医学の仕事の構造論的様態は疾病学そのものにも影響を与える。これについてラシーヌはユーモラスに次のように指摘する。

「病院や精神医療サービスがその構造を多様化するにつれ、病人の防衛症候群の多様化も予期しなければならない。すでに、逃走癖のある者たちの棟、窓硝子割り屋の棟、破滅型の棟などがあった（中略）。ヒステリー患者や強迫症者のためのサービスまで見られるようになってしまうのではないか（中略）。さらには偉大な音楽の愛好家や柔道家のサービスが。これらは、治療者のスタッフや医師が彼らに委ねられた制度的構造に書き込む反転移の発現に身をまかせた結果ではないか。こういうことが起きるのは、もちろん恒常的な制度分析や治療が真に行なわれなかった場合である。病がぶり返すおそれもつねにあるのだ」

私たちがここでごく一般的に指摘したかったのは、グループという、制度の真の多彩さの重要性を示すためである。

ミーティング、クラブ、グループという三つの要素は〈集合態〉の領野で弁証法的に接合する。〈ミーティング〉は図式的には操作子になりうるものであり、〈クラブ〉はすべてのグループが接続する領野における比較的自立した面を構成する。私たちが強調したいのは、精神病者の生存の場、すなわち転移のポテンシャルを持った場を創出するためには、この場の方程式において二つの変数が重要であるということである。第一の変数はいわば「〈クラブ機能〉」の変数であり、もうひとつは「〈集合態の機能〉」である。まずは近似的に以下のように記すことができるだろう。〈場〉＝f（〈クラブ〉）×f（〈集合態〉）、という具合である。むろんこのような書式はイメージにすぎず、数学的な大きな意義を持ったものではない。これは制度的実践の多くの実験の集積と変容を圧縮したものである。本稿ではこのことについて議論を展開することはできない。

　例として、すでに長い歴史を持つ制度的場であるクール＝シュヴェルニ〔ラ・ボルド病院《クリニック》〕において発展した部分的な構造のひとつの類型を挙げておこう。台所である。開かれ、（スタッフも病人も）自由に通行でき、コード化された作業場である。それは最大限の効率を要求する〈集合態〉の「奉仕活動《サービス》」である。この奉仕活動は、皿洗いや食事の支度や食材の購入、適当な建築空間や道具なども管理する。二人のプロの料理人が働いている。施設の中央管理とのつながりは、〈経済委員会〉を中継にしておこなわれる。そこでは、交替制ではあるが、〈集合態〉に所属する、小さな混合グループ（病人＋《プラス》スタッフ：基本治療ユニット）も作業している。この混合グループは、料理人の助けも借りて、買い物、作業の両立や組織のセクターを運営している。この総体はすでに、媒介されたさまざまな相互関係の非常に活発なネットワークを形作り、〈クラブ〉の「アトリエ」を担うことを可能にしている。ケーキ屋、菓子屋、ある種の空間（ティーサロンなど）の整備などであり、これが一種の作業連合をかたちづくり、〈クラブ〉の別の「アトリエ」、たとえばバーなどとの交渉を可能にする。

　私たちがこの例を挙げたのは、「補完的諸関係」の大きな多様性を、最大限に活用するために可能な方法を提示するためである。すでに指摘したように、これはまた、さまざまな段階における「斜行性の係数」の広範囲の変数を導入し、出会いを構造化するさまざまな区域となるものであり、こうして真の意味での制度的織地が創出されるのである。

生活のみならず、スタッフの作業も組織化するこの種の組織化は、スタッフを非常に特異な状況に置く。しかしこれが効率的なものになるためには、病人により、そして病人とともに語られ、行われることを具体的に聴くのに敏感なグループを、たえず再開することが必要である。J・エームは以下のようにしばしば強調している。

「したがって、精神医療制度の社会生活の組織は、分析すべき諸関係を各人が打ち立てられるようにしなければならない。この社会生活は、個人とグループの間に起きることの分析を可能にするようなネットワークなのだ（中略）。精神医学の制度の治療にフルタイムであたることには、治療関係の様式とは異ならない様態に応じた永続的な教育（が対応しなければならない）。このような治療関係は付与されたり授与されたり許されたり課せられたりするものではなく、発見されるもの、共同作業によって獲得されるものである」

ここまで私たちが記述してきたことは、制度精神療法の活発な稜線をかたちづくる。

まだ多くの大きな問題が残っているが、紙面の都合上ここで論じることはできない。だが、精神医学の作業場の戦略を遂行するにあたって非常に有益なもののいくつかを指摘しておきたい。金銭、階層性、セクターである。

◆金銭

この主題については多くの研究がなされてきた。とくに挙げておきたいのはJ・L・コルマン(J.L. Colmin)の学位論文、Y・ラシーヌの小著『金銭』、J・エームの論文「精神科病院の入院患者の労働報酬」である。この問題は『百科事典』の一分冊に値するようなものだろう。〈集合態〉において給付が制度化される方法は、戦略的グループの、政治的といったら言いすぎならば、理論的な選択を解き明かす。視点は非常にさまざまである。「薬」として、無気力な病人を刺激する手段としての金銭から、給料としての金銭に至るさまざまなものがある。交換のネットワークの組織、つまり〈クラブ〉における連帯資金の集合的負担(これは病院内の「社会オフィス」のようなものとつながっている)、内部の銀行、グループや個人との労働契約、より広範な活動(旅行、休暇、慈善バザーなど)の会計管理などである。

古典的な意味での経済の視点ではなく、金銭の「象徴的」価値も考察しながら、病人やその社会環境に応じて、理論を深めることが必要である。戯画的に言えば、私たちは精神病のレベルにおいて、*Arbeit*(労働)と*Durcharbeit*(反芻処理、練り上げ)の関係の問題を立てることができるのだ。

◆階層性

この問題については、『百科事典』の本稿に先立つ論文「理論的補遺(52)」の一章で取り扱っておいた。そこで指摘しておいたのは、伝統的な階層性と超自我の諸関係である。こうした関係がもたらすのは、「接触」、発意、言葉の発生、言い換えれば、効率的な転移の領野を維持するためのあらゆる可能性の貧困化である。こうした組織が維持している人工物や、系列的な次元から生じる紛争などは言うまでもない。多くの論文がこの階層性の問題を論じている。一九六五年三月一〇日と一四日のセール・シュヴァリエの〈学会〉での議論の報告書を挙げておこう（こうした議論の嚆矢は、一九六四年の一二月一九日に行われた）。L・ボナフェの以下の文章を読み直してみよう。

「私たちがそこから解放されようとする支配力を、払い除けたり追い払ったりするのには大きな苦労が必要である。その支配力の後遺症が、私たちの冒瀆的な努力に影響を残しているからだ。だから私たちは無―秩序的な（an-archique）反抗の段階を通過し、完全に解体した階層性の世界の外へと逃げ出そうとする。だがこの段階の彼方で、役割や責任に関して、均衡がとれ、調和的な処方を打ち立てることができるだろうか」

この〈学会〉でのR・ミヨンとD・トレモの論文「階層性と治療法」もまた引用しておこう。

「一端には医師、もう一端には病人という、線状的な病院の鎖を打ち壊さなければならない。この連鎖においては中間的な過程が要求を代謝している。この欺瞞的な連鎖は、病人の要求を看護師の要求に変えてしまう」

また『精神医学情報』誌（一九七〇年一〇月）のH・シェニョの以下の文章も引用しよう。

「下りろ、と人はあなたに要求する。さもなければ登れ、そうすれば讃えられ、従わせられる。そして階梯を越えてしまうことは、下りるときには悪く思われ、登るときにはすばらしいこととされる」

◆セクター

この主題にも豊富な文献がある。一九四五年前後にこの考えを打ち出したボナフェ以後、一九五八年と一九五九年のセーヴルの〈学会〉があり、一九六〇年三月一五日の通達に至る。このセクターという語が、実践上の困難にぶちあたり、しばしば矛盾した意味を包含していること（たとえば訪問看護師という職業的範疇が引き起こす、経営的でも組合的でもある相剋）を強調するのは月並みな指摘だろう。

いずれにせよ、真の意味での制度精神療法とセクターという基礎理論の間には、いかなる矛盾もないと指摘しておこう。実際のところ、制度精神療法は施設の構造を問題視し、あらゆる住民の隔離主義的な偏見に対する恒常的闘争を維持する。「内部—外部」という偽の二律背反が、石でできたものであろうと、観念でできたものであろうと、障壁を永遠化している。私たちのことを「病院中心主義的」とみなした者は、情報不足だったのだと思う。私たちはすでにセーヴルの学会で、戦略が警察的なものにならぬよう、セクターの活性化のチームが首尾一貫したものとなり、精神医学の作業場において試されることを強調していたのだから。

H・トリュビア（H. Torrubia）は「セクターの精神医学について」という論文で以下のことを主張する。

「もちろんのこと、十字軍を準備し、強く根付いた偏見や臆見を魔法のように変えようとすることは問題になっていない。ましてやすべてのセクターに問題を理解させようと主張するわけでもない。だが告白しなければならないが、このような無理解は私たちのサービスにもあり、私たちが治療的構造を組織できたのは、治療関係のシステム全体を、その活動によって回りに結晶化させることのできる何人かのエリートに頼ってなのである。セクターでもこのようなことが可能でなくてはならず、何人かの個人が、その社会的役割によって、決定的な関係の核を構成するのだ（中略）。そもそもある病人の運命は、こうした人々、彼らが代表する利害、そして彼らが方向付ける社会的グループなどにかかっていることが多いのである。たとえば病院の技術的協力者たちは、彼らの態度、彼らが病人を『迎え入れる』方法に応じて、病因ともなったり、治療的役割を果たし得たりもするのである」

私たちがこうした点を強調したのは、「システム」の精神に基づくことの多い誤った解釈を避けるためである。たとえばH・ヴェルモレルは正当にも以下のように主張する。

「〔「システム」の精神は〕あるものを活動的にしたり、活動的だと想定したりすることで、他の者とりわけ下部の兵隊、さらには敵とさえ見なされる階層《ヒエラルキー》的ピラミッドの下層にいる者たちは、受動化させせられてしまうのだ（精神疾患に対する闘争の比喩が、精神疾患者に対する闘争でしかないことが多いことを参照）」

また、精神医療の施設の組織であろうと、自宅入院（たとえば一三区のポメル周辺）を含めた、さまざまな段階のセクターであろうと、責任を持つチームは、その戦力をうまく遂行するために、批判的で分析的な立場をたえず取るようにしなければならないことを指摘しておこう。H・A・ウッドベリ（Woodbury）が言うように、

「制度それ自体が分析されなければならないからだ。というのも、制度はかつての精神科病院のように、病人の治療より病気のほうに与《くみ》することで精神病を進展させるという方法で、うまくやっているケースがあまりに多いからだ」。


制度精神療法の諸技法と以下のつながりについて詳述するには、長い一章が必要になるだろう。

――精神薬理学（F.G.E.R.I. の作業グループ参照。その報告書はまだ出版されていない）。

――建築（『研究《ルシェルシュ》』誌の特集号、および一九六七年のナントのクロワ・マリンヌ連合総会の報告、一九六七年四月二九日の『医学雑誌（*Presse Médicale*）』の精神医学の調査などを参照）。P・シヴアドン（P. Sivadon）は以下のように主張する。

> 「パーソナリティの諸構造と行動の諸構造が連関していること、後者を整備することで前者に働きかけうること、そして後者もまた環境の構造に影響を受けていることが、仮説として認められている（中略）。さまざまな技法的手法を弄して、保護地帯や自立をうながす地帯を整備し、あらゆる人間が持つ、矛盾しているが補完的な以下の二つの傾向を考慮し、行動を安定へと向かわせることができる。安全の必要と自由の必要という二つの傾向を」

――精神医学の領野をはみ出す領域については、その理論的および組織上の問題は非常に似かよっているものの、指摘にとどめることしかできない。すなわち（私たち自身が一九五八年の〈フレネ会議〉で提唱した）制度的教育学である。その非常に具体的な練り上げについては、〔J・ウリの兄〕フェルナン・ウリとアイダ・ヴァスケス（Aida Vasquez）の二著『制度教育学』『共同的クラスから制度教育学へ』、『研究』誌一九六九年九月号の「制度分析と教育学」（パリ、G・ミショーのテーゼ）

がある。

――とりわけ児童心理学に関しては、制度的技法のより専門的な応用を考えるべきである。『医学雑誌』の前掲号におけるR・ミゼースの応用、またトスケイェスの『教育学および制度精神療法、重度の精神遅滞児における治療的マザリングの実践』という著作、さらに『研究』誌の「疎外された幼児期」についての二つの特集のいくつかの論文を参照。

最後に、制度精神療法の環境における日常的経験がどのようなものか説明しておこう。それは不確かなこともある実験である。決定するのが困難ないくつかの要因を動かし、そのそれぞれに永続的な分析を要求するが、それはたんに分析という語の通常の意味における分析ではなく、イデオロギー的で理論的な分析なのである。弱まることもあるこの永続的批判は、かつて制度への具現と呼ばれていたものを構成するが、これをいまこそ記述することにしよう。

実践と永続的分析

〈集合態〉の分析は、その決定や過程において、公理のシステムに関係するほかはない。その対象と目的において、〈集合態〉を特定するからだ。この分析は抽象的な作用ではありえない。その対象がたえずその様態や理論を規定するからだ。用語法というものは多くの場合、人が思うより重みを持ってしまうものだ。もし「アジール〔精神科病院、避難所〕」という語が悪用されていなかったら、この語を本来の意味、つまり「侵しがたい聖なる場」(*asylon*)という意味で再び活用したい誘惑にかられる。それは「狂気」という「取り扱う＝治療する」対象の特殊性を強調するためだ。実際のところ、「病院」という語は、人間関係の建築術を助長し、出会いの聖なる性格を消し去り、テクノクラシー的な無菌状態に置き換えてしまう。しかしこのような無菌状態は、そこにいる人が発する「何故に」という問いを無視することになる危険が非常に多い。そこにいる人とは、「古典的な」意味での社会空間に生きる客ばかりではなく、模像と幻想の論理でしか語り得ないことの代弁者も含んでいる。

これはつまり、諸関係の格子のレベルで効力を持つものは、転移の次元に属するということである。活性化はこのレベルでしかなされない。それは欲望の部分的出現であり、この意味の表面と同じ高さで演じられるドラマのすべての登場人物の欲望なのだ。もちろんのこと、統合失調症者の言説や打ち明け話を聞いてみると、そこにこそ出会いが、つまりある人の実存の布置を変容するような出来事が、生の領域《テリトリー》の辿り直しが編み込まれているのは明らかだ。それらは日常生活のささいな細部の現れ（*Unverborgenheit*〔非隠蔽性〕）であり、〈集合態〉の表象や、技法的組み合わせ《アジャンスマン》の通常の次元では崩し得ないような、凝固した欲望の状態を作り出してしまっている「準―原因」なのである。

したがって問題になっているのは、「治療者」と呼ばれるスタッフが、現実界というこの不可能なレベルへ到達することを可能にするような、建築術的条件を創出することだ。活動（activité）と呼ばれる技法が意味を持つのは、ひとりひとりが「意味」の閾を越えること、つまり厳密な地位と闘争的要求の境界を超えることを可能にしたときだけだ。一方では個人的にしかなされえず、他方ではひとりひとりの欲望する発意によってのみ効率的な諸作用のシステムを、どのように集合的に組織すればよいのか。制度精神療法が挑むのは、まさにこのアポリアの解決である。私たちが思うに、これは社会治療と精神療法を対立させるような議論をはるか先に推し進めるものだ。欲望と効率性の必然的な連関を妨げるさまざまな要因、要因の束を識別することが、より実践に近づくことだと思われる。

私たちが制度的な圧力の構造として定義しているものについては指摘にとどめなければならない。

残念なことにこれは精神医学の〈集合態〉の理論と実現を幅広く支配してしまっている。それらを活気づけたりしなかったりする意図を批判することは、ここでは重要ではない。それは収容所的なシステムにも、多かれ少なかれ自由主義的なシステムにも現れるからだ。ピラミッド式であれ、そうでないものであれ、こうした依存組織が人々のさまざまな段階を窒息させている。物質化されていようと、搾取の様式に従っていようと、超自我的な審級はあらゆるレベルで支配力を及ぼし、メッセージを変形し、下位と上位という二つのサイクルの論理にしたがって階層的に分離している。それぞれがその役割に固まってしまい、地位、バッジ、仕事服、「職業上の」ステレオタイプなどの防衛の鎧の陰に、あらゆる欲望を抑圧してしまう。

制度精神療法が立ち向かわなければならないのは、歴史や経済に刻み込まれた、こうした機構である。制度精神療法が消耗し、そしてそれ自身が疎外の強力な領野に捕らわれてしまうと、なぜ努力をするのかも忘れ、制限され閉じられたシステムにおける、束の間の革命という滑稽な光景を繰り広げてしまうこともよくあると言っておかなくてはならない。制度精神療法の、多くの「社会学化」的逸脱はこのことから説明できる。ある実践の目的や対象が隠蔽されるからだ。

制度精神療法の目的は、すべて（生物学的・分析的治療、社会経済的な疎外のシステムの除去など）が活用されるような方向で〈集合態〉を創出することである。それは精神病者が、みずからの位置を見定め、部分と全体の弁証法において自分の身体の境界を画定し直し（G・パンコフを参照）、「移行対象（objet transitionnels）」を媒介として「制度的身体」に参与することだ。「移行対象」は「媒介の技法」の名の下に〈集合態〉の手管となりうるが、これを私たちは「制度的対象」と呼ぶことができるだろう。「制度的対象」はアトリエ、ミーティング、特別な場所、機能などでもよいし、経営や組織の具体的なシステムへの参与でもよい。

〈集合態〉の構造への「病人たち」の参与は、古典的には「スタッフ」の責任においてなされてきた。それは一方では〈集合態〉が隔離へと変容し、中立主義的になってしまうことを避けることを妨げ、また他方では、〈計画〉の対象と目的に関して、恒常的な警戒を容易にするというメリットがある。もちろんこの〈計画〉が意味を持つためには、この病人たちの出席によってだけだということを具体的に喚起しなければならない。この問題系の重要性を強調するためにこそ私たちは一九五八年に、ある集合において、誰が生産者で誰が消費者なのか、生産物は何かを定義するという問題を提起しておいたのだ。生産物とは他の軸と交差するひとつの軸であり、欺くこともあるが、眼に見えるものであるからだ。すなわち治療者と被治療者、支払う者と支払われる者という軸である。

◆いくつかの例

X夫人は七三歳である。一〇年ほど前から診察を受けており経過観察中で、自宅で比較的安定した生活を維持している。夜間に視覚的・聴覚的幻覚を伴った譫妄《せんもう》の発作を起こしがちである。平衡が維持されたのは、軽い抗うつ剤の継続的処方による。だが生活上の小さな出来事が代償不全を引き起こした。最近のことだが、知り合いのある農業従事者が病気になった。彼女は最悪の事態になると信じ込んだ。次第に不眠と激しい譫妄の発作を伴った抑うつ状態が、夜がふけるにつれて重くなっていった。ハロペリドールを数滴処方したが、混乱の現象は悪化した。姿勢筋緊張[53]は大きく亢進していた。しかしながらはっきりした意識は維持していた。〈クリニック〉に行く仕度を自らしたのである。〔彼女を診ていた〕一般開業医は、その過程の神経障害に伴い、心神喪失が進展することを危惧していた。

そのようなことは、少なくともすぐには起きるおそれはないと思われる。神経障害はまったく見られず、代謝異常もない。私たちは彼女が〈クリニック〉に何日か留まることを了承した。八二歳になる彼女の隣人もそこにいたからである。私たちは二人が同じ部屋にいられるよう取りはからった。二人の女性はおたがいを確認し、抱き合った。抗不安薬による治療がもたらす睡眠により、数時間でほとんど正常なレベルが回復されたというわけである。これらすべては数時間のことだった。病人が自分で来院することが必要である。また、親近感の持てる地点（隣人の女性）の力を借りるため、別の部屋に行けることも必要である。これは、スタッフの即座の介入と圧迫的でない扶助が広範囲に行われることを要する。つまり、施設の非閉鎖性（夫が、入院していた隣人の女性を、すでに見舞いに来ており、村ではそのことが知られていた）、スタッフがそうした情報を集めておき、迎え入れを形作るのである。

Y夫人は統合失調症で、数年間入院していた。複数の焦点を持つ治療体制が作られた。とくにC医師、そして折々にO医師が担当した。彼女は基本グループ（基本治療ユニット）やいくつかの活動（とりわけバー）に参加する。〈クラブ〉のミーティングでは積極的に協力する。批判精神を持つ。他の病人とは非常に密な友愛関係を持つ。彼女の言葉をいくつか挙げよう。

Y夫人「からだの中が苦しいのです。からだが生きていないような感じがします。自転車に乗ったときなどにも、生きる喜びがまったく感じられません。ほかの人を前にすると、自分がまともでないような気がします。［…］胸と背中の間で何かが欠けているので、他人を愛することができないのです。頭の中はとても苦しい。自分の手で何かを作ると、生き生きとさせることができます。たとえば編み物とか……でも私は頭を何かで埋めたいような気がして、ベッドに寝たままでいます。そうしなければならないと思うのです。ものを考えるためにひとりでいなければ、と。

［…］娘には情愛を感じません。腕に抱えていても、彼女のことは話せませんでした……集中できず、本も読めず、テレビ番組の筋を追うこともできません。人の性格を情動的に推し量ることはしません。対話がないのです。警戒してしまうこともあり、迫害されるのではないかとおそれ、ひとりでいることになってしまうのです。

［…］先生にお会いして、こころの中に小さな喜びが生まれたり、蘇ったりします。頭の中の空虚が少なくなる感じがして、仲間たちとも上手くやっていける気がするのです。

［…］からだが動いても何も感じません。問題の結果がわかりません。頭の中がぐるぐると混乱するのです。理性的にものを考えることはなく、わからないことばかりです。Zさんに話しかけても、ふたりとも何の喜びも感じません。でも気が滅入ることはないです。からだについて言うなら、人と違って私の頭は胸郭の上にあるような気がします。だからみなと同じように生きられないのです。

［…］小さいとき私は、どうしても学校の女性の先生にキスをしたくなりました。私が参加している基本治療ユニットは気に入っています。一緒に働いていると、自分のこと、自分のからだのことをいつも考えなくてもいいし、頭から脱出してとても気分がよくなります。誰かのために心臓がどきどきするのも……Tさんがいるととてもうれしい。C先生とはとても気が合います。先生がいるのがうれしくて、先生にいっぱいお話しするのですけれど、しゃべっているときもひとりでいるみたいなんです。R夫妻も好きで、こころが温かくなります。奥さんがお孫さんをとてもかわいがっておられて、すばらしいです。私も気分がよくなります。自分の娘については一度も話せないのです。お母さんがいつもこわかった。お父さんは冷たくて、遠い存在でした。大きな穴がいつも空いてるような感じが

していました。私は誰も愛していない気がします……」

パリに住む母親を訪問。それは、病人の次回の訪問をよりよく準備するためでもあり、また娘への訪問を準備するためでもあった。これは女性モニターが、家族を精神療法的に担当するきっかけとなる。この女性モニターも分析統御グループのメンバーであり、施設で個人的な分析を受け続けている。

この時点で図式はますます複合的になる。多くの要因が関係している。

――出会いの場、および相対的に自由な場。これは〈クラブ〉の存在なしでは不可能だと思われる。

――多くの共同活動（バー、台所、掃除、演劇的表現など）。

――他者に対する個人的な発意をうまく導く可能性（モニターの仕事など）。

――外出が可能であること（友人宅や実家などへ）。

――小グループによる担当、そして、女性モニターの発意が可能であること。その目的は、家族環境に対して具体的な精神療法の仕事をすることである。

こうしたことは、さまざまな構造が柔軟かつ正確に結合していることを要する。たとえば基本治療ユニットがバーの運営責任を持つ。会計、注文、常時開いているように管理することなどである。常設に配慮する役目の病人のうち何人かは、かならずしも基本治療ユニットに所属していないが、基本治療ユニットが時間割を作成する。女性患者がメンバーであった基本治療ユニットは〈クラブ〉の別の部門の面倒もみるが、彼女はバーで働いている。

言い換えるならば、制度的ネットワークはつねに具体的状況（経営、活性化活動など）に基づいて織りなされ、閉じられることのない生活空間の布置を形作っている。これが出会いの機会ばかりでなく、備給の可能性を創出する。この備給は人間《ペルソンヌ》同士の間の備給であるのみならず、構造論的結び目への人間たちの備給でもあるのだ。この構造論的な結び目をシニフィアンのシステムにおける「語」や「連辞」と定義することは、たんなる類比によるものではないだろう。両者は同じ意味論的再グループ化の力を持ち、真の意味での統辞によって結びつき合う。この統辞は、病人であろうとそうでなかろうと、どの読み手にも価値を持つが、この読み手はある程度安定していて、「活動」に入ることができる人々が歩き回ったりしゃべったりする文脈を構築できなくてはならない。言語学的分析に特有な規則を伴った「詩的文脈」のモデルが、私たちが問題にしていることにもっとも近いように思われる（ヤコブソン、イヴァン・フォナギーを参照）。

問題は以下のように提起される。精神病者はこの「詩的秩序」において、みずからの道程を創出できなければならない。歴史性が再発見されたりしなかったりするのもこの道程からである。歴史性は、最低限の生活の表面が編み直されていなければ現れ直すこともできないし、またこの表面が、解離した身体と呼ばれるものを作動させているからだ。解離した身体は、具体的な象徴的諸地点に支えられてはじめて作り直される（〈クラブ〉の「アトリエ」や施設の「奉仕活動」における責任、誰かのために何かをするという、多少なりとも筋の通ったプロジェクトなど）。

「再構成」や「再出現」のプロセスのための支えでありつづけるための構造については、ここではわずかにその輪郭を描いたにすぎないが、この構造はその軽さ、非―細分化、非―大衆化を保たなくてはならない（サルトルの言う意味での実践的惰性態におのずと変化するのを避けること）。それは変化し、多様化しながらも、特定の目印を保たなければならない（構造の共変性の維持）。これがもっとも難しい問題である。施設のきわめて特異な組織と管理が前提とされるからだ（トスケイェスが正しく主張しているように、施設とそこで展開する多数の制度とは区別しなくてはならない）。

このような「制度的土台」の上でこそ、いわゆる「作業療法」「社会療法」「表現療法」「サイコドラマ・グループ療法」などが整備される。こうした技法はすべて――個人的精神療法、制御グループ、生物学的および精神薬理学的治療などと同様――、この「制度的土台」が生き残っていなければ、大きな変質の危険を伴わずに発展することはできないのだ。

「ジモン的要因」（環境を治療すること）は、私たちがコマンド〔＝統御、制御〕のシステムと接続していることを要求する。このシステムは本質的には社会経済的で、組織的なものである（この場合に組織的次元とは、抑圧《オプレッション》要因の意識化と隔離の要因の意識化という二重の疎外に対して、理論的な反省の領野を応用することにほかならない）。このレベルでは、レヴィン的な要因（社会的領野など）が非常に適切なミクロ社会学的分析道具である。ただし、それは言語学的な論理分析と組み合わされなければならないが。

こうした事実を確認したうえで私たちは、問題になっていることのある種のトポロジーを描くことができる。制度精神療法は、口ごもるように試行錯誤しながら、精神病的現象にも社会文化的なプロセスにも関係のあるような生産の面を考慮しようとしている。これはプシュケ〔＝魂、こころ〕に依存するものとソキウスに依存するものの間の接続地帯である。フロイトの概念である無意識は、まったく別の本性を持つ生産過程の地帯とあるかたちで繋がっているということだ。この地帯を「経済的無意識」と呼ぶこともできるだろう。一方では、マルクスが区別したように、要求を需要に変容させること、他方ではラカンが展開したような「衝動」の方程式を挙げておくことで十分だろう。この「衝動」の方程式において需要は、シニフィアンの反復として、主体の機能の論理的支柱として役立つ（実践においては、迎え入れの概念を考えていただきたい。この概念が意味を持つのは、需要がそこにたえず書き込まれ、さらには透けて見えるようになっていなければならないからだ)。

理論的再考

一八五一年にリーマンはトポロジー〔＝位相幾何学〕を初めて数学に応用し、函数理論と面の関係を研究した。この視点から私たちも、精神医学の〈集合態〉の問題を考察できる。面は、シニフィアンと意味がどのような状態にあるかを表現する。主体はさまざまな面の次元において脱・自的に存在する〔脱・存する〕(*ek-sister*)。欲望とは、主体が「ある」(*es gibt*)ことを現すものなのである。これは抽象的機能だろうか。自分のパーソナリティのある特定の障碍に苦しむ誰かの世話を引き受けることである。初めのコンタクトですでに、その誰かとの関係は、暗黙の内であろうとなかろうと、診断的な「分析」に従って作られる。何が内因的なのか、何が反応性のものなのか(その生活史だろうか)。反動的なものか。病理形成的なものか。いずれにせよ、ある人が「体験する」ものは幻想の次元にあるが、「病院の環境」にもはまり込んでいる。初めの出会いからすでに時間的次元が書き込まれている。たとえば待機(*Erwartung*)は、ある点を中心にしている(ラカンの点Iは自我理想を指示する)。この待機点を内在化することが重要なのだろうか。外出を待つこと、死を待つこと、断絶を待つことなどを。ただし断絶を待つことは、統合失調症的でない次元にのみ有効な、待機の様相であるが。こうして(生活費を稼ぐ« gagner sa vie »というのと同様の強い意味で)「時間を稼ぐ(gagner du temps)」という操作的概念が生まれる。それは変容が行われるために必要なのである(精神病者にあってこの変容は、ナルシシズムの根源的なエネルギーの動員の過程であろう。すなわち身体、表面など)。

アトリエ、グループ、再就職の提案や家庭復帰の提案などは強制法（*forcing*）、すなわちA（ラカンの大文字の〈他者〉）のあり方によって枠付けられず、捉えどころのない想像的システムにおける、限度を超えた「還元」になりかねない。その結果として解離の危険（イマージュがうまく構築されないため、自我、同類、i(a) が崩れ去ること）、つねに致死性の疎外や引き受けられない裂割などを含む光景への還元、そうした想像界への参入などが生まれる。想像的枠付けの押しつけがある権力と同一化すると、この危険は実践においてますます大きくなる。対象を迫害する次元が、黙せる接ぎ木の試みを廃棄してしまうのだ。作業・社会療法的な行動のこうした彷徨において私たちが目にしているのは、世俗的慈善活動の回帰であり、それが流行中のイデオロギーにおいてしばしば、合理化されたサディズムを暴露するのである。とはいえ、制度的受動性、非―方向付けなどを賞賛すべきだということではない。これらは「分析的」意図を持った超サディズム（現代の欺瞞のこのうえなく心地よい通路のひとつ）という偽装された様態のひとつだからだ。

しかしながら、問題になっているのは、精神病的主体のずたずたにされた面に対する制度的インパクトである。「制度的インパクト」とは、精神病者をきわめて多様な領野でほしいままにさせることである。ただしそのとき彼は「探究する頭」（分析的、生物学的関係など）に再びなっていなければならない。「ほしいままにさせること」はハイデガーの翻訳不可能な *Gelassenheit*〔放下〕という言葉（平静さ？　存在の〈同意〉？　存在の〈ぞんざいさ〉？）に従って理解されなければならない。これはあらゆる制度的実践の根本的な語、キー概念である。それは出会いのトポロジー、つまり「再活性化」の次元を活用させてくれるのだ。

だがこの再―活性化はある種の社会構造でしかなされえない。この視点からすれば、いわゆる「絶対自由主義的な」構造は、テクノクラシー的コード化にあたる。それは「接ぎ木の空間」を、あるいは寄生的なものを詰め込むことで、あるいは制度環境を枯渇させることで還元してしまう。そして出会いは実存的な死を担うものとなる（謎めいた次元の喪失）。

したがって出会いの地帯（それ自体で矛盾したシステム）ではなく、出会いの諸地点を創出することが重要である。これは意味《シニフィアン》する諸地点であり、閉じられた構造として全体化されず、「排他的でない離接的総体」の諸地点なのである。こうして精神病者は一種の親密な道のりを辿り、この道のりが少しずつ病人を主体として作り直してくれる。それは道に迷ったり脱線したりしたあらゆる機能を形態化し直すために、あらかじめ必要な操作なのである。

制度精神療法の根本的課題の一つは、「枠付け」に関する教育的機能を引き受けることである。そして「枠付け」の下位集合はとりわけ「治療スタッフ」という地位を持った者である。こうした教育的な活動のひとつが条件付けの解除（分析や交替を活用して、罠にかけるような習慣を失わせること）であるが、これが他人に対する謎めいた関係の資質を保証する、影の部分を損なってはならない（「人間は影の夢である」ピンダロス[54]）。

残念ながら、この「影の部分」はしばしば消し去られ、不毛なものとなっている。このうえなく致死的な過程は、社会心理学の限定された概念における自我性[55]の特権視、個人たちの〈集合態〉、〈集合態〉の個人、集合的個人などである。これはあらゆる体系化の目的となるはずのものの対極にある。すなわち特異なもの（*le singulier*）の。

創出される多様なグループは、光景すなわち「正常者たち」が堂々とした関係の中ではしゃぎ回る光景が構築されることで、内向的なものとして固まってしまう危険がつねにある。その光景に、「黙せる接ぎ木」の空間にいる者たちは近寄ることはできない。それは慈善的な攻撃であろうと、統御できない原光景であろうと、いずれにせよ他者の功績によってすぐに引き裂かれる脆弱な織物なのである。見放された孤独（déréliction〔前出 Gelassenheit のフランス語訳のひとつ〕）や排除（forclusion）の深淵が生じ、つねに拵え物の「イマージュ」はそれらを修復することはとうていできない。

実際のところ、この精神病の領野において、錯乱的な生産は本質的には破壊である。この空虚、*Spaltung*〔＝分裂〕を考慮することによって、制度精神療法は需要のネットワーク、身体から発する需要のネットワークを織りなす。これは、「力動的システム」に接続したイマージュを循環させることによる交換や境界画定であるが、このイマージュは幻想《ファンタスム》の構造を持つ「行為」に捉え直されるのである。その結果として活性化活動の以下のようなア・プリオリが帰結する。カタトニーは「死んだふりをする」という究極の防衛として考えられる。造形的・美的価値は死の深淵を前にした仮面やマイムである。死とは運命の線、究極の待機の点を維持する者ではもはやない。それは到達されると消え去り、それ自身の謎によって存在を係留するが、未来なき死、係留を解かれ、漂流している死なのである。この漂流をこそ見定めるべきなのだが、それは灯台や警備員や救出者を気取ろうとするものではなく、みずから基準となる習慣的システムの係留を解くことができるようになるためなのだ。ただしその場合も整合性の点、すなわち時間性の母型と思われる待機において、イマージュに地位を与えるような点は維持されなければならない。この点こそが生活空間の境界、出来事の面、シニフィアンの区切り《スカンシオン》を定めるのだから。

制度精神療法は諸媒介や分割線を練り上げるものである。X夫人にY夫人と同部屋にいることを要求できるか。食事の席の場合は？　どのグループに入れるのか。物が問題になるような場所（台所、バー、図書室など）にいるべきだろうか。制度環境を変えるべきか、どのような量とリズムで？（例。毎週彼（知り合いの農業従事者）の部屋に行くべきか、二週間ごとか、それとも何日か滞在すべきか）。だがこれは需要がなければ確定されない。だが需要は、場の最低限の構造化がなされていないと現れない。この構造化の鍵は、恒常的な交換のシステムである。この交換の学習が制度精神療法の本質的な次元である。精神病的交換の重みをどうやって増やしていくか（「君は私と立場を交換したいか」）、そしてそれを細分化された連鎖へ、「交換対象」の循環、交換対称的な身体の製作へとどのように導いていくのか。

この問題系の取り上げ直しは「移行対象」という限定不可能な領野のレベルでなされると思われる。看護師、医師など、精神病者とともに生きる人の存在の困難さはここにある。媒介するものは病人が溶解しないための、そしてこの消えゆく領野を破壊しないための助けになるが、想像的な砦はこのレベルでは機能せず、破壊へと突き進むことを引き起こすことさえある。この「移行」対象という媒介は、閉じられていない補完的な関係のネットワークを打ち立てる。これが「断片と切れ端」（J・スコット）による交換の分断を可能にし、備給の移動を保証する。この移動はわずかであっても、主体を漂流へと動かすのに十分なことがあるのだ。

さしあたっての結論

私たちの仕事の空間はフィクションの、ミメーシスの、パントマイムの、文楽の空間である。この領野において私たちの「現前《プレザンス》」によって「期待されている」のは、かならずしも語られた言説ではなく、そこへの通道を開くことである。そうしたことを可能にするかもしれないものの徴候《シーニュ》を期待することなのだ。手の動き、まばたき、微笑などに、ロゴスがあることを他者に示す。精神病者が叫び、壊し、うなり声をあげるのは、この非連続性を救うためである。こうして病人は、意味が言葉として現れることを唯一可能にする、不可欠な沈黙を創出する。そうしなければ、わずかな生きた面、挿し芽、人工的な「胎盤」としてのシニフィアンの接ぎ木、最小限の交換などを圧殺してしまう。これらが、根源的ナルシシズムの恒常性原理を立て直してくれるのに。

この観点から私たちは、古典的で自殺的で侵犯的な「感染」を理解できる。これは〈集合態〉のまことのハンセン病であり、そこでは収容所的な単調さや、よき意図だけは持っている「スタッフ」の言葉や活動の渦の中で、徴候が消えてしまうのである。

だが私たちはつねに見張っている。これは警戒状態の制限的形態である。何か侵犯的なことが起きるおそれに対する予防のシステムである。法＝掟の侵犯だろうか。それは『病人』を〈死〉に委ねたままにしてはならぬ、と告げることができなければならない法である。もちろんこのような言葉に幻惑されてもそれを避けることはできない。それどころではなく反対だ。だが精神病者が望むときに活用できる「頼みの綱」（「緩衝的係数」やこの原理に方向付けられた「補足的関係」の概念）のシステムを創出すべきなのだ。「移行諸現象」が相互に接続するのはこの「頼みの綱」のシステムの建築術においてである。〈集合態〉やグループに捕らわれた人全員が、グループと実質を等しくする次元によって、反動や幻想や行動の閉鎖システムにおいて凝固してしまう。それはそれ自身のうちに多かれ少なかれ固有の閉鎖を備えており、そこにさまざまな努力が突き当たってしまうのだ。これは構造論的な流通化のあらゆる努力に対する「抵抗」のようなものだ。究極的には、「興奮状態」がこの不動化状態の極致となる。それは、外的なものであろうと、許容範囲を超える内的な制止によって維持されるものであろうと、極度の緊張により引き起こされるのである。

しかしながら重要なのは「他者とともに存在すること」である。G・パンコフが示したところによれば、彼の方法は医師と病人の「共同相互存在[56]」(Miteinander-Sein) のレベルで精神病者を理解することにある。ともに存在すること、それは地位、役割、隔離的偏見などの重圧から完全に解放された諸関係のネットワークを創出することである。このネットワークが象徴のシステムを提供する。それにより精神病者は、たとえ脆弱なものであっても接ぎ木を手がかりに、「自分の身体の部分と全体の弁証法を構造化する」法〔則〕に到達し、その境界を再発見するのだ。フロイトが示したところによれば、狂気の「点」は「正常性」についての言説の一般的な基準からずれたところにある。フロイトの問題系の確信には欲望があり、欲望が幻想という特別な論理によって組織されるのだ。このレベルにおいてこそ、精神病に特有な疎外がどのようなものかを探究すべきであると思われる。私たちがずっと二つのタイプの疎外、つまり社会的疎外と精神病的疎外〔＝精神異常〕を区別することを主張し続けてきたのも、このきわめて重要な実践上のデータを活用するためにほかならない。異常なものは隠されて秘密になっていることがきわめて多く、会話という回り道を通して不意に見出され、沈黙の内に裂け目を暴き出す。この裂け目は、その時代の文化的モデルに調和した現実のように見えるが、精神病者が「皆と同じように」生きることができないものである。こうして散逸、空虚、他者の「非—無知」から作り上げられた孤独が示されるのだ。精神病者が現実の内に生きているようには見えず、私たちが「現実界」として特定できる面に生きているのは、こうした意味においてである。現実界とは、すべての灯りが消され、正常な精神がこの実存の夜において眠りこんでしまったときに、残存するものだ。M・ブランショが言うように、「夜、闇、カオスはエレボス、タルタロス、〈夜の女神〉など繰り返し名指しされる——三重の〈夜〉だ。さらに〈夜〉は、〈死〉の三つの名、モロス、ケール、タナトスと名指される。さらにケールはエリニュスと名指される。そのとき〈カオス〉は私たちのほとんどすぐそばにいる」。

制度精神療法の複合的な総体が接続しなければならないのはこのレベルである。逆説的なことに、そこで生きることはできないが、それにこそ「働きかけ」なければならないのだ。

このことが異常な世界への通路を主題化することは明らかだ。言い換えるならば、施設の構造論的分析が永続的に必要なのだ。これが私たちが「制度への具現（institutionnalisation）」と呼ぶものの意味である。

※『内科・外科百科事典——精神医学（*Encyclopédie médico-chirurgicale*）』、一九七二年。
この論文は、（J・エーム、Ph・ラパール、H・トリュビアが執筆した）一九六四年に出版された論文の続編である。一九六八年にはこの『百科事典』に「制度精神療法についての補遺」（これは同じ巻に収録されている）が出ていた。

【訳註】
（1）第10章訳註（5）参照。
（2）第5章訳註（5）参照。ソンディは、顔写真カードを使った人格診断法であるソンディテストの考案でも知られる。
（3）Raymond Roussell（1877-1933）。フランスの作家。

(4) Philippe Pinel (1745-1826)。フランスの精神医学者。近代精神医学の創始者とされる。パリで患者を鎖から「解放」し、精神科病院を「人間化」したと英雄視されている。

(5) Jean-Étienne Dominique Esquirol (1772-1840)。フランスの精神科医。サルピトリエール病院、シャラントンのホスピスの院長。ピネルの後継者として近代精神医学を完成させたとされる。環境、熱情、体質などの原因が種々病種を惹起するとした。

(6) 第11章訳註(8)参照。本章では主著『精神病院における積極的治療法』(1929、栗秋要・吉原林・長谷川保訳、医学書院、一九七八年)が主に参照される。

(7) Georges Duby (1919-1996)。フランスの中世史家。

(8) Wilhelm Tuke (1732-1822)。イギリスのクエーカー教徒の商人で、精神障害者のための「ヨーク隠退所」を作ったことで知られる。

(9) 原文には二〇世紀とあるが、一九世紀の誤りと思われる。

(10) Carl Schneider (1891-1946)。ドイツの精神医学者。一九三二年以降ナチスに加担し、いわゆる安楽死計画に精神科医として関った。

(11) Jacob Level Moreno (1889-1974)。ルーマニア生まれの精神科医。ソシオメトリー、サイコドラマ(心理劇)の創始者。

(12) Kurt Lewin (1890-1947)。ドイツの心理学者。

(13) John Rickman (1891-1951)。イギリスの精神科医、精神分析家。フロイト、フェレンツィ、メラニー・クラインらの分析を受け、イギリス精神医学の代表的存在となる。

(14) Anton Semionovitch Makarenko (1888-1939)。旧ソ連の教育者、作家。共同作業による青少年の社会復帰に努力した。

(15) Fernand Deligny (1913-1996)。フランスの教育学者。

(16) Étienne Decroux (1898-1991)。フランスの俳優。

(17) Umwelt. 動物行動学者ユクスキュルの言葉として知られる。各動物に固有な環境のこと。

(18) sociometry. グループ精神療法における治療者と患者相互の人間関係のダイナミックな構造による治療的な作用の測定法のこと。

(19) tele. ソシオメトリーにおいて、個人(社会的原子)間の感情的なコミュニケーションの構造のこと。転移や感情移入と関係し、牽引や反発として記述される。

(20) Kurt Koffka（1886-1941）。ケーラーと並ぶ、ドイツのゲシュタルト心理学者の代表的人物。

(21) Joshua Bierer（1901-1984）。イギリスの精神科医。「ベッドのない病院」、すなわち現在の「デイケア」の考え方の創始者の一人。

(22) グループ精神療法の嚆矢として、アメリカの内科医H・プラットが一九〇五年に結核患者学級を始めたことを指す。

(23) S. R. Slavson（1905-1981）。集団精神療法の代表者の一人。著書に『分析的集団心理療法』（小川太郎・山根清道・遠藤辰雄訳、誠信書房、一九五八年）などがある。

(24) Harry Stack Sullivan（1892-1949）。アメリカの精神科医。『精神医学は対人関係論である』『分裂病は人間的過程である』（いずれも中井久夫他訳、みすず書房）など多くの邦訳がある。

(25) Adolf Meyer（1866-1950）。スイス生まれの精神科医。一八九二年アメリカに移住。環境に対する反応を重視することでアメリカの精神医学に深い影響を与える。

(26) Alfred Stanton（1912-1983）。Morrie Schwartz（1916-1995）。私立病院における治療共同体運動に尽力。

(27) Roger Gentis（1928-）。フランスの精神科医、精神分析家。サン＝タルバンでトスケイェスに出会い、強い影響を受ける。

(28) Paul-Claude Racamier（1924-1996）。フランスの精神科医、精神分析家。サリヴァンの影響の下『ベッドなき精神科医（*le Psychanalyste sans divin*）』（1993）などを執筆した。

(29) François Leuret（1797-1851）。フランスの精神科医。サン＝タルバンの弟子。妄想の心理的性質を重視し、精神療法（＝モラルトリートメント）を説く。

(30) Jean-Martin Charcot（1825-1893）。フランスの神経病学者。とくにヒステリー患者の催眠療法で有名。パリ大学医学部の神経学講座初代教授。講義には、ジャネ、ビネ、フロイトなどが聴講に来たことが知られている。詳細は江口重幸『シャルコー――力動精神医学と神経病学の歴史を遡る』（勉誠出版、二〇〇七年）参照。

(31) 第3章訳註（6）参照。

(32) Jules Dejerine（1849-1917）。フランスの神経病学者。シャルコーの影響を受ける。主著に『中枢神経系解剖学』『神経疾患の解剖学』などがある。詳細は前掲書『シャルコー――力動精神医学と神経病学の歴史を遡る』第7章を参照。

(33) Henri Ey（1900-1977）。フランスの精神科医。『精神医学的進化』誌の編集主幹として、多くの学会を取りまとめた。

(34) Lucien Bonnafé（1912-2003）。フランスの精神科医、作家。一九四三年にサン＝タルバン精神科病院の院長となる。セクター制度の普及にも努力。

(35) 心的外傷や葛藤からの解放をめざす。カタルシスによる治療。

(36) Gisela Pankow（1914-1998）。ドイツの医師、神経精神科医。ヤスパースとフッサールの影響下にあるドイツでクレッチマーの助手を務めた後、パリに移りラカン、ダニエル・ラガッシュ、フランソワーズ・ドルトらに学び。またアメリカでグレゴリー・ベイトソンに出会い、独自の理論を練り上げていく。著書に『身体像の回復――精神分裂病の精神療法』（現代精神分析双書〈15〉、三好暁光訳、岩崎学術出版社、一九七七年）がある。

(37) Jean Ayme（1924-2011）。クレルモン・ロワーズの精神分析家、精神科医。ウリ、トスケイェスとともに制度精神療法を推進したひとり。

(38) Ernst Kretchmer（1888-1964）。チュービンゲン学派を代表とするドイツの精神医学者。辺縁精神病とはこの場合、内因的な精神病の中核精神病に対して、周辺的に扱われる精神病のことを指すと思われる。

(39) 基本治療ユニットについては、第14章参照。

(40) サルトルの『弁証法的理性批判』の用語。状況を作る個人の実践がやがて「実践的惰性態」となる可能性を持つがゆえに、脱全体化が全体性に達し得ない状況を指す。

(41) Ginette Michaud（1932-）。著書に『ラ・ボルド、必要な賭け――制度概念から制度精神療法へ（*Laborde...un pari nécessaire*）』（1993）、『統合失調症と精神病治療（*Essais sur la schizophrénie et le traitement des psychose*）』（2004）がある。

(42) Georges Gurvitch（1894-1965）。ロシア生まれの社会学者、哲学者。フランスに亡命し、『社会学の現代的問題（*La Vocation actuelle de la sociologie*）』（1950）を執筆。

(43) Franco Basaglia（1924-1980）。イタリアの精神科医。イタリアの精神科病院の廃止を決めた法律の制定に努力した。主著『否定された制度（*L'institutione negata*）』はフランス語訳され、フランスの反精神医学運動にも大きな影響を与えた。バザーリアにとって制度とは否定されるべき施設のことなのである。

(44) Guy Palmad. 著書に『ミーティングと養成（*Réunion et formation*）』（2007）などがある。

(45) Carl Ransom Rogers（1902-1987）。アメリカの心理学者、精神療法家。現在のカウンセリングの基礎にある「クライエント（来談者）中心の面談」の創始者として有名。
(46) Karl Bühler (1879-1963)。ドイツの心理学者、哲学者。思考 (Gedanke) 心理学、発達心理学者。
(47) 情報の交換ではなく、コミュニケーションを打ち立てるために語られる言語の機能のこと。
(48) Ideation. フッサールの用語。「理念視」と訳される。外的ないしは内的経験の所与の、本質直観による普遍性の統握のこと。
(49) 原書 Chapitre V「治療的クラブ」参照。「病院内の支え」としてのクラブの技法が、この語の歴史にまで遡って論じられている。日本語版では未収録。
(50) Alain Badiou (1937-)。フランスの哲学者。
(51) ドイツの精神科医クレペリンの分類のひとつ。彼は内因性痴呆を早発性痴呆とパラフレニー、すなわち妄想性痴呆に分類した。
(52) 原書 Chapitre XVIII. 日本語版では未収録。
(53) 姿勢筋緊張は、姿勢維持のための筋緊張（トーヌス）のこと。
(54) ギリシアの抒情詩人 (B. C. 518 頃—438 頃)。引用は「ピュティア祝勝歌」による。
(55) 原書に moïté とあるが、moïté〔自我性〕の誤記か。
(56) ハイデガー『存在と時間』第二六節の用語。日常生活において他者たちと存在しあっていること。

第14章 制度精神療法の実践における主体の概念

〈集合態〉の生は、全般的な不透明性のうちにある。了解という幻影に、私たちは立ち向かっているのだ。了解は、相互関係を図式化し、充足を、偽りの満足をもたらす。そこにいる「患者」、モニター、医師など全ての人々がかぶる仮面を、いったんしっかりと捕捉し、下準備をして、おおまかに病理形成的方程式の見当をつけたとしても（それだけで何年にもわたる大変な仕事なのだが）まだ十分とは言えない。これらの「人物」たちは皆、自分たちの運命線のうちで身動きが取れなくなっており、想像的な回路の中をぐるぐるまわっていると考える必要がある。私たちが、そうした回路から探知するさまざまな徴候《シーニュ》は、しばしばまったく不十分な表示にすぎず、整形術ならぬ新たな道の開拓にとりかかるためには足りないのだ。そうした道の開拓は、しばしば不可能であるようなさまざまなルートにおいて行われるのである。善意だけでは十分ではない。それしかない場合、善意はたいていの場合、危険なものとなる。

思いやりの英雄《ヒーロー》というばかげた人物像において、あるいは合理化を謳いながら苦労ばかり求める嘆かわしい構築物のうちで、善意は駄目になってしまう。単に聴くということが大事なわけではない。濾過のシステム、純粋な受動的受容者ではなく諸シニフィアンのネットワークのなかに捉え込まれているような、意味論的「操作子」を設定する必要があるのだ。そうした「操作子」は、それら自身が諸シニフィアンのネットワークの横糸をなしている。そこでは、多数のフィードバック素子をもったサイバネティック機械が入念に組み立てられる。私たちの作業の材料を規定している、主体の主題系に具体的に取り組むためには、こうしたすべてが必要なのである。

「他者を主体として取り扱う」というのは、結局のところ一貫性を欠いた言い方《フレーズ》である。むしろ他者を対象として、これを私たちの生の環境をなしている数多くの対象に払うのと同じ注意、同じ敬意、同じ繊細さをもって取り扱う、と言う方が、問題となっている事柄にいっそう近い表現だということになるだろう。主体は、そのものとして捉えることはできない。主体《スュジェ》とは〔ラテン語では〕スュブィエクトゥム、〔ギリシャ語では〕ヒュポケイメノン〔すなわち「下に置かれたもの」〕であり、それによって創発ないし軸の定め直しの可能性がある（*es gibt*）ことになるものなのだが、ただそれ自身が一つの構造によって規定されているのである。この構造とは、シニフィアンのネットワークである。私たちにとってもっとも明晰に思われるのは、ラカンの定式化である。「一つのシニフィアンは主体を別のシニフィアンにむけて代表象する[1]（Un signifiant représente le sujet pour un autre signifiant）」。この定式化はおそらく、私たちの経験の最も近くにまで迫るものである。それは、私たちの仕事の有効性にとっては極度に危険な実存的凡庸さの方へむけて、横滑りをおこさないようにしてくれるものなのである。

この点をこうしたやや手短な言い方をすることによって、ある種の不安が生み出される。おそらくはこの不安こそが、私たちの実践においては問題なのだ。他者に相対するに際しては――たとえば精神病者との出会い、あるいはどんな他人との出会いもそうであるわけだが――ある脱自我化が必要である。それは反射・被反射システムの詳細な検討であり、人目を惑わす輝きの批判であり、「脱想像化（désimaginification）」である。それは他者をあるがままに迎え入れる唯一のやり方、すなわち他者をその個人的特徴において、その最も私的なスタイルにおいて、他者がこの出会いの場に立ち寄った際にそれとは知らず残している効果という水準で迎え入れる、唯一のやり方である。それは簡潔に一つの分析的なポジションを定義するということだ。つまり消去の次元のうちで、一つの場所（〈他者〉の場所）を遊離させるということなのだが、それは〔そうした消去にあって〕分析家の現前のうち残っているもの、すなわち一個の主体をあらしめるシニフィアンの代謝活動の残余が、そこに描き出されるようにするためなのである（この残余とはすなわちラカンの「対象ａ」である）。しかしこうした遊離は、不安のなかを進んでゆくことによってはじめて可能になる。不安の回避（合理化、了解等）の罠をすべてかいくぐらなくてはならないのだが、しかしそれが可能になるのはただ、不安がそのものとして迎え入れられたとき、ただ単に抑えられるのではなく、「対象ａ」の登場による主体の壊乱という、その原因にまで推し進められたときだけなのだ。ラカンも言うように、主体がａに置き換わるということがおきるのである。

分析の主題系をざっと俯瞰したわけだが、これによって私たちは問題をよりよく位置づけることができるようになるだろう。「主体を取り扱う」ということ、それは「対象ａ」を考慮することなのだ。あらゆる関係の結び目のなかで、そしてグループと〈集合態〉におけるある人物の実存に関して、それ自身〈集合態〉のなかにとらえこまれたグループが生み出す、さまざまな干渉作用のなかで自らの位置を知ることができるためには、こうした考慮は大変重要なものとなる。

したがって、ある水準の脱・存が重要なのであり、この脱・存が私たちの使命の横糸を、素材を、実質を形成しているのである。まさにこの水準において、主体がどんなものであるかがはっきりと現れてくる。われわれはすでに一九五八年にこの次元について詳しく述べたことがあった。私たちが特に強調していたのは、私たちが「基底（la sous-jacence）」と名付けたものを考慮することの実践的な重要性である。それははっきりと口にされない諸要求の場所のことであり、その諸要求は再生羊皮紙《パランプセスト》さながらに、シニフィアンの回路に入るためにはある弁証法化装置を必要とするのである。この反復する諸要求の場所は、欲望がその上に描き出されることになるような表面を形成している。この欲望は、直接にはアクセスできないが、「a」として出現するあの刻印によって位置標定が可能である。また私たちは、〈集合態〉における、アクティング・アウトの啓示的な価値を強調していた。アクティング・アウトが幻想《ファンタスム》と構造的に同じ場所《ホモトピー》にあることは周知の通りである。

以上の指摘は、私たちの仕事を行うにあたっての、私たちの関心事をよりよく位置づけるために必要だと思われたのだが、誰であれ、そうした集団性のなかで生まれる日常的な渦に巻き込まれていない人にとっては、これは役に立たない、人工的で場違いなものに思われるかも知れない。私たちはここで図式的に、ある集合的興奮行動（agitation collective）の急性発作の例を提示しようと思う。実際に起きた出来事の記述を試みることによってはじめて、私たちはそうした症状の出現を避けるための最低条件を識別できるようになるだろう。

ラ・ボルド病院《クリニック》は現在一〇〇名以上の患者を数えており、一八年間存続してきた。この経験を正しく分析しようとすれば、何千頁も必要になることだろう。私たちが〈集合態〉と呼ぶのは、この事業の総体のことである。これは、トスケイェス言うところの「〈施設〉（établissement）」の水準に呼応している。一個の〈集合態〉のなかでは、非常にたくさんの制度が実験されているが、それらの目的は常に、精神医学の「ユーザー」と私たちが呼ぼうとしているような人々を迎え入れることを可能にするような、トポロジー的な意味における一つの場所を創出するということである。「制度精神療法」という言葉の意味は、これら多数の制度を、「精神療法的効果」と名付けることができるようなものを生じさせるために利用し、組み合わせるということの上に基礎付けられている。共時的にも通時的にも極度に濃密なこうした背景のもとで、私たちはこの数ヶ月間、それぞれが二人から三人のモニターを含む、一〇人程度の小さな生活ユニットを設置しようとしている。これらのユニットのことを、私たちは「基本治療ユニット（Unités thérapeutiques de base の頭文字をとってU.T.B.）」と呼んできた。この実験は継続中である。現在機能している基本治療ユニットは二三にとどまる。基本治療ユニットは原則として、それを構成する人々の間のさまざまな関係のスタイルを組織しなくてはならない。その方向に向けて展開することができるよう、基本治療ユニットは経済的にも治療的にも非常に大きな管理責任を担っている。たとえば基本治療ユニットのなかでは、治療上の決定や外出、家族との接触、ある場所の整備といった問題が議論されなくてはならないのである。もちろんその際に、基本治療ユニットを構成する人々のそれぞれが他の審級（医学的決定、他の基本治療ユニットとの調整、計画や迎え入れのプロセス等）と連係するべきである、とする絶対的な要請がないがしろにされることはない。しかし基本治療ユニットの最も重要な、しかし実現し受け入れてもらうことが最も困難な機能とは、それがモニターの「〈労働ユニット〉（Unité de travail）」であるということである。私たちがここで言わんとしているのはつまり、表によって決められた時間割において一定の役割を果たすのはもはやモニターではなく、労働ユニットそのものであるということだ。そこから結果するのは、〈集合態〉における労働の概念そのものの、徹底的な見直しである。基本治療ユニットの各人の労働時間をコントロールするのは難しい。基本治療ユニットそのものが、〈集合態〉の求める規範に答えて、倫理的と呼んでもよいような次元において、構成員のそれぞれにたいして圧力をかけるのである。

もちろん、基本治療ユニットの数が限られている間は、かなりの割合のスタッフが、より伝統的な規範に従って機能しており、それによって調整困難なさまざまな緊張関係が引き起こされることになる。基本治療ユニットにおいてはっきりと現れてこなくてはならないのは、労働という要素であり、医学的な要素ではない。それによってこの審級は、別の空間に置かれることになる。

後に見るように、こうした構造を尊重しなかったということが、私たちがこれから呈示しようとしている困難を部分的に説明している。まさに基本治療ユニットの内部にある、一種の「医学的イデオロギー」こそがさまざまな関係を歪めることになったのだが、このイデオロギーは、基本治療ユニットの構成員の一部の、「医師」になりつつあるという、彼らの身分規定における逡巡をよりどころにしていたのである。医師としての身分規定が、精神療法と連係するにあたってさまざまな困難の源になるということは、実際よく知られている。フロイト自身この点を、すでに幾度となく指摘してきた。ただこれは、医師の必要性（死を前にしての責任の概念、絶対的決定の基体等々）を無視して素朴な単純化に陥るべきだということではない。そうした単純化は反精神医学と同様に、現実の排除、きちんと理解されていない構造主義からの派生物である。精神医学的〈集合態〉においては医師が問題となるということ、これは一つの事実なのである。

私たちは制度精神療法についての初期の考察以来、一方で〈集合態〉のさまざまな構成員によって引き受けられ得る、さまざまな項目にわたるある種の医学的機能と、他方である種の限界の支えであり続けている医師という人物そのものを切り離す必要性を強調してきた。この限界はなかでも、死の次元および社会の諸要請と連接した、政治的・精神分析的問題の限界である。

　こうした分析は本来もっと進めてゆく必要があるだろうが、私たちはここで、基本治療ユニットの内部におけるイデオロギー的な偏向を浮かび上がらせるために、この点を指摘するだけにとどめよう。その偏向は、その一部の構成員の身分規定の逡巡と、病院《クリニック》の医師たちに対して事実上存在する競合関係に起因するものなのだ。こうした現状は、そこに実際加わっている人々がどう思おうと、たえず更新され続けているわけだが、それは外から入ってくるそれぞれの「患者」が、自分と〈医学的なもの〉との関係に関して伝統的なイデオロギーを運んでくるからであり、また他方モニターには、それを否認するためにせよ、医師をファルス化[2]する性向があって、それがとりわけ「知っていると想定された主体[3]」と医師の人物の間の混同にもとづいた相互関係の変造を引き起こすからである。実際、そうした〈集合態〉で起きていることを記述するのは極度に難しい。交錯し、消滅するこれら全ての現象が、知らないうちに構造の中、諸関係の中に激しい変化を導き入れるのだ。転記《トランスクリプション》の欠如を前にして、不安が生ずる。現実が複雑すぎるように見えるということではなく、反対にすべてが単純に見えるところに、複雑さを導入しなくてはならないのである。私たちは川の流れのような、出来事を単調な画一化のなかに引き込んでゆく、ある自然の運動に逆らって進んでいるような気がする。警戒《ヴィジランス》を怠らず、「良識」とその直線的な展開に対する永続的な戦いを維持し続けていなくてはならない。(各人の実践を幾重にも規定している多くの出版物が現在助長している、鳥もちで絡め取るような力が働いているのだが、) 私たちはそうした鳥もちに徐々に絡め取られないよう「持ちこたえる」ことを余儀なくされているように思われるのである。

それは、ある複雑な論理に支配されている事柄を転記し得ないということへの恐れなのだろうか。私たちの不安はむしろ、そうしたあらゆる出来事の、構成部分をなしているのではないだろうか。私たちは、次第に不分明になってゆくそうした林道をたどりながら書きつづけることができるのだろうか。不安にとことん踏み込むこと、「欺くことのない」(4) この道をたどってゆくことができるのだろうか。あの要塞、あの障害物、攻撃的な情念、多重決定に立ち向かうことができるのだろうか。実際それぞれのグループは、みずからのうちに閉じこもり、限定された狭い空間で閉じてしまおうとする「自然な性質」をそなえている。先日、騒動が生じていた時期に、私はスタッフの何人かにこう言い続けていた。「グループを移るときには、関税を払わなくてはならないのかい？」と。愛国的な排外主義は自然に高まってゆく。制度精神療法のもっとも重要な公理の一つは「交通〔＝歩き回ること〕(circulation)の自由」だと、私はずっと思ってきた。この自由にたいする恣意的な制限はすべて、制度精神療法を根底的に揺るがし、グループ及びそれを構成する人々のあらゆる分析の努力を無駄なものにしてしまう。そのときすべては無駄なおしゃべり、程度の低い心理学となってしまい、狡猾な圧制や情動的搾取、欺瞞の技法――善意、善へとむけてせっせと働くというところから作り上げられたものではあるのだが――への横滑りを起こしてしまうのだ。ある種のグループ内愛他主義への横滑りよりも悪いものなどあるだろうか。グループにもいろいろある。グループが、それぞれが持っている良識を協調させようとする人々の集まりにすぎないとすれば、それはなにか危険なもの、有害なものになる。それは、一つの構造を持つときにはじめて「治療的」になりうるのである。そしてこの構造は、二つのベクトル上で位置づけることができる。すなわち分析と決定である。このことを銘記するために、こう言ってもいいだろう。考察は二つの次元に従って、一つはフロイト的な次元、もう一つはマルクス的な次元にしたがってなされなくてはならないのだ、と。これら二つの次元が存在しなかったからこそ、私がお話ししようとしているグループ（基本治療ユニット）は、興奮行動（agitation）と暴力の出現を助長してきたのである。誰もが憶えているとおり、制度精神療法の最初期の努力は、興奮行動と闘い、構造の適切な再配置によってそれを抑えるということであったわけだが、これはそれまで無視されていたもの、「病理形成性《ファクター》（pathoplastie）」、すなわち周囲の環境においてそうした反応的現象を創り出すあらゆる因子の総体を、批判的に検討する道を拓いたのであった。興奮行動が生じるときにいつも存在するのは、制度的技法の機能低下であり、想像的システムにたいする迎合であり、ヒステリー的伝染のコントロールの不在、転移のさまざまなポジションにたいする盲目なのである。

ある精神医学的〈集合態〉において生ずることのありうるものの全体に比べれば、たいへん部分的な経験ではあるが、私たちがにもかかわらず以下のような経験を提示するのは、主体の問題系を押しつぶしてしまわないために必要不可欠な諸要素、諸因子の素描を試みんがためである。願わくはこうした努力が、「制度」における「主体」や「対象」を取り扱う昨今流行のあらゆるお説教が持っている、愚かしくももっともらしい性格を明らかにしてくれますように。私たちはこのようにして、次第に増大する蒙昧主義のなかをあえて、精神医学的科学の構築を継続しようとしている。そうした蒙昧主義は、精神医学的科学を巧妙に、反動的な混乱のうちへと陥《おとしい》れかねないのだ。

問題の基本治療ユニットは、オート・サヴォワで二月に二週間にわたって行われたスキー旅行の間に、複数のモニターと滞在者を核として構築された。この旅行中に、滞在者の一人をめぐって幾つかの問題が生じた。この人物を仮にクリスチャンと呼ぶことにしよう。クリスチャンは、パラノイア的な傾向を持つ統合失調症者で、一五年程前から複数の精神病院に入院を繰り返してきた。〔ラ・ボルドの〕病院《クリニック》にも何度も滞在したが、これは複数回の出奔、自発的帰還を伴う、やや問題の多い滞在であった。彼は昨年、クラブがパリで行った舞台公演で、ＳＳ〔ナチスの親衛隊〕の将校の役割を演じたが、役にあまりに入り込みすぎたため、精神病性の不安を伴う軽い代償不全を引き起こすことになった。オート・サヴォワ旅行の間に、彼はとりわけ、もう一人の自閉症傾向の強い統合失調症者にたいして激しい反応を示した。モニターの一人が重要な宥《なだ》め手の役割を演じる一方、若い女性の一人がクリスチャンの信頼を得られたのだが、それは彼女が彼との間に自発的に転移的関係を取り結び、それによって一時的な均衡が回復されたことによるものであった。病院《クリニック》に戻ると、彼はその基本治療ユニットに入れられたが、彼自身にはためらいがあった。彼は家族組織を、自分のトラブルの源だとしてずっと非難してきているが、基本治療ユニットという幾分閉じた小グループは、彼にそうした家族組織を思い起こさせたのである。そのためらいは、ややコントロールの難しい攻撃性を伴う精神病性の不安を通して顕在化し、そこからパリへの一種の出奔が結果することになった。一種の、というのは私がこれをまえもって認めていたからである（彼はあらかじめ私に会いに来て、出て行くと言っていた）。数日後、基本治療ユニットのモニターがパリで彼に改めて面会し、彼を説得して戻らせた。

この基本治療ユニットには別の滞在者もいた。そして彼らのうちの一人がとりわけこの話のなかで重要な役割を演ずることになる。それは若い男性で、とても魅力的ながら特に扱いの難しい人物であった。彼はヒステリー的な精神病質者で、少々派手な古典的反応を示したことから数年前にある青少年センターを退所させられていた。彼のことはギュスターヴと呼ぶことにしよう。クリスチャンとギュスターヴの間にはすぐに共感の関係が成立したが、このカップルに三番目の人物、ヒステリー的な反応を示す統合失調症者のレオンが加わる。レオンはパリのとある精神病院ですでに、いくつかの騒動を引き起こしていた。彼はＳＳと深く同一化しており、空手をやり、武器を作り、これまで物や人に対する大変激しい反応を少しでも妨げられると、たいへん印象に残るような不安発作を起こしてきている。ともあれ三人組が形成されたわけだが、これは彼らの間に圧倒的な同一化関係を誘発した。この関係は彼らが一様に口にする、次のようなフレーズに要約できる。「私たちは三人とも、まったく同じ問題を抱えているのです」。レオンはどの基本治療ユニットにも属していなかったという点を指摘しておこう。その結果、問題の基本治療ユニットの過剰に閉鎖的な性格がさらに強調され、「無関係な〔＝異質な〕」人物の侵入として経験されうるような、さまざまな困難な諸関係が生まれることになった。ここでは細かい点にあまり立ち入ることができないが、もちろん基本治療ユニットについての個別研究《モノグラフ》を行うとすれば、その推移をよりよくたどるために、はるかに多くの記述的要素が必要になるだろう。

臨時的に私は、クリスチャンとギュスターヴの個別的な関係にアクセスすることができていたが、この基本治療ユニットの様子については直接には何も知らないでいた。さらに私は、二週間程留守にしなくてはならなかった。この時期では、二つの事実が重要と思われるので指摘しておきたい。基本治療ユニットに滞在していた一人の従姉妹にあたる、ある若い女性が数日間来訪し、この基本治療ユニットの活動に参加した。この女性はこうした経験への準備ができていなかったに違いない。彼女の存在はクリスチャンを性愛的に刺激することになり、彼はたいへん急速に新たな代償不全を示すことになった。彼はそれより一年前に演劇でＳＳの将校を演じていたわけだが、その将校のイマージュによって圧倒された自失状態を、解離的な様態であらためて出現させたのである。他方、モニター研修生が一名、仮配属された。彼自身が安定を欠いた行動を示しており、それがギュスターヴを完全に孤立させたため、ギュスターヴは他のモニターのイニシアチブ（再分類の問題や、左官工事への参加など）を激しく拒むようになった。つまり相関して、グループの活動に対しては消極的になり三人組が強化されるということが起きていたのである。その結果三人の人物の攻撃欲動の相乗効果が生じ、これは一種のほぼ恒常的な砕屑性《さいせつ》の興奮行動を引き起こして他のモニターや滞在者に恐怖を与えていた。彼らのうちの一人はクリスチャンに激しく詰め寄られたのだが、それはクリスチャンがＳＳの将校を演じている舞台の写真を、彼が寝台の上のところに貼っていたからであった。

　こうした出来事を前にして、さまざまな医学的処置が必要になった。それらは時には救急扱いの処置となることもあった。当該の基本治療ユニットのスタッフ構成員の求めにより、拡大ミーティングが開かれたが、このミーティングには病院《クリニック》の他の多くのモニターや滞在者が参加し、幾つかの決定がなされた。ギュスターヴを「誘惑した」モニターを即時解雇すること。レオンを別の病院に転院させること。クリスチャンをより集中的に、薬理生物学的に治療すること。これは基本治療ユニットの失敗というよりも（この種の一連の出来事を「失敗」という言葉でもって描写するのは相当難しい）基本治療ユニットが自ら有する手段によって解決できなかった諸々の問題を認めるということであった。この拡大ミーティングから生じた印象は複雑である。私たちはそこで、善意や熱心な献身、モニターと滞在者の共感関係が積み重ねられてきたことを確認したが、同様にグループが自らのうちに閉じ籠もっていること、ある種の自給自足的状況をも確認することになった。こうした閉鎖性は、全体化、ある種の絶対的自主管理、そしてそれと相関して、グループでないものに対して一線を画する態度によってはっきりと現れている。「外部」という言葉が何度も執拗に口にされていた。これと結びついたかたちで、当時の流行の言葉で言うところの「反精神医学」（私たちはこれを、じっさい最も堕落した反精神医学のうちの一つであると見なしている）からくる、イデオロギー的諸要素の影響も認められた。診断をしないこと、介入しないこと、医療関係の排除、等々である。たとえばこうした「反医学」的な態度は、ある医師に対して向けられた、激烈な非難にはっきりと現れていた。その医師は、クリスチャンが看護室にいる他の人々を脅迫し、そこにあるものをすべて壊しそうになっていた危機的な状況で呼ばれ、彼を説得してヴァリウム〔ジアゼパム〕の注射を受けさせたのだ！　非難はつぎのように言い表されていた。「医師は処置を施す前に、クリスチャンを担当している基本治療ユニットに連絡すべきだった」というのである。

私の考えでは、このグループは十分に構造化されていない空間に閉じてしまったことにより、こうした事業の目的を例によって実質的に逆転させてしまう想像的な諸審級を展開していたのである。それはじっさい「骨抜きになった（désossé）」グループと呼びうるものであって、そのなかでは想像的なものが象徴的構造との錯綜した関係から分離してしまっていた。その結果として諸関係が一塊となり、鏡像的諸システムが誘起されるという現象が生じている。三人組の各人相互間のヒステリー型の諸関係は、そのさまざまな側面の一つにすぎないのである。

ただ、こうした全てを捉えることは、次の点が指摘されないならば難しいだろう。すなわち、クリニックの全体が、機能の点から四つの大グループに分けられており、そのそれぞれが固有の特徴を備えているという点である。また、さまざまな調整および決定のシステムが存在する。たとえばB.C.M.（医療調整部 « Bureau de coordination médical »。定期的に更新される三人のモニターからなっており、その役割は治療に関わる決定を調整し、医師や家族を呼び出し、各部局が良好に機能するよう見守ることである）、C.P.C.（中央調停委員会« Commission paritaire centrale »。モニターと滞在者からなり、その最も重要な目標は、滞在者の時間割を作ること、彼らの要望を受け付けること、新規入院者の行き先を決めること、労働契約を結ぶこと、連帯基金の管理を行うこと、可能な範囲で内部の係争を解決すること、等々である）、A.D.H.O.C.（施設の構造にかかわる決定機関で、とりわけスタッフがさまざまな仕事を輪番で担当する際の「当番表」をチェックすること、雇用や人員配置の問題を担当することをその任務としている）である。これらのさまざまな組織は頻繁にその三分の一が入れ換えられるが、これは厄介なあらゆる階層化を避けるためである。これらすべてが、そしてとりわけ中央調停委員会が、クラブ（非営利団体に関する一九〇一年法に基づく「クロワ・マリンヌ病院委員会」）の諸構造と連係している。

　私たちは何であれ〔具体的〕記述をしていると主張するつもりはない。私たちは方法論的なア・プリオリから出発し、図式的な参照先として、〈集合態〉内における個人と基本治療ユニットの関係によって提起される諸問題を利用しているのである。これは（「ゲシュタルト」という意味での）事態を抽象的に捉える方法なのだ。こうした見方は、排他的なものではない。他の見方もあるだろうが、それらは必ずしも補完的になるとはかぎらない。ある要素の記述において、これらさまざまな側面が、それぞれ矛盾するようなかたちで重なり合っているのは確実である。まさにその点が、この企ての面白い点なのだ。他方で、この実験がなされている〈集合態〉に照射されたこれらさまざまなフラッシュは、シニフィアン的な役割を演じているいくつかの「ポイント」を浮き上がらせる。難しいのは、これらさまざまなポイントを位置づけ、分節化することなのである。これらのポイントの総体の効果として展開するものを理解するためには、離接的総合[5]の概念を参照することが是非とも必要であるように思われる。また、まさにこの水準において、斜行性の概念も具体的に分節化されうるのだが、そのこともこうした意味において理解することができるだろう。この基本治療ユニットの歴史を理解していただくため、これらの出来事から直接何が生じたのかという点について、より詳細な説明をいくらか与えてもよいだろう。

レオンは数日後にあるH．P．〔精神病院〕に転院させられたが、四八時間後に出奔し病院《クリニック》に戻ってきた。このプロセスはしばしば見られる。たとえば少し前に、クリスチャンも同じことをしていた。これは手続きとして重要である。私は一九五六年の論文で、その事例をいくつか呈示している。

一方でこうした逃走・排除・帰還のプロセスによって、ある種迎え入れをゼロに戻すということが起きていると言っていいだろう。これにはそれに伴って生ずる、再評価（「反芻処理」型の内的作業と事後的に[6]«nachträglich»に到来する意味作用がそこにはあると言えよう）が対応している。たとえば、レオンに関して。それまでに起きたすべてのことは、程度の差こそあれ意識的に、関係するさまざまな人に警戒を促すことになった。想像的な「捉え込み（captation）」を避けようとする、一種の意識形成（conscientisation）が生じていたと言ってもよいだろう。換言すれば、それは精神病的転移の性質がそのものとして認められたということであり、いくつもの参照枠を設定することなしにこの転移を取り扱うことはできないという点が気付かれたのである。これがレオンの時ならぬ帰還後すぐに、大まかにではあるが成立した事態である。

女性モニターBの提案で、彼女が毎日定期的にレオンに会うことになった。レオンはこうした介入の背景に、医師すなわち私の助けを得る可能性があるということを心得ていた。他方、もう一つ別の基本治療ユニットが彼を迎え入れようと申し出たのだが、Bは、一部の仕事（たとえば馬の世話など）では、この基本治療ユニットに属さない別のモニターも彼の面倒を見ることが必要だと判断した。

既にお分かりの通り、設定された構造は遥かにいっそう複雑なものであって、さまざまな水準がその中にはある。指摘しておかなくてはならないのは、レオンがこの一件以前は特にある女性医師によって担当されていたということである。転移が少々強すぎるほどに成立していたのだが、それはこの医師が最初の基本治療ユニットと連係がとれているというにはほど遠く、他のさまざまな理由から来る、ある種のライバル関係のうちにあったことが理由だった。とりわけその〔最初の〕基本治療ユニットの女性モニターの一人（まさに女子医学生）とこの女性医師との間には、ある種のライバル関係があったのである。このレオン症例について個別研究《モノグラフ》をするならば、これらさまざまな因子《ファクター》を真剣に分析しなくてはならないだろうが、しかしこれはここでは取り扱うテーマではない。

他方で、こうしたさまざまな出来事が、他の制度的システムにおよぼす構造的な効果を強調することもたいへん重要であるように思われる。とりわけ基本治療ユニットの拡大ミーティングの翌日すぐに、〈集合態〉の上位審級によって精神病質者のモニター研修生が更迭されたということが、A.D.H.O.C. の危機を引き起こしていた。A.D.H.O.C. の構成員が辞任したのだが、その際彼らが挙げていたのは、反精神医学的出版物のなかで出くわすような論点（民主主義＝決定、等々）であった。

これに反論する形で、私たちはしばらく前から気付いていた点について対抗措置をとることになった。すなわちA.D.H.O.C. の変質である。その結果、後日A.D.H.O.C. の機能のより緻密な分析が行われ、雇用委員会がより自律的に構成されることになった。これと関連して、私たちはクラブの事務局の定例ミーティングの際に、中央調停委員会（C.P.C.）と「常設窓口」のあるクラブの迎え入れ委員会との間で、非常に具体的な連係が必要であることを強調した。他方で、間《インター》基本治療ユニットとでも呼ぶべき組織が提唱された。この組織の機能は基本治療ユニット間の調整であり、目的はそれらが閉鎖的にならないようにするということである。私が申し上げたこれらいくつかの手直しは、お話しした諸々の出来事と直接に関連してなされた多くの手直しのうちの一部である。

実際それらの出来事は、全く普通のものであるように思われるかも知れない。すなわち出来事的な価値を失ってしまうかも知れない。しかし、こうした〈集合態〉のなかで私たちが占めている位置の意味そのものは、失われることはない。この私たちが占めている位置とは、さまざまな命題〔＝提案〕を明確に述べることによって、ある条件のもとで、ある瞬間に、ある文脈で出来事が出現せざるをえないようにし、そしてそれによって制度的な諸システムと呼ぶことができるようなものの再問題化を起動する者の位置である。それは転移を語る語り方の一つである。実際、ア・プリオリには、一部の人々が「側面的転移（transferts latéraux）」とよんでいるようなもの（たとえば先の三人組の間に、彼らをめぐって成立した関係のうちに見られるようなものだ）は構造の諸効果であると考えることができる。換言すれば、そうした場合には、「転移のコントロール（contrôle du transfert）」は構造の分析を必要とするのだが、精神病者を相手にしているというこの文脈では、これはいわゆる受動的分析にはならない。受動的分析は暗黙のうちに、社会からの隔離圧力によって生ずる、構造的な疎外の共犯者となっている。「転移のコントロール」が必要とする構造の分析とは、諸システムの絶え間ない手直しと不可分な分析なのである。

これに関しては、二つの分析を区別できるだろう。一つは個人からはほぼ独立し、ある種のグループの包括的活動《サンタリテ》の水準にとどまる分析であり、官僚主義との闘争、カーストの諸効果を打ち消すための警戒《ヴィジランス》、民主主義的アリバイの批判、隔離への自然的な傾向へとむかうグループのさまざまな共犯関係を明らかにすること、等々がこちらに含まれる。これに対してもう一方は、必要な装置と連係して行われ、さまざまな出来事と共鳴する分析である。こちらの分析はより個別的であるが、構造論的創造性ないし諸システムの案出とでもいうべきもののうちに属している。換言すれば、それは閉鎖的な一種の恒常性《ホメオスタシス》ではなく、単純化するとすれば、一部の出来事に直面した際の脱全体化的な次元における諸システム間の調整と名付けることができるようなものなのである。

つまり私たちは次のような定式に行き着く。すなわち、必要なのは——そしてこれは制度精神療法における実践の最も重要な点であるように思われるのだが——自我的な支配から抜け出るために、諸々のシステムに働きかけるということである。（医療調整部《B.C.M.》や中央調停委員会《C.P.C》、基本治療ユニット《U.T.B.》等に代表される）諸システムは具体的に、シニフィアン的な方程式だと言ってもよい。環境の文化変容（acculturation）は、仕事で問題になるものを捉える仕方を変化させるということに私たちは気付いている。こうした文化変容こそが、多少なりとも的確に「媒介（médiation）」と呼ぶことになっているものの使い方を規定している。精神病者の分析が媒介を必要とするのは明白である。いかなる直接的関係も解体的に作用し、しばしば極度に危険なものとなるのである。

まさにシステムの総体が、〈集合態〉における諸制度を調節し、制度的媒介を形成するのだと言ってよい。この点は先に素描された事例においてはっきりとわかる。精神病者との直接的関係は、分裂《エクラトマン》を惹起するのだ。次の点を指摘しておこう。すなわち、私たちが直接的関係と呼んでいるのは、精神病者との〔臨床〕経験がない精神分析家が自称するところの精神分析的関係において優位を占めている関係であり、それはまた同様に、良識にもとづいた仲間ないし友達関係、「論を俟《ま》たない（ça va de soi)」〔といった自明性の自明な共有を前提とした議論のスタイル〕、「公式」反精神医学、そしてまたほとんどあからさまな形で、全体主義的な超隔離政策への序奏を奏でているように思われる、次第に堕落してゆく多くの新聞雑誌で盛んに現れてくるあらゆる次元においても優位を占めている関係である。以上は、真の共感関係が、その語りかける相手に対する診断的な見方を排除するものではなく、まさにその反対であるということを申し上げるための指摘である。

　実際、主体とは、私たちがそれについて語ることができないゆえに語っていないような何かである。私たちがいま素描したような、シニフィアン的システムの分析によって、私たちは主体が諸々の出来事においてもつインパクトの位置を標定することができるようになるはずだ。さてこうしたインパクトとは、「対象a」の領域に属するものでなくて何だろうか。自我的な侵略に対する闘争が、たとえば結局激しい興奮行動や怒りを引き起こすということは一つの事実であり、周囲の人々の恐慌《パニック》は、システムが先に述べたような意味において分析されるときに消え去ることになる。そしてまさにそのときに私たちは、特にそれに注意を払うこともないままに、ユーザーのディスクールという、一貫していることもあればそうでないこともあるディスクールへと到達できるようになる。私たちは兎も角もこのユーザーについて責任を負っており、彼こそが、私たちがここにいる（être là）理由なのである。

※『研究《ルシェルシュ》（*Recherches*）』誌、第一一号、一九七三年一月。一九七二年五月九日と一〇日にワーテルロー（ベルギー）で開催された制度精神療法研究集会（ワーテルローの学会の討議からの抜粋）。ルブラン博士によって組織されたこの研究集会には、〈メンタルヘルス〉の領域から二〇〇名近い労働者が集まった。このテクストは、円卓会議の議論

の導入にあたるものであった。

【訳註】

(1) ラカンにとって言語とは、主体が自由に使う道具というよりむしろ主体の場所である。「一つのシニフィアン」は、あらかじめ存在するものというより、主体の聴取と相関して成立する。聴き取られたシニフィアンは、聴取の主体の行為の成果であり、痕跡であって、その限りでそれは聴取の主体を代表象する、ないし再現前させるものとなっている。この代表象ないし再現前は、もう一つのシニフィアンに対しておこなわれる。というのもそのシニフィアンはそれを聴き取った――最初の主体とは別の――主体の場所であり、その他者の場所からはじめて最初のシニフィアンの主体は主体として、そしてその代表象ないし再現前として把握されることができるからである。

(2) 「ファルス (Phallus)」は、ラカンの議論の中では、シニフィアンの意味作用を全体として意味する特権的なシニフィアンを指す。

(3) ラカンは「知」を軸として分析関係を再検討するなかで、分析家が無意識について何ごとかを知っていると分析主体が想定することによって転移が生じると考え、分析家がこの「知っていると想定された主体 (le sujet supposé savoir)」の地位から失墜することが分析の終了には必要だとした。

(4) 「不安は欺くことがないものである」という命題は、ラカンのセミネール『不安』で論じられた命題の一つである。

(5) 「離接的総合 (synthèse disjonctive)」はドゥルーズ＝ガタリの概念。異質なもの同士が、まさに異質であるということによって、新たな形式や思考を招き寄せつつ実現する総合を指す。

(6) フロイトの概念。経験や記憶が、新たな経験や新たな発達段階という文脈に組み入れられることで、新しい意味と効果を持つようになることを指す。性的虐待を受けた当時は幼くてわからなかったその意味が、後に本人が成長し第二次性徴期を迎えた頃に明らかとなり神経症の原因となる、といった例が典型的である。

第15章 制度精神療法のエクササイズ

将来おそらく科学的な精神医学が創り出されるだろうが、精神分析はそれに対する導入の役割を果たすことだろう。

ジグムント・フロイト『精神分析』と『リビード理論』(G.W. Vol. XIII, p. 227)

I

制度精神療法が打ち立てられる出発点となった、精神病の個人という核が取り除かれてもなお、それを制度精神療法の名のもとに語ることはできるのだろうか。

私たちは数年前から、常軌を逸した単純化の時代に入ったように思われる。制度精神療法は、時に過剰な洗練をもって示されるような、あの生命を失った貝殻ではないのだ。

制度精神療法といったものが、それ自体としてあるわけではない。〔そうしたものがあると考えるとすれば、〕それは容器と中身という対で考える薄っぺらな論理であり、精神の欺瞞であり、剥奪的な構造のうちで錯綜したモデルの応用であって、「特異なもの (le singulier)」の何たるかを遠ざけられたままにすることになるだろう。この問題への肯定的《ポジティヴ》なアプローチは、雪だるま式に膨れあがる過誤でしかありえない。私たちは、否定的《アポファティック》な次元においてはじめて、そこで問題になっているものに接近することができるのである。言われたことと言われなかったことの手前、暗黙的なものとそのネットワークの手前で、精神病は「ある（il y a）」。そして精神病とは、何か社会生成〔社会因〕（sociogenèse）や精神生成〔心因〕（psychogenèse）、器質生成〔器質因〕（organogenèse）の道ないしは十字路とは別のところにあるものなのである。これはおおざっぱでありきたりなことではあるが、絶えず繰り返さなくてはならない。素朴に繰り返さなくてはならないのである。精神病があり、そして圧制が、「魂の殺害」[1]が、圧殺が、矮小化しようとする懐柔があるのだ。毎日規則正しく行われる、その執拗な繰り返しは、そこにいる〔現存在する〕人たち、到達することの難しいあの場所に、あの静止した分裂、あの不和のうちに、ラカンが存在のさまざまな主体的ポジションを素描した際に言及した、あの「諍い[*1][2]（*Entzweiung*）」のうちにいる人たちが、言葉少なに、あるいは叫ぶように語る嘆きの言葉ともつれ合っている。まさにそれとともに、そしてそれを出発点として、制度精神療法についてのあらゆる可能なディスクールは、後ずさりしながら練り上げられるのである。精神病とは、おそらく現実界と象徴界の連接の分離であり、一種の不可能性の不可能性であり、存在の漂流、行き惑い、現象へのあらゆる実証主義的《ポジティヴィスト》なアプローチを欺瞞のうちで身動きが取れないようにしてしまう、明白な瞞着《まんちゃく》である。現今の状況下では、つぎのように繰り返し述べることが必要であるように思われる。すなわち精神病者との出会いによって生じる「穴―点（point-trou）」であるような、あの不安の地点、「欺瞞」の地点から出発するのでなければ、制度精神療法については何も考えることができないのだ。点、穴、分離、何かの喪失、自らの安心の、生きていくのに必須の安らぎの喪失。勿論私は彼、精神病者の話を聴く。彼は私に、しばしばとてもありふれた事柄について、時間について、空間について、さまざまや計画や関係について話をする。とりたてて変なところもない。しかしそこには欠けている結び目、見えない緩み、言葉にできない絶望、あなたの理性を飛び上がらせるような異様さの鉱脈が隠れている。精神病者との「出会い」のなかで、あの茫然自失を、あの自分自身の明らかな痴愚を、あの孤独を、あの係留点の喪失（désarrimage）を感じたことのない者が、制度精神療法を云々することはほぼ不可能なのだ。そうした者は沈黙して、最早何も期待せずに、あの忘却点(point d'oubli) がゆっくりと穿たれるにまかせるに如くはないだろう。

しかしここではあらゆるものが私たちを妨げ、私たちがそうした道を進めないようにしている。集合的な圧力や、過ぎてゆく時間、耳障りな音を立てる時計、さまざまな仕事、「生活」〔といったあらゆるものがそうするのだ〕。こうした妨げを妨げる方策をどのように見いだせばよいのか。この一粒の忘却を守るにはどうすればよいのか。

こうしたすべてが絶えず閉じてしまうように、あらゆるものが配置されている。そして私たちは、あなたをぐるりと取り囲み、次第に曖昧なものになってゆく諸システムのうちであなたを再教育する石と観念のモニュメントに抗しつつ、あの否定的な闘いへ、善意と悪意の、あのたいへんに骨の折れる解読へと、踏み出すことになるのである。

制度精神療法について語るということ、それは倫理的なディスクールでしかあり得ない。すなわちそれは悲壮で論争必至の、さまざまなヴァリエーションを生み出す、不断の危険を引き受けるということなのである。

Ⅱ

もちろんこうした全ては操作的な事柄にすぎない。問題なのは、狂気（folie）か病気（maladie）かをきっぱりと決めてしまうということではないのだ。大量の意味論が、ある荒れた水域の底にある、これらの概念を支えている。改修された性器を持った司祭と処女の群れが、それらの戦利品のまわりで泣き叫んでいる。「狂気」のほうが勇敢で、「病気」は反動的なのだ！　知的な蒙昧主義が、精神的事実（le fait mental）を「治療（traiter）」しようとする脆弱で非常に複合的なあの構築物を、執拗に攻撃する。圧倒的な誤認や戦闘的な無知、常同的な固定観念と織りなされた、無脳症的なイデオロギーの独断論。新たな自然回帰主義の何千もの信奉者の、たいへんな荒廃を引き起こす襲撃を前にしての絶望。彼らは、「薬品」を、生物学的治療を激しく攻め立てる。精神科医《プシキアートル》とおまわり医者《フリシアートル》、分析家、あらゆる種類の手品師をごっちゃにしているのだ。フロイトとマルクスがあらためて引っ張り出されて、頭でっかちの馬鹿者どもがやたらと振り回すおがくず人形になってしまい、文化の下水処理場のなかの出鱈目をうまく正当化してしまう。

ところが精神病者はしばしば、読書することに大変な困難を覚える。彼は読まない。あるいは読みはじめても、すぐやめてしまう。あるいは注釈に熱中する。彼ら自身が一冊の本である。軽蔑された、知られざる本。ラベルの貼られていない、編集者のいない本だ。しばしば、主観的には、本人にとってはそんなことはどうでもいい。結局のところ、みんながそれをどうでもいいと思っている。精神病者についてては、あれこれ言われてはいるけれども、彼は依然として金庫のなかに閉じ込められている。

彼は手の届かない宝物であり、彼なりのやり方で、偽札のインフレ的な流通を保証しているのである。

精神病者に合図を送るのがとても難しいということはご存じだろうか。こんにちはと挨拶するだけのことが、とても難しいのだ。目配せすること、ちょっとした手振りを見せること。識別。それですっかり化けの皮が剥がれてしまうのである。

Ⅲ

あらゆるところに圧制はある。宮殿にも、あばら屋にも。郊外、田舎、都会。ピラミッド状であれ、放射状であれ、建築は私たちのあらゆる関節に入り込んで、身体を再び閉じようとする。この身体とは、すなわち無限の、境界の、限界の、襞の展開であり、円の単一狂《モノマニー》によって常に脅かされている欲望の場所である。それは精神につけられた悲劇的な折り目であって、それがいつもその踏み桶のなかに、ばらばらな作物を引き戻すことになる。それらの「秩序（ordre）」は知られていないのだ。生きた諸構造、上昇するエントロピーの致命的なゼロとはほど遠い、開かれたシステムの散逸構造を発見するためには、そのコードを解読する必要があるだろう。そうしたコードは「襞《プリ》の開襞《デプリマン》」の贈り分け（dispensation）を保護するようなコードである。諸制度の博物学の重みに抗して、モイラ[*2]を保護するということ。階層性以上に動物性に近いものがあるだろうか。テリトリー、攻撃、命令、誇示、相互関係のサイバネティックスといったものを、動物学は私たちに、その発見が一歩進むそのたびごとに示してくれる。しかし人間という動物はもっと厄介だ。この動物は象徴界のなか、言語のなかで生きているのである。その階層構造は、グロテスクで破壊的な相における超自我の媒介者であり、伝統的なネットワークのうちに、世界から奪い取ったさまざまなシニフィアンを集積する。機械からの神《デウス・エクス・マキナ》として、それは態度や構想を造り出し、役割を生み出し、個人を類型化する。それは愚鈍化の企てであり、社会的疎外の増幅器となるのだ。それは画一性の、固まった集列性《セリー》の、「実践的＝惰性態」の、人工的な死の製造機械である。病院、学校、セクター、事務。積み上げ、区分け、綿密な調査、平板な人間を形成する全体主義的な論理。お互いにぴったりとはまり込んでしまった魚の干物。制度的パズルの、ひび割れた泥。まさにそうしたものによって、人は私たちに精神的事実を治療するよう要求している。この「人」とは誰か。それは私たちだ。私たちはこの論理によって捏《こ》ね上げられている。この論理は私たちにとって、私たちの秩序において機能しているし、また無秩序においても機能している。無秩序とはすなわち既成秩序のもう一つの側面なのだ。慈善によって、反抗によって、無感動によってひび割れを埋めるということ。すべてが滑らかになる。十分に油を差した機械であれ、軋みを立てる機械であれ、それ（Ça）は縦横無尽に機能する。それは垂直化し水平化する。それは隠喩化し換喩化する。組織論的なものが戦略を立て、グループを包括するもの《グル・サンタル》が間個人的なものを支配する。死の収容所が何の役にも立たなかった、などということがありうるだろうか。それは無益な犠牲であり、そこで流された血は大地に単に吸い込まれてしまっただけだったというのだろうか。このように歴史が遺したものを集合的に無視するということによって、人間の〈企て〉の苦悶に歪んだイメージが永続的なものとなる。それはつねに、密かに行われるのであれおおっぴらに行われるのであれ、拷問を作り出す。この単純にすぎる論理においては、いつも「監督者的な看守(anges gardes-chiourme)」がいるということになるだろう。そこで何かを大きく変えることになるのは、自由な肉体関係《フリー・セックス》ではない。また進歩主義的な知識人の善意でもない。戦闘的態度のニスは薄く、地が透けて見えている。革命はまだ終わっていない。それは常に再開されるのだ。ヨブはまだ、その最後の言葉を口にしてはいない。前進を避けるわけにはいかない。

Ⅳ

病院にせよ、また別の場所にせよ、生産の道具を持たなければ、制度精神療法に関しては、持続可能なこと、価値のあることは何もなしえない。それが公理であり、原理である。制度的機械の「根拠律（principe de raison）」なのだ。しかしそれはどんな生産、どんな機械なのか。〔その答えは〕機械の生産である。それは私たちの出自であるような機械なのだ。サイバネティックス、タイプⅢの機械、抽象的な機械。変換的な領野。諸システムの弁証法。関係子。ネットワーク。言語と交換の結節点《ノード》。可変的契約。不安定性《プレカリテ》と共分散。安定的構造、散逸的均衡。命令の脱中心化。人間や場所の問題化。諸機能の建築術的構成。テリトリーの再切り分け。複数の中心。絶え間ない階層化。その目的は言われたこと（le dit）が、言うこと（le dire）を再び閉ざしてしまうことがないようにすることだ。そしてこの目的が、さまざまな摩擦をベクトル化し、分析を変換してプロセスにする。個人的な、間個人的な、集合態的な、論理的なプロセスに。言うこと（le dire）の論理。ディスクールのエネルギー論。さまざまな要求が生産的な次元のうちに現れ、諸欲動を加工し、無意識を構造化する。生産の効果としての、無意識ということだろうか。そこには何か、数え上げ、選別し、分節化するものがある。諸シニフィアンの生産、すなわちまだ数え上げられていないものを開拓し、解読すること。集合態的な戦略とは、ひたすらこうした道筋を、「言うこと（le dire）」への道を保存するという点に存するのだ。脱自我化、脱主体化。シニフィアン的な布置〔＝星座〕(constellations signifiantes) がある一定の領野を構造化する。まさにそこ、そうした還元主義的な障害物の除去のなかで、幻想《ファンタスム》が、ある一定の織物の厚みが、ある一定の生の様式が、ある一定の何かしばしば配達されないままになっているものが立ち現れるのだ。すなわちラカンの言う「対象a」である。まさにそれを通して「主体」はあり、まさにそれを通して「欲望」はあるのだ。まさにその水準において身体はある。そして破壊、分離、分裂[*3] (Spaltung) があるのだ。まさにそれをとおして素材はある。この素材が、制度的企ての理由である。これはそれと認められることのなかった一種のヒュレー[*4]であり、我らが精神医学的〈施設〉の機能を司っている伝統的な論理によって、あまりにしばしば排除されている。あらゆる閉鎖の、囲い込みの諸メカニズムに対する骨の折れるあの闘いは、まさにここに由来しているのである。この道筋を、開かれたままに維持するということ！　無意識は、フロイトが恐れていたように、すでに再び閉じてしまっているのではないか。この問題は、それが転移と解釈という根本的な概念を条件づけている限りにおいて、最重要の問題だ。言うことと言われたことの間を開放されたままにするということ。制度精神療法とは、それを集合態的に可能にする、あの弁証法の謂いではないだろうか。この問題は別の問題、より即物的で、より日常的な問題と、一部重なっている。すなわち、存在 (l'être) と精神病とのあいだの諸関係の問題である。集合的な組織が持つ「自然的な」有害性、各々の生き方に、思考の暗い奥底に、日常性のさまざまな偏執のうちに入り込む疎外的な圧力と闘うための、諸々の装置を設置するということ。ただこの条件のもとでのみ、私たちの仕事においては原理的だと私がずっと思ってきた、次の問いを問うことができる。すなわち「私たちはここで何をしているのか」という問いである。この「ここ (là)」〔という場所〕の「すること (faire)」とはまさに、私たちの実践における暫定的な停止であり、切断であって、それは欲望を問いに付すということによってしばしば救いをもたらすのである。換言するなら、こうした問題全体のなかでの私たちの欲望の場所とはどんなものだろうか。このしばしば曰く言い難い水準においてこそ、分析とその本質的な相関項、すなわち転移は分節化されることができる。この水準に碇を降ろしているのでなければ、制度分析とはいったい何を意味しうるだろうか。私たちは、さまざまな防衛のシステム、合理化的な回避の諸システム、集列的《セリー》な国家モデルへのイデオロギー的な回収の諸システムの方へと、横滑りしてゆく危険を冒しているのではないだろうか。

従って、欲望の倫理、転移的領野の創造性というこの水準で、私たちの「〔作戦〕行動」を維持するということ。この水準においてのみ、出会いの問題は提起されうる。それは一つの疾病学を恒常的に練り上げるということを要求しているのだ。精神病者は神経症者ではなく、神経症者は倒錯者ではない。各々の個人が様々な症状に従って、「その姿を現して」いる。それらの症状が転移において意味を持つのは、それらが享楽や幻想《ファンタスム》、根源的ナルシシズムといった問題によって解明されたときだけである。精神病への生物学的アプローチは全て身体の諸現象を起点として明確化されるのだが、身体はそれ自体固有の幻想《ファンタスム》化のうちで捉えられている。この幻想《ファンタスム》化は制度化のある一定の形式においてのみ可能になる。さまざまな創発の場所（非隠蔽性[*5]（*Unverborgenheit*）、それ（Ça）が邪魔されることなく語ることができ、一種の鷹揚ないしは平静[*6]（*Gelassenheit*）のうちに存在に従うような何かが生ずることを期待できるような場所を、護り創り出すような集合態のシステムを、どのようにして創り出せばよいのだろうか。私たちがそのうちにある社会によって、あまりに多くのものを詰め込まれ、巨大な塊をなすようになったその伝統的な諸表象を、どうすれば「死滅する」にまかせることができるだろうか。

それこそが、制度精神療法の「対象」ではないか。

それは羅針盤となる対象であり、常に行われるべき、集合態的構築物の構造的中間段階《パリエ》の批判における、私たちの方向を定めてくれるものなのだ。

V

「まだ続いていますか?」

「ええ、同じです。相変わらず、脈絡のない声が四半時ほど聞こえます。私が食器を洗ったり、床掃除をしたりしている。するといつも彼らが私のあとについてきます。『なんだってその皿を手に取るんだ。窓から身投げした方がよさそうだぞ』」

「誰がですか?」

「よくおわかりでしょう。わからないふりはやめてください。それに私があなたをうんざりさせているのはよくわかっているんです。でも私には汁を出すことができません(me juter)」

「汁を出すですって(Juter)?」

「ええ、あなたは好きなときに汁を出していらっしゃるでしょう(vous vous jutez)。モスクワにいらしたり、ニューヨークにいらしたりする。一方私は、パリとラ・ボルドの往復で、もういやになってしまうんです。私の家では、窓を開けると、お向いから彼らが合図を送ってくる。私の住んでいるあたりでは、黒人が次第に増えているんですが、これは偶然じゃないんです」

「働きたいのですか？」

「おそらく。でも私は疲れすぎています」

「英語の翻訳をなさってもいいんじゃないですか」

「すぐにはだめですね」

「グループには属していますか？」

「私がここに来たのは、ひとと交わるためじゃありませんよ。それに、ずっといるわけではないでしょうし。ここに来たのは随分久しぶりです。もうすぐお婆ちゃんですよ。私の顔を見て下さい」。アメリカ人たち、政府、等々。

くだくだしい繰り返し。記号の緩衝作用、野生の記号論。間接的な回路、「間接的な補完関係」。斜行性。シニフィアン的代謝の小銭。なぜグループなのだろうか。おそらくはそれに属さないためだ。法のようなものだ。そうでなければ、侵犯はない。そしてもし侵犯がないとしたら、おしまいなのだ！

「Cさんがどうして一日中、ちょうどそこの、城館の前にある小道を一日じゅう歩いているのかわかる？」

「いいえ」

「それは三階のばあさんが、毎日、朝、昼、晩と彼を表敬訪問するからだよ。彼女は彼のために聖書の一節を書き写して、彼のところに届けさせたんだ」

「彼は相変わらず、朝は七時に台所でバゲットを食べているんですか？」

「うん、そうだと思うけど……」

勿論、自由に歩き回れるということは必要だ。この点は、私がずっと言ってきたことだ。それは摩擦を創り出すだろうか。そう、とりわけ初めのうちは。それは各々の習慣を乱す。それは自分の繭の中に閉じこもることを妨げる。それは自分が専門家だと思い込むことを妨げる。何の専門家だというのだろう？

でもこれだけでは十分ではない。というのも、これもまた骨抜きにされてしまうからだ。〈火〉、それは偉大な発明だった。しかしそれが原爆を生み出した。ヒロシマ〔の原爆〕を生み出し、ドレスデン〔の大空襲〕を生み出した。あらゆるものが骨抜きにされてしまう。そして自由も、交通も、役にはまり込んで大根役者とならないための交代制も、すばらしいものではあるが、しかしそれは熟慮を、戦略を、サン・トロペ風の尻振りダンスとは別のものを要求する。さもないと、それは機械を焼き付かせて、元に戻してしまうのだ、圧制を、便乗者を、契約領主を、そして日々のスープのための奴隷労働者を。

そうして私はきみのことを合理化し、きみの言い分を何だかよく分からないグループのセロファンでもって言いくるめる。そしてそれが、心は広いが脳みそはミニサイズのインテリゲンチャにとっては、何度でも味わえる素材《チューイン・ガム》、大量のインクを要する書き物、汚れ拭きの紙タオルがわりになる。機械の時代、「部品」の時代、先の見えない未来の時代にあわせて生きなくては、というわけだ。

しかしそれでも、いくらかの共分散状態（covariance）が必要である。生産手段を、そしていわゆる反生産手段すらも、持っていなくてはならない。そしてこれは、絶対安全というわけではないのだ。それは術策を、歴史的運命に関わるものを、歴史的なものを要求し、反芻処理[*7]を引き受けることを、そして「C因子[3]〔愚挙という因子〕」を考慮する術を心得ているということを要求する。「C因子」、それは〈真理〉に向けて張られた一本の糸だ。真理は頭脳明晰ではなく、どちらかと言えば間抜け《コン》(con)である。ラカン言うところの半言(4)(mi-dire)なのだ。それはしばしば、ひび割れを通して出てくる。そのエネルギーを利用できるような怒りを通して、またそこで昇華が生じうるような立派な堆肥を通して出てくるのである。

そうした〈集合態〉には、哀しみの時があって、そこではあらゆるものが灰色となり、堆肥がそれ自身もう何の役にも立たなくなる。そこでは完全な死が生じ、人々は我がちにエントロピー化する。全てが一様になる。不安も、抑圧も、解釈も、もはや何もなくなってしまう。要求は欲望と深い仲になり、快の障壁が破れて、生彩のない、干涸らびて、ひび割れた享楽が顔をのぞかせ、凶兆のスモッグのなかに消えてゆく。

去勢不安の時はどこにいったのか。倫理的転回、経路を開いたままに維持しておくこと。欲望の樹状突起。弁証法、戦略、実存の悲惨を、厳しい必然を、生の窮境*8(*Not des Lebens*)を改めて初歩から読み解くこと?

VI

勿論その中には〈倫理的なもの〉がある。そっと逃げ出して、何事もなかったかのように仕事ができると思い込む、といったことをしている場合ではない。トスケイエスがこの点を、とてもうまく言い表している。環境があらゆるものを骨抜きにし、全ての生の欲動を、全ての幻想《ファンタスム》的定式化を、あらゆる単独性を無化してしまう限り、生物学をやっている、あるいは精神分析をやっている、というのは通用しないのだ。何であれ施設においては、〈集合態＝国家〉の構成する社会的理性と対位法的に組み合わされる〈クラブ〉ないしは同等の構造が不可欠である。「他の舞台[5]」として加工された場所の下図が描かれるためには、そして分裂（Spaltung）が主体のステータスのありようにおいて作用しうるためには不可欠なのだ。一つの多重参照的分析がそこから、〔そして〕それを通してはっきりした形をとるようになるような材料が出てくるため、排除（forclusion）が常同的な状況の支配的な審級にならないため、そしてこの状況が経済的＝幻想《ファンタスム》的となるため、象徴的な界域が精神＝現実主義的な測量士たちの群れによって踏み荒されてしまわずにすむようにするため〔には不可欠なのである〕。これがパンクしてしまわないためには、多くの条件がある。コンラート・ローレンツの水槽[6]のようなものだ。光と影とが必要なのである。影と擦筆《さっぴつ》の政治。分析的ネットワークと制度的明け開けの戦略。それからアレーテイア[*9]と、そうしたあらゆる言葉、あらゆる言われざること（non-dits）、言語表象[*10]（*Wortvorstellungen*）のあらゆるざわめきのうちで残るであろうものの〔戦略〕。現前について、その様々な様態について、その危険について熟考すること。積極主義と受動性について。労働時間と、そのさまざまな変形について。「ケア〔＝引き受け〕（prises en charge）」について、誰の、誰による、何時、等々〔を熟考すること〕。

かくして「分析的戦略」の領域に属するような何かを結晶化させる必然性（あらゆる〈必然〉と同様に、もちろん象徴的な必然性だが、そしておそらくは構造論的でもあるだろうか）が登場してくる。

しばらく前のこと、おそらくは一年前に、ラ・ボルド病院《クリニック》にはそうした使命に答えようとする審級（G.R.A.P. すなわち「ケア〔引き受け〕に関する調査・推進グループ « Groupe de recensement et d'animation des prises en charge »」）が現れた。状況的な総体に属するあらゆる審級と同様に、この審級も他の審級との弁証法的な関係においてはじめて考えうるものになる。「主調音《ドミナント》〔支配的審級〕」がどこにあるかという問題が絶えず提起されることになるからだ。この審級が結晶化させている機能は、〈集合態〉の総体のうちに広がっており、それまで支配的であった審級（C.P.C.「中央調停委員会」）の機能を阻害するもののように思われていた。この審級の諸機能の一部は、もう一つの審級（B.C.M.「医療調整部」）によって蓄積されてきており、両者の間には客観的な競合が成立していたのである。こうした変化と、多くの「〈アトリエ〉」が制度的に再設定されより具体的に〈クラブ〉と〈集合態〉を連係させるようになったこと、また同様にC.P.G.（臨時管理委員会«Comité provisoire de gestion»）が種別的にはっきり区別された「経済」「医事」「活動（animation）」の三つの臨時管理委員会に分割されたことは無関係ではない。

臨時管理委員会は一種の集合的秩序形成者なのだが、こうして個人やグループ、アトリエの内部的諮問の機能を再び持つようになった（常設窓口や、医療調整部とのよりよい連携などの問題）。

まさにこうした文脈の上に、分析的戦略に向かおうとするG.R.A.P.の可能な方程式は描かれる。このようにして、精神療法的なサポートの一覧を作成することが可能になるのだ。すなわち個人的精神療法、個人的「ケア〔引き受け〕」、グループ精神療法、「コントロール」の分析的グループ、等々。G.R.A.P.の機能の一つは、患者の軌跡を辿ることであるといえるかもしれないが、そうした言い方は、このG.R.A.P.の水準で恒常的な批判が行われていなければ、驚くような制度的素朴さへの道を開いてしまうかもしれない。このように理論的次元のうちに投錨しているということが、分析的戦略の概念に対応しているのである。

軌跡とは、何か出来事が紡ぎ出す一本の糸といったものではなく、様々な段階やループ、切断の継起である。それらの位置を定めるということは、一個の登録システム、すなわち分析的実践の分析的審級として現れてくるG.R.A.P.から出発してはじめてなしうるのだ。換言すれば、分析の分析なくして可能な分析は存在しない。このことは、〈知〉の恒常的な分析と、とりわけ境界線の規定を含んでいる。実際、一方に〈分析的なもの〉があって他方に〈政治的なもの〉がある、というわけではない。織り上げられた織物は、精神病者が問題になっている場合にはあきらかに、はるかにいっそう複雑だ。分析実践の「対象」が存在するが、それは理論の対象と同じである。ただ、この対象は、何も埋めることはなく、閉じることもないのだが、見たところそれは事物を全体化するように見えるのである。一見したところ大変満足の行くもののように見える、こうした全体化の外見にこそ、G.R.A.P.の変質の危険は存しているのだ。この坂道を進んでゆくと、それは自らが十全に存在していると信じながら、そのものとしては消えてしまうのである。歴史のとるさまざまな姿。諸審級の弁証法の水準においてのみならず、理論的分節化においても、振り分け、障害を取り除いて、批判するということ。

　別な言い方をするなら、問題なのは、自我の軌跡を作成するということではない。そうではなく、切断の位置を標定しこれを計算して、始められることがどのような点でめいめいにとって重要なのかを評価できるということである。Xにとっては Yがもはやそうではなくなり、彼がこれこれのグループ、これこれのアトリエに参加し、さらには彼がいなくなってしまうということが重要なのか、等々。こうした計算はどのようにするべきだろうか。臨床的な印象に基づいて行うべきだろうか。臨床的な印象とは何だろうか。微妙な問題だが、たとえしばしば混乱したままにとどまっているとしても、こうした問題をお払い箱にしてはならない。ある一定の「権力」をグループに与えるということには、大変大きな危険がある。すなわち恣意性のリスク、圧制のリスクである。「分析装置（unanalyseur）」を構成しようとすることはそれ自体、ばかげたことである、と私はずっと思ってきた。分析的機能があるとすれば、それは結果でしかあり得ず、また離接〔選言〕的（disjonctif）な性質を持つものである。実際、評価すべきものはさまざまに変わり、たいへん多種多様である。精神病者の大部分にとっては、いくつもの様態におけるケアが必要になる。その結果G.R.A.P.は、参加している人員の数は有限であるにせよ、全体化された組織であるべきではないということになる。

G.R.A.P.はたとえば、精神療法家と話すことができる状況になくてはならない。しかし「と話す（parler avec）」とはどういうことだろうか。こうした関係のうちには、判断の審級は含まれているのだろうか。いずれにしても、G.R.A.P.は、諸々の決定の支え《サポート》として現れてくる。この支え《サポート》は、グループの中でそれを体現しているものとは、明確に区別されなくてはならない。それはある種の材料を取り扱う際の論理的な支え《サポート》である。そうした材料のうちでは、身体や精神病、「対象a」等に関わる、ケースごとにさまざまな難しい問題が表面化するのだ。

私が思うに、G.R.A.P.の問題系とは転移の質を評価することだ、と言ったとすれば、それは全く不十分だということになるだろう。分析的＝制度的な材料に対するG.R.A.P.のインパクトは、ラカンが提案した「パス」[7]の概念を出発点として〈パリ・フロイト派〉が練り上げようとしているものと類比的であるということになるはずだ。

実際G.R.A.P.にとって問題なのは、開始されたプロセスが足踏みをしていないか、身動きできなくなっていないか、閉ざされてしまっていないかを吟味し、各人の脆弱性に応じて、そうした状態が良いのかどうかを評価するということである。こうしたすべては、日常生活や外出、アトリエでの作業、受動性、人間関係の布置など、さまざまな界域間の弁証法的な連関においてはじめて評価されることが可能になる。

つねに独断主義の危機に瀕してはいるものの、G.R.A.P. はしたがって、あらゆる制度的な分析的戦略にとって本質的な歯車であるように思われる。「制度分析」というものがそれ自体としてあるわけではなく、それぞれの主体が、〈集合態〉において展開している諸構造の総体の中心となるようにできている一個のシステムがあるのであって、戦略とは、そうした構造の共分散の可能な読解の一つなのである。

Ⅶ

この脆弱な、つねに脅かされている地点から、私たちは制度精神療法における医学的機能(fonction médicale) がどんなものかについて言及することができるだろうか。なんと貴重な質問だろう！　久しく以前から、私はこの機能をグループ分けすることを提案していた。明らかに、それを体現するのには、一人の人物だけでは足りないのだ。この機能の拡がり、その継起する数々の折り目は、理解されているとは程遠い状態にある。この分野ではまだ何も真に確証されてはいないのだ。ためらい、内向、衒学者《マギステル》のさまざまな儀式への逃避。こうしたすべては熟慮を、そして明敏さを要求している。しかし何年も前から、無知な心理学者及び精神分析家の大群は、「医学的権力」の濫用の背後におさまりかえっている医学的機能など無くしてしまうべきだと考えてきた。これはいったい何の話だろう。「医学的なもの (le médical)」が、その厳密な意味において、「権力」と結び合わさることがありうるのだろうか。それに対して今日の蒙昧主義の波は、単純にすぎる社会学的還元にひたむきに専心しているけれども、そうした還元も権力を免れ得ず、先行きは暗いように思われる。隔離はあらゆるところに入り込み、〔ユダヤ人を収容所に送り込んだ〕死の列車はあまりに性急な論理的制限のエピローグにすぎないのだ。

フロイトの到来は、普通では考えられないような一つの論理革命（révolution logique）を画する出来事であったのであり、ラカンが「推測的科学（sciences conjecturales）」と呼んだものの発展を可能にした。しかし精神医学的事実を恒久的な分析に従わせるためにあらゆる手が尽されさえするならば、精神分析と精神医学とを分離しないことこそが、フロイトに忠実であり続けるということであるように私には思われる。

制度精神療法は、たとえそれが私たちの定義しようとしている方向へ、すなわち政治的＝分析的な次元のうちで、つまり政治的なものにも分析的なものにも我田引水の解釈を与えたりしない次元のうちで発展してゆくことができたとしても、精神病と何らかの関係を持っているような〈存在〉の諸界域を、やはり手つかずのままで残すことになる。抑鬱の世界、てんかんの世界、あるいはまた統合失調症の世界を考えさえすれば、ここまで分析の問題についてなされてきたあらゆることが、かなり物足りないものだということが分かるだろう。従って問題なのは、「医学的に」明白な諸々の事柄を捨て去ることで、自分の良心をごまかすといったことではない。それに対して制度精神療法の第一の目的が、何よりもまず、興奮行動（agitation）とぼけ（gâtisme）の問題であることを指摘しておくことは有益だろう。環境に対する反応が、さまざまな行動、時として大変派手なものとなる症状構造を結晶化させる。制度精神療法はしたがってまず、精神的事実をその「病理形成性」において検討する。

こうした見方は、控えめにみえるかもしれない。しかし賢《さか》しらに考えたあげくの愚論に陥らないためには、これを堅持するほうが慎重なのだ。それは現実に即した仕事であり、こうして社会的疎外を方程式にするにあたって、幾つかの不安定なポジションを保護しようとするものである。社会文化的な一大構築物の細かな亀裂を解釈することのうちで、私たちは惑星規模で広がっている隔離の罠を避ける希望を持ち続けることができる。これは何だかよく分からない、倫理的次元といったものを要求するのだが、その次元は、きっぱりと科学的な方法と結びつけられるときに、はじめて意味をもつようになるのである。

※『接続（*Connexions*）』誌、第七号、エピ出版社（バビロン通り六八番地、七五〇〇七、パリ）、一九七三年。

本テクストは、さまざまな集合的実践が、精神病に固有の領野へのあらゆるアクセスを次第に混乱させつつあるのを前にして、少々自棄気味に試みられた一種の論争的気晴らしの文章のように見えるかもしれない。

【原註】

＊1　*Entzweeing*：分割。脱結合、諍い。

＊2　モイラ：〈存在〉の贈り分け（dispensation［*Geschick*］）、〈襞〉の贈り分け。「全体性と安らいに結びついており、それらから、それらにおいて、現前する事物の現前が顕れる」（ハイデガー［『ロゴス・モイラ・アレーテイア』］）

＊3　*Spaltung*：亀裂、裂け目、分離。

＊4　*La Hylé*：形相、ノエシス、ノエマに対置される質料。

＊5 *Unverborgenheit*：出現（éclosion）、「脱出現（déclosion）」、出現において傍らに到来すること（デリダ）。露わになること、非・退引、開示そして明け透き。

＊6 *Gelassenheit*：穏やかさ、平静、静けさ、冷静さ、諦観、知恵、アタラクシア。平安、静謐、「〈存在〉の無造作（désinvolture de l'Etre）」（J・ボーフレ）。

＊7 *Durcharbeitung*：止まらずに作業すること、陶冶すること、自らの道を切り開くこと。ここから加工（élaboration）や「反芻加工（perlaboration）」などの訳語は由来している。

＊8 *Not des Lebens*：悲惨、寄る辺なさ、困難、危機。生の、生存のつらい窮乏という意味での必要性。

＊9 *Alêthéia*：「明るさといった外見のない輝き……それ自身における『自らを覆うこと（se voiler）』であり、にもかかわらず最も暗いもの」（ハイデガー）。真理。

＊10 *Wortvorstellungen*：語、文の表象であり、その場所は前意識である。

【訳註】

(1) フロイトの取り上げたダニエル・パウル・シュレーバーの精神病の症例を、彼の父親の教育との関係から論じた、モートン・シャッツマンの著書『魂の殺害者——教育における愛という名の迫害』（岸田秀訳、草思社、新装版一九九四年）による。

(2) ここで言及されているセミネール『精神分析の最重要問題』（1964-65）では、ラカンはこのEntzweiungという語を主体の「分裂（Spaltung）」と重ね合わせつつ、メビウスの輪との関わりで論じている。

(3) フランソワ・パンによればウリは「Connerie（愚挙・愚行）」の意味を含ませて「C因子（facteur C）」という表現を用いていたという（cf. François Pain, « Le facteur C », *Chimères* 2014/3 (N° 84), pp. 101-105.）。

(4) ラカンは真理について、それを言いおおせることができず、その表現がつねに、半ばしか言わないという形をとるとして、これを「半言（mi-dire）」と呼んだ。

(5) 第5章訳註（9）参照。

(6) コンラート・ローレンツがその著書『ソロモンの指環——動物行動学入門』（日高敏隆訳、ハヤカワ文庫、一九九八年）の第二章で示している、濾過装置やポンプなどの人工的な補助手段なしに、動物と植物が物質循環にもとづく生物学的平衡のもとで生活するアクアリウム。一般に「ローレンツアクアリウム」と呼ばれる。ローレンツは熱帯の日光を再現し、光をあてつづけさえすればよい熱帯魚に比べて、ヨーロッパの魚を飼うのはいっそう微妙な調整が必要になり、難しいと述べていた。

(7)「パス (la passe)」はラカンが一九六〇年代に考案し提唱した分析家資格の独自の認定方式。Cf. Jacques Lacan, « Proposition du 9 octobre 1967 sur le psychanalyste de l'Ecole », in *Autres écrits*, Editions du Seuil, Paris, 2001, pp. 243-259.

訳者あとがき

廣瀬浩司

本書『精神医学と制度精神療法』は、戦後フランスの精神医療を刷新したジャン・ウリ（Jean Oury, 1924-2014）の、一九五五年から一九七五年までの主要な論文を集めた論文集であり、戦後の精神医学運動の古典的な著作のひとつである。諸般の事情により抄訳とならざるをえなかったが、ウリ自身が執筆した基本的な論文がまとまって刊行されるのは本邦では初めてのことであり、彼が本書の序文の執筆者フランソワ・トスケイェスと牽引し、フェリックス・ガタリらも参加した「制度精神療法」（Psychothérapie institutionnelle）の実践と理論がひとつひとつ練り上げられていく過程を、彼の文章を通して直接的に知ることのできる貴重な一冊である。

ジャン・ウリの名は、彼が一九五三年に創立したラ・ボルド病院《クリニック》とつねに結び付けられてきた。しかし本書は、反精神医学の書でも、「進歩的な」病院改革のひとつのモデルを提示するものでもない。むしろ重要なのは、現在でも精神病に苦しむすべての患者たちを取り巻く「制度化された諸環境」のベクトルが、少しでも「脱疎外」の方向に向かうようにコントロールすることである。「世界のうちでの自分の居場所を作り直すこと」、そうすれば、この脱疎外の運動のさまざまな音域を多重的に共鳴させ、それを病院の外部へと響かせることができる。治療者の第一の課題は、そうした音域の異質性を感受することである。

ここで言う「制度化された諸環境」とは、医療関係者やカウンセラー、家族や友人を初めとする、患者を取り巻く人々のこと、そして患者たちが歩き回り、たがいに交流するさまざまな物質的・非物質的な場の総体のことである。病院の施設のことでも、それを規制するさまざまな規則のことでもない。こうした環境を少しでも揺り動かすにはどうすればよいのか。患者の回りを「取り巻くもの」において、情動やものや言葉の「交換」をどのように最大限に加速すればよいのか、これがウリの問いなのである。

ラ・ボルドにはすでに全世界から多くの人が訪れて研修などを行っており、その実験的試みは各国の精神医療や教育現場に影響を与えているが、そうしたさまざまな実践——クラブ、ミーティング、アトリエなど——にのみ目を奪われてはならないし、それらを機械的に模倣しようとしても無駄なことだ。ウリは来日時のインタビューで、これらの実践を物象化してはならず、ある意味でそれらは「現実として存在しない」とすら述べている（後述『医療環境を変える』第5章）。それらは「媒体」の束の間の仮象にすぎないのである。

だからむしろ重要なのは、環境の揺れ動きのベクトルを示すような些細な出来事を、制度の自生的な〈自己媒介〉として捉え直してみることであると思われる。こうした諸媒介のシステムの創出こそが、制度精神療法の目的だとウリは言う。具体的な実践は、あくまでこの自己媒介にこそ導かれて自然に発生するべきものだ。

当然のことながら、すべての主体がこの媒介に貫かれている。だから制度精神療法はつねに「分析」の操作――すなわち主体ひとりひとりの自己分析、そして患者を取り巻く制度そのものの自己解釈――によって可能になる。制度分析が自己分析であり、自己解釈であるのは、解釈者自身がそこに巻き込まれているからだ。ウリが言うように、解釈とは、夢を解釈するように、対象や症状の背後の意味を解読することではない。「解釈する」という集合的言語行為が生起することこそが重要なのだ。

そのとき闇のような何も見えない「基底（sous-jacence）」で無数の「特異な出来事」が起きていることが触知され、患者とその環境、患者と医療関係者の関係のシステムに揺らぎが生じる。さまざまな実践はそうした揺らぎがもたらす何かに名を与えたものにすぎず、いわば「永続的」に作り替えられなければ、たちまち惰性化してしまう。たとえば、諸実践の医療的・社会的「意義」などが問われるときには、こうした揺らぎはもう消え去っており、ウリが「ミーティング病」と呼ぶような袋小路に陥ってしまうだろう。

現在の私たちは、ウリが制度療法を始めたとき以上に、こうした袋小路に取り囲まれている。だからこそ現在、ウリを読み直すことが必要なのだ。というのも、この実践の惰性化を防いでいるのが、ウリの理論的実践ないしは実践的理論のたえざる更新であるからだ。彼が提唱するさまざまな概念的道具は、純粋に哲学的に練り上げられて固定されたものではなく、そのつどの制度的な環境において、いわばその場で拵えられたものである。誤解してはならないが、こうした具体的実践そのものが脱疎外のための手段なのではない。反対に、前記の「特異な出来事」を突破口として、患者が動き回り、語ることができるような新たな〈実践的領野〉への道を開くことこそが必要なのだ。実践だけに目を奪われるのは完全に倒錯している。

だから制度精神療法は万能なモデルでも段階的なカリキュラムでもなく――ウリとほとんど同世代

の演出家竹内敏晴が、みずからのレッスンについて語っているように——、精神病に対する「問いかけ」の連鎖であり、「繰り返し立ち戻り、循環しつつ螺旋状に深まっていく」実践的思索の歴史なのだ（『「からだ」と「ことば」のレッスン』、講談社現代新書、一九九〇年）。本書から学ぶべきは、制度の自生的作動をうながすような、イメージや幻想や概念を創出するための、たえざる問いかけなのである。

　繰り返すが、ウリ自身もまたこの制度環境の一部である。だから問いかけられているのはむしろウリ自身、私たち自身である。他者たちを治療するのではなく、むしろ他者たちにおいて現れてくる「特異性」を、自己と呼ばれる場に引き受けることだ。そうして患者ひとりひとりの振る舞いや言葉の「かけがえのなさ」において、ハイデガー的な意味での「存在者の存在」の「現れ」を受け取ることができる。これが現実界の「基底」の組成《テクスチャ》を暴き出すのだ。このような「存在の現れ」や「現実界の基底」を捉えるには、構造主義的システム論や記述的現象学だけでは不十分である。

　治療者は、いわば制度の自発的な媒介作用の直中《ただなか》に身を置き、「そこ」に現れる出来事に敏感でなくてはならない。逆説的なことに、この自生的な場にこそ、ウリは医学的なコントロールが必要となる地点を見出す。あるいはコントロールの理論的な練り上げにおいてこそ、そうした出来事が自生的に生起してくるのだ。「転移」「欲動」「アクティング・アウト」「対象a」「要求」といったフロイト、ラカン的な概念、そして「疎外」「脱疎外」「実践《プラクシス》」といったやや擦り切れたマルクス主義的な用語が援用されるのは、まさにそのような治療的な地点においてなのである。こうしたことの背景として、ウリの思想が、サルトル『弁証法的理性批判』の「実践的惰性態」や「集列性」といった用語による集団論との批判的対決によって練り上げられていることも、付け加えておく必要があるだろう。

こうした理論的実践により、患者を取り巻く環境の中に、一種の遊働空間が制度として具現化される。場所は病院にかぎらない。私たちはいたるところで、医師でも看護師でも患者でもあるものとして振る舞うことで、ひとりひとりの行動を導くイメージや幻想、そしてそれを一定期間持続可能にする集団的言語行為を創出しなければならない。そうウリは呼びかけているように思われる。

このようにみずからの身体を精神医療の実験的舞台とするような立場が、本書の独特な難解さへと結び付いているのは事実だ。彼の文章はときに過剰とも思える迂回や起伏に満ち、理論的な厳密化を期待していると、一見ささいな患者の振る舞いの記述に連れ戻される。この独特の文体と論理を日本語に翻訳するのはきわめて困難であったが、その過程でかすかにウリの声、あるいは彼が聴取している存在の声が聞こえてきたような気がしたものだ。どうか読者の方々には、彼の文章の一見した難解さや概念に戸惑われることなく、そうした声を聞き取っていただければ幸いである。

したがって本書は、医師や看護師、またさまざまなかたちで患者のケアにたずさわる方々のみならず、患者を取り巻く家族や友人、さらには病院の外にいるすべての人々への直接的な呼びかけ、いや、「制度」に取り巻かれているすべての人々への呼びかけの書である。

とりわけ制度精神療法が一九六〇年前後に、ジモンやモレノの影響を受けたうえで、やや硬直化しはじめていた集団療法、社会療法、作業療法、サイコドラマなどのある種の再生を目指していたことは強調しておく必要があるだろう。だから初期の論考ですでに、看護師の医療参加や治療クラブの意義付けが重要だった。また彼の兄フェルナン・ウリは「制度教育学」にたずさわっていたが、本書にも学校現場における「疲労」についての長い論考が訳出されている。教育現場において生徒や学生を取り巻く環境の「治療」にたずさわる立場の方々の共感も誘うことを期待したい。またもちろん、ラ・ボルドに一九五五年から参画したフェリックス・ガタリとの相互影響関係（とりわけその「斜行性」概念）や、それを通したジル・ドゥルーズへの間接的影響、また本書の後半においてますます顕著になるラカン精神分析の多大なる影響（と両者のずれ）といった、フランス現代思想的な関心で本書を読むことも可能である。ただし、トスケイェスが序文で注意を促しているように、ウリをあまりにも哲学的・美学的に解釈する知的ゲームは非常に危険であり、むしろ「精神医療」という営みが、哲学や芸術、そして私たちの日常的な実践とどのように交差しているかを考えることのほうが有益であろう。

あえて精神医学についての哲学的考察として、ウリと突き合わせることがきわめて生産的だと思われる人物を挙げるとしたら、それはミシェル・フーコーである。両者はいずれも当時の反精神医学の流れを意識しながら、それを乗り越えるかたちでみずからの理論を形成しようとしていたからだ。とりわけ一九七三年－一九七四年度のコレージュ・ド・フランス講義『精神医学の権力』（慎改康之訳、筑摩書房）においてフーコーは、反精神医学的・反制度的（反病院的）な運動とみずからの思想をすりあわせながら、いわゆる「権力諸関係」の思想を練り上げていった。フーコー自身は、「制度」という用語はあまりにも否定的な規範の体系を思わせすぎる、として退けてしまうのだが、彼が後に「主体」の問題に移行することからもわかるように、フーコーの歩みはその方向性において制度精神療法と多くの接点と生産的な対立点を持っている。フーコーがいわば理論の枠外に置いた精神分析を、病院内の療法に再接続したのがウリ、という仮説を立てることもできるかもしれない。

また、ラ・ボルドにおいては患者が中心であるはずなのに、本書には現象学的な患者の体験の記述や、患者と医師や看護師の関係の具体的記述がないではないかという疑問を持つ人は多いだろう。本書の前面にあるのは、たしかに構造論的・システム論的制度論（モース、レヴィ＝ストロースの「交換」論、ラカンの構造主義）であり、病院の制度の「自由主義的な」経営の諸技法の練り上げであるように見える。しかも本書でウリは患者に「寄り添う」姿を誇示したりはしない。「病院の人間化」という言葉にも安易に加担しない。それどころか、彼が強調するのは「警戒＝見張り＝見守り」といった用語であり、医学的な治療のコントロールを要求するような地点の模索である。

しかし本書でウリが何度か現象学を引き合いに出すのは偶然ではない。トスケイェスがすでに明快に答えていたように、制度精神療法は生きられた経験をないがしろにするものではない（後出『精神の管理社会をどう超えるか？』所収の対談を参照）。もちろん、一九六〇年代以降のいわゆる言語的転回により、生きられた経験に直接回帰すること、それを記述することに対する不信感があったことは否めない。

しかし制度精神療法は、なによりも生きられた体験の特異性において、「そこ」にある「制度」がどのように機能するのか、そしてこの制度が主体における情動的・物質的・社会的関係をどのように自発的に「媒介」するかを、制度分析を経由して間接的に問うものである。だから逆説的なことに、生きられた「内的」体験の流れは、いわば制度の中に散逸し、開かれたネットワークを形づくる。このネットワークの交差点に起きる出来事、それが引き起こす制度の揺らぎ、これらが制度精神療法の介入する場面である。すなわち、たんなる個人の主観でもなく社会学的な共同体でもない「斜行的」な媒介の次元、部分でも全体でもなく、カオスでもシステムでもない次元に制度精神療法の問いかけの場がある。警戒のまなざしはいわば、その問いかけへの応答として到来するのだ。

こうして患者というかけがえのない個人の回りで起きる出来事は、幻想のイメージを経由しながら意味へと生成し、制度として具現化され、行為を活性化する領野として、渦のように重層化していく。ウリはこの出来事が生起する超越論的領野を〈集合態《コレクティフ》〉と呼ぶ。患者の超越論的領野は、ラ・ボルドにおいてたえず〈集合態〉に接続され、その「時空間的な渦」（メルロ＝ポンティ）によって、たえず象徴界へ、他者たちへの「交換」の場へと開かれていく。こうしたことをウリは模索しているのだ。

＊

いくつかの訳語についてここで説明しておきたい。まずキーワードである「制度精神（＝心理）療法」のinstitutionnelという用語であるが、これは従来「制度的」「制度論的」あるいは「制度を使った」などと訳されてきた。本書でウリが社会学者ジョルジュ・ギュルヴィッチやレヴィ＝ストロースの名を挙げていることから、制度（institution）という語が主に社会科学的な用法から発想されていることがうかがわれる。しかしウリにおいて制度とは、病院という物質的な施設と一致しないことはもちろんだが、たんに社会的な強制や規範のシステムでもない。あえて言うならばそれは、患者という主体やそれを取り巻くすべての人々を、しかるべき集合的行為へと導く構成的・創発的な機能のことであり、またそれに「意味」を付与するような制度を具現化するような象徴的・制作的な機能でもある。こうした曖昧さをあえて残すため、本書ではこれを「制度精神療法」と訳した。現在「制度」という用語が、社会学のみならず、哲学・経済学・政治学などにおいて、ひそかなキーワードとなりつつあることもつけ加えておこう。

また本書に頻出する le collectif, le Collectif という用語については、これが「集合的なシステムを配置しつつ、同時に各人の独自性（特異性）の次元を守る」もの（トスケイェスの序文の訳註参照）、すなわち個人と全体、単数性と複数性との間において作動する場であること、また動きつつあるゲシュタルトや言語的交換として働きうるものであること、すなわちある種の動的な様態を指すことを鑑み、「集合態」「〈集合態〉」と訳した。前出のサルトルの「実践的惰性態」との対照も意識したつもりである。

それに対し groupe という用語については、すでに述べた集団精神療法の微妙な関係を考慮し、「集団」と訳したケースもあったが、「集合態」との混同を避けるため、原則として「グループ」とした。本書は一貫して独自な集団論、グループ論の模索である。

本書に頻出する pratique という用語には「実践」という訳語をあてたが、数ヶ所で使われている praxis と区別するため、後者にのみ「プラクシス」というルビを付けた。

患者を取り巻く環境を示す ambiance という用語については、atmosphère（雰囲気）という用語と区別するため、そしてこれがつねに制度的にコントロールされるべき環境であることを踏まえ、「制度環境」と訳した。「そこ」にある制度環境の諸要素による、制度環境の治療を、制度環境の内部で立ち上げること、つまり〈制度の、制度による、制度における治療〉が、ウリの療法の眼目である。

その他の専門用語の訳語の選定、訳註、そして人名の表記などについては、『現代精神医学事典』

（弘文堂）、『新版　精神医学事典』（弘文堂）、Ｒ・シェママ『精神分析事典』（弘文堂）、ラプランシュ＆ポンタリス『精神分析用語辞典』（みすず書房）、小俣和一郎『精神医学史人名辞典』（論創社）などの各種事典を活用させていただいた。また制度精神療法やラ・ボルド病院に直接関係する書籍として、フェリックス・ガタリ／ジャン・ウリ／フランソワ・トスケル『精神の管理社会をどう超えるか？――制度論的精神療法の現場から』（杉村昌昭・三脇康生・村澤真保呂編訳、松籟社、二〇〇〇年）、および多賀茂・三脇康生編『医療環境を変える――「制度を使った精神療法」の実践と思想』（京都大学学術出版会、二〇〇八年）の両書はたえず手元に置いて参照させていただいた。また第3章についてはすでに三脇康生・山森裕毅による邦訳・解題があり（「看護師の精神療法への参加」、『現代思想』二〇一三年八月号、vol. 41-11、青土社）、参考にさせていただいた。またラ・ボルドそのものの情景については、映画『すべての些細な事柄』（ニコラ・フィリベール監督、一九九六年）、および田村尚子の写真集『ソローニュの森』（医学書院、二〇一二年）をぜひご覧いただきたい。とくに後者では「ラ・ボルドが内包する『もうひとつの時間』と『さらなる眼＝体験』」の記憶が、固定化されることなく写し出されている。

なお、原著論文のうち、口頭発表をもとにしたものは「ですます調」で、直接論文として書かれたものは「である」調で翻訳した。

＊

全二四章からなる原書の中から、日本の読者のために章を選択し、監訳作業を行ったのは三脇である。

翻訳の分担については、第1〜3、6、12、13章を廣瀬が、第4、5、7〜11、14、15章を原が分担し、基本的な訳語を統一しつつ、訳稿を交換して相互に調整や修正を行ったうえで、各人の責任で訳稿を完成させた。

監訳者解説　ジャン・ウリへ——粗品としてのラ・ボルド病院《クリニック》

三脇康生

1　はじめに

ジャン・ウリは、普段の実践を重視した精神科医であった。だからこの解説も、唐突だが、普段によくある具体例から始めたい。本書の重厚な哲学的考察の参考のためにも、あえてそうしたい。洗濯は難しい。生地を傷めずに洗うことに加えて、一定の時間内で乾燥されない場合、布切れは雑巾の臭いを発生させる。雑巾は雑巾で、重要な機能がある。しかしすべての服を雑巾にしてしまっては、生活できない。精神科病院ではある時期、すべての服が雑巾になっていたとも言える。

こんなことが起きないように注意を払うことから、ラ・ボルド病院《クリニック》での治療は始まる。ウリ自身の経験から紹介しよう。「衣服が雑巾のような悪臭を匂わせてしまう患者をどうするのか、それをスタッフで話し合ったことがあった。その時、ある看護師が、その人と散歩しますと申し出た。それ以降、その患者はすっかり変わった。服が雑巾になってしまっても、まったく気にしない状態から、状態は変わっていった。散歩しませんか、そう言われただけで、患者は変わってしまう」[◆1]

患者は、話しかけられただけなのに、服を雑巾にしないよう気をつけるようになる。「服を洗え！」と患者の主人のように命令しても無意味である。しかし、精神医学のパターナリズムを嫌っても、患者の世話を焼くだけのマターナリズムに陥ってはいけない。だから普段の実践への着目が開始されるのである。普段の実践に敏感になるにはどうすればいいのだろうか。ウリとの会話を想起したい。

ニコラ・フィリベール監督の映画『すべての些細な事柄』（原題“*La moindre des choses*”）はラ・ボルド病院で撮影された。私はそれを思い出し、「すべての些細な事柄」に注意するのが、普段の実践には重要なのですねとウリに問いかけた。するとウリは不意に次のように言った。「フィリベールの映画のあの題名はよくないよ。ラ・ボルド病院にあるのは、とても小さな小さなこと、でもまさにひとつのこと（une chose très, très petite, mais juste une chose）なのだよ」。そこで私は、次のように質問した。『すべての些細な事柄』と言うと、ひとつのことの存在感が消えますか」。そうだと、ウリは答えた。

私は急に思いついて「日本には贈り物をするとき《粗品ですが》という言い方をします」と、「粗品」という漢字を書いてウリに見せた。「《粗》の音が《そ》で、意味は《小さな》です。《品》は音が《しな》。よく使われる意味は《商品》ですが、もっとニュートラルな意味もあります。《品》には、ひとつひとつのものの存在感はあります」。するとウリは喜んで、漢字を見ながら、こんなふうに返してくれた。「そうすると、粗病院、粗ミーティング、粗クラブ、粗治療、粗医者、粗患者、粗ベッドというわけか。日本語は面白いね」

しかし「粗品」という漢字をウリに紹介した私も、しっくり来ていたわけではない。アルファベットと違って、漢字には言霊が宿ってしまう。だから、ラ・ボルド病院をなんとか説明しようと持ち出した《粗》には、悪いものが宿る危険性を感じてしまう。《品》にも商売の匂いを指摘できる。しかし今は先に進もう。《粗》や《品》のもたらし得る悪いニュアンスを、ラ・ボルド病院の普段の実践◆[2]が払拭してくれるだろう。そして「制度」という日本語から思い切って飛びだしてここでは書いてみよう。

2　沖縄のウリ

ウリは二〇〇五年に来日している。このときの様子を記したい。ありていに言ってウリには、観光気分が窺えなかった。ウリを関西空港へ迎えに行くと、暑さに辟易として座り込みながらも、「沖縄では、じっくり病院が見られるのだろう？」と、奥様を横にしながら前に乗り出すように言った。行程の最初には、沖縄のいずみ病院でのセミナーが待っていた。

沖縄観光は、高江洲院長の計らいで行うことができたが、それもたった半日だった。もちろん京都でも東京でも、ウリはそれなりの観光はしていた。しかし、いわゆる健常者（非神経症圏）の自己愛に満ちた「遊び心」「それなりの知的関心」の優先順位は、おどろくほど低かった。精神疾患を患う者は、そう簡単に遊べない。生きる場所が変わっても、場所の記憶から、簡単に切り離されるものではない。ウリはこの点を徹底的に配慮してきた。精神病圏の治療を専門にしてきたからこそ、ウリは気楽な遊び感覚は持ち得なかったのだろう。臨床現場への参画が最優先であるというウリの判断は、一度も崩れなかった。ウリは、日本のすべての現場の雰囲気や歴史に注意し、つねに歩き回り、そこに流れる時間を感じ取ろうとしていた。

沖縄のウリの様子に戻ろう。いずみ病院の周辺は、二〇〇〇年の沖縄サミットのために造成され、病院のまわりの森はすべて切り倒されてしまった。ウリは、観光の車中でもずっとその影響について議論していた。沖縄の森のようにラ・ボルドのまわりの森も病院の大きな環境を作り出していた。だから私はウリに森のことを説明したのだが、やはり大議論が始まった。

森以外のことでも、私は同じトラブルを沖縄とラ・ボルド病院に見つけた。「ラ・ボルド病院の上空には、ジェット機が飛びますよね。ウリ先生も身を伏せておられましたね」と沖縄で私が問うと、「軍の飛行機だよ、沖縄もそうだよね。あの音は何とかならないのかね」と言った。しかし森こそ病院の一部であったのだろう。その証拠に「ここは、森がやられたか」と悔しそうな顔で言い、だがウリは「でも院内の森は健在だよ！」とすぐに付け加えた。苦笑ではなく、大きく笑い、そして院内を散歩した。切り倒された森のことを聞いて怒りながらも、ウリは、我々の沖縄サミットへの絶望を笑い捨てていた。「こんな状態でも、普段の実践に集中しようよ」。ウリはそう言うのだった。なにが病院の一部であるのかそこに着目する力、それが普段の実践に敏感であるために必要であると、ウリから学ぶことができる。

いずみ病院に滞在している間、ウリが結局もっとも興味を持っていたのは、病院の森と、自らの講演と、「講演打ち上げ」で聞くことができた沖縄の歌であった。ウリは次のように、念を押して言った。「いいかい、立派なパーティじゃなくて、こうやって病院のなかで、自分の生活と密に関係のある音楽を披露できて遊べて、治療者も患者もここで生きていることが、治療と切り離せない。普段の生活に気をつけることがそのまま治療になる、これが普段の実践による精神療法なのだよ。覚えておきなさい、その本拠地などは一切ないのだよ」◆3。つまり、いずみ病院でも、冒頭で述べたような、人に過剰な押し付けをするのでもなく、人を懐柔するのでもない《粗品》を見つけることができて、ウリは喜んでいたのだろう。

3　クラブ活動

人に過剰な押し付けをするのでもなく、人を懐柔するのでもないラ・ボルド病院の活動、ラ・ボルド病院の治療の根幹は、クラブ活動にある。患者（本書の本文では滞在者と訳された）もスタッフも参加するこの活動の総体は、「institutions des clubs」と呼ばれる。直訳すれば「クラブの制度」だが、これは「普段のクラブ活動」とでも訳せるものだろう。

クラブの数は四〇から五〇あり、生まれたり消えたりしている。クラブには、その活動内容と場所や構成人数や日程という形式がある。普段のクラブ活動は、内容と形式の両方を指し、なおかつその総体を指している。クラブ活動にはあらゆる職種が集まり、当事者も参画し、経営についても議論が交わされる（当事者が関与するかどうかは、その患者が当該クラブのスタッフになっているかによるのであり、単に病状によるとは言えない）。そして鍵は、なぜそれが「あたりまえの、普段の活動」と呼べるのかという点である。

重要なのは、参加クラブの組み合わせを、雰囲気に応じて一人一人が選べることである。スタッフも、あらかじめ決められた役割でそこにいるのではなく、「雰囲気に応じて、自由に」クラブを選べるのだが、そうでないなら治療をすることは不可能である。治療らしくないあたりまえの雰囲気に参加して、堅苦しい治療者にはならない。それが、この解説の冒頭で示したように、ウリが喜んだ意味での「粗」治療である。「スタッフミーティングも経営会議も、なんでもクラブという名前でやっている」とウリは、ラ・ボルド病院設立当初から明言している。[4]

このようなラ・ボルド病院は、ウリの存在とともに消えてしまうものなのだろうか。とうとうウリが鬼籍に入ったのを知った私は、二〇一四年九月、弔問のために渡仏した。ラ・ボルド病院から最寄りのブロワ駅まで、ある医師に車で送ってもらう途中、ウリの墓にも連れて行ってもらった。「ウリは唯物論者で、べつに墓にはこだわりもなかったしね、ご覧の通り、まだ墓石も置かれていない有様でね」とこの医師は言った。さらにこの医師は、「隣の墓はラ・ボルド病院のスタッフの墓なんだけどね、このスタッフは、ラ・ボルド病院の元患者さんだったのだよ」とにこやかに言った。いかにもラ・ボルドらしいなと思えた。

ウリは常に自分の死後のラ・ボルド病院のことを敢えて口にしていた。ウリ院長なき病院。死後に揶揄されるときには、このように表現されるだろうと言っていた。「どうなるのですか?」と私が聞くと「まあ、見てみようよ」とユーモアたっぷりに答えるのだった。そして私は実際に、ウリ亡き後のラ・ボルド病院を見た。医師だけで行うミーティングに少し参加した。ウリの死の悲しみを躁的防衛で乗り越えたあとの疲れがでているのかもしれない。いずれにせよ医師のミーティングはいつもの仕事に取り組んでいた。バカンスシーズンが終わらず、スタッフもフル稼働ではなく、いささか気の抜けた雰囲気だったが、それが大いなる監督者ウリの死去のせいであるのか、大きなイベントの演劇祭が終わって二週間後の倦怠のせいなのか、不明なままであった。

しかし、この病院では、ことさらに、すべての場所ですべて同じことが起きていない運営を行っている以上、これ以上、同じ兆候をすべての場所に探すのをやめなければならないと思った。それでは、時間を失った空間性しかラ・ボルド病院にはないことになるからである。

やや奇妙な喩えを許してもらえるなら、こんな弔問しかできないのなら、私は「ちらし寿司」しか食べていない。ネタが表面に載っただけの「ちらし寿司」である。多数のクラブの存在を確認しても、それを説明すると、どうしても「ちらし寿司」になってしまう。しかしラ・ボルド病院では、職人の握る「にぎり寿司」を食べられるはずだ。たとえ同じネタが握られても、寿司が握られ客に饗されるプロセスには、一回一回、独特の時間性があるはずである。そのような時間性に満ちている病院が、ラ・ボルド病院のはずである。その具体的なありようが、私に見えてきたのは、弔問の最中のことだった。

4　コレクティフ

弔問をした私は、いつもと同じ場所に出入りして、いつもと同じ挨拶をしていた。私はこの弔問の際、院内の土の道で転んでしまった。初めてのことだった。大きく前方へ倒れこんで、動けなかった。そのうち、土のやわらかさが気持ちよく感じ始めた。同行者には心配されたが、不思議に安心していた。なぜなら、その時、私は日本で診察し、たくさんのことを話したある患者とのエピソードを、強烈に思い出していたからである。

ラ・ボルド病院のことを考える時、この幻覚妄想状態の患者とのあいだで「なぜか」可能になった対話を、私はいつも思い出す。

患者「どうしたの、辛そうね、先生」
私「どうも仕事が多いのかな……どうしたらいいのでしょうね？」
患者「適当に怠ければいいのよ」
私「ええ、怠けるの……できるかな……」
患者「こわいのね、大丈夫よ……」
私「私はこわいのですね、たぶんそうなのですね。まあ、大丈夫なのかな？（笑）」
患者「（笑）さあ、じゃー遊びましょ」
私「何をして？」
患者「考えなさいよ、それぐらいのこと、何して遊ぶのよ、先生？」
私「ではジャンケンは？」
患者「いいわよ、やりましょう！」

その後二回ジャンケンをして、「二回とも勝ちました」と言いつつ私が顔を上げると、患者は眠りに入っていた。この患者が言ってくれた「遊び」とは、どういうものだろうか。幻覚妄想状態の患者でも、ご本人にとって自分らしい遊びへと至ることがあり、それによって精神科治療は普段の実践の一つと化してしまう。だから、普段の実践とは、「なんとかよくしよう」とすることではない。それは治療らしくない時間を含み込んだ、実践のことである。

弔問の際、転んだままの私に「こわいのね、大丈夫よ……何して遊ぶのよ……」という声が蘇ってきた。その時、「人に過剰な押し付けをするのでもなく、人を懐柔するのでもないラ・ボルド病院」

などと、いままで頭ではわかっていたつもりのラ・ボルド病院の姿がようやく見えてきた。

ウリ亡き後も、すべての人が、ここにまさに自分の生命の時間、遊べる時間があると感じている。私自身も、生き生きしてきた。すると、医師、他のスタッフ、患者、そしてクラブ活動やミーティング、訪問者やトラブルや森や風や光や……それらが存在することを色濃く感じられた。その時、複数の時間がここでは生きられている、と私も実感できた。

ウリは、ラ・ボルド病院の日常の多様な時間と空間の総体をコレクティフ（本書の本文では集合態と訳された）と名付け、生涯にわたって研究しつづけた◆[5]（ウリはベテラン精神科医になるにつれコレクティフの空間性より時間性に興味を持ったようだ）。しかし、その概念からスタートするのではなく、複数の時間のあり方を感じて、私は、初めてコレクティフというものが腑におちた。するとようやく、ラ・ボルド病院で、寿司職人が差し出す一つ一つのにぎり寿司を、一人一人が丁寧に食べているように感じられた。そして私も、ここで丁寧に「にぎり寿司」を握りたいという欲望がでた。ウリ自身も「にぎり寿司」を握りつづけたのだろう。

ただラ・ボルド病院は、決して楽園ではないことに注意してほしい。このような雰囲気でなされる臨床の場には、普段からの努力と工夫がどんな苦難に対しても必要であるからである。強いて例を出すなら、震災や洪水のあとを片付ける人々の、マスメディアではとらえきれない、その日その日の姿があることを思い出してほしい。

5　ウリの言いかかったWesen sauvage（野生の本質）

私もウリに、クラブ活動についての「分かりやすい」説明を求めたことがある。普段のクラブ活動を、分かりやすくパワーポイントで見せるみたいに説明してくれないかと依頼すると、ウリはひたすら嫌がった。そのような解説は、いわば予算の潤沢な立派なパンフレットみたいなもので、「あれもこれも書いてあるがなにも分からない」説明にしかならないからだ。しかし一回だけ、要求を受け入れてくれたことがあった。その講演の記録が残っている。◆6

その時の様子を書いてみよう。クラブ活動の単調な解説に飽き飽きとしたウリは、講演の最後に雰囲気をがらりと変化させて、難解な言葉を用い始めた。真っ先に出てきたのは哲学者メルロ＝ポンティに関連してWesen sauvage（野生の本質）という概念であった。規定の講演時間は尽きていたので、拙い通訳者として私はあせった。原稿を用意しないで即興で講演するウリが、理論的に話したいとギアを切りかえたのだから。「今日の話だけではラ・ボルド病院や自分の仕事のことは誤解される。明日の大きな講演会でゆっくり話すので、必ず聞きに来てもらってくれ」とウリは言い出し、「ラ・ボルド病院の普段のクラブ活動がつくる複雑な時間こそが野生の本質だ」と伝えられないか、と私に注文した。しかし通訳の力量と時間の制限で具体例と抽象的な話しをまとめられなかった。それは、ウリの「空間化された説明から外れたい」という欲望が突出した場面だった。単純な説明をして誤解されることを防ぐために、ウリにはここまで哲学的概念が必要であるのだとわかった（そうしたチャレンジの産物であり、多くの概念を詰め込んだ難解な本書にともに取り組んで下さった廣瀬・原両氏には、こころから深謝したい）。

あの講演で、ウリが最後に持ち出したWesen sauvage（野生の本質）には、臨床的な側面から見るとき、どのような意味があるのだろうか。「ラ・ボルド病院の普段のクラブ活動がつくる複雑な時間こそが野生の本質だ」と言ったウリの真意を、今ここでゆっくり時間をかけて考えてみたい（Wesen sauvageについては、訳者の廣瀬浩司氏からご教示をいただいた）。

6　ウリとトスケイェス、そしてG.T.P.S.I.

まずジャン・ウリという精神科医が生きてきた時空間を、歴史的に掘り返したい。ウリは臨床家として、誰と、どのような時間を過ごしてきたのだろうか。

ウリがラ・ボルド病院を開設したのは一九五三年だが、それより以前、一九四七年には南フランスのサン＝タルバン病院で研修医として働いており、この時すでに、精神分析家ジャック・ラカンと知り合っていた。その後パリで、ラカンの分析面接を二七年にわたり受けたというのだから、これはそうとう「なおらない」奴だったのだろう。[◆7]ラカンとの分析面接の期間中、なにかとウリの面倒を見ていたのはトスケイェスだったが、このときのウリとトスケイェスの間には、実際の兄弟間でやり取りをするかのような、独特の分析的な事情があったらしい。ウリはトスケイェスの臨床実践から多くを学んでいるのだが、この二人が参画した臨床家のグループが、G.T.P.S.I.（Le Groupe de travail de psychothérapie et de sociothérapie institutionnelles）である。活動時期は一九六〇〜一九六六年である。G.T.P.S.I.は、治療の場に時間と空間を創設する活動の原点だったが、そこでウリはラカンとは別の分析関係をトスケイエスと持っていたと言える。

私がインタビューを行なった際、ウリはこう言っていた。「ラカンにはラ・ボルド病院の活動を理解してもらえなかった」。ウリにしてみれば、G.T.P.S.I. という集団が、自分の現場を保つために必要なものだったのだろう。ラカンが対面でおこなう「純粋」精神分析（教育分析）も、分析家になれるかどうかについては、集団体制で判断している。だからウリは、ラカン本人がどう言おうとも、ラカン派は集団というテーマを無視できるものではないと、鋭く見抜いていた。
G.T.P.S.I. では、理論的な話はウリが展開することが多く、他の参加者は意見を挟んでいく。トスケイエスは議論を脱線させたりまとめたり、シフトチェンジの役を引き受けているように、記録から読める。このグループは、決定的なポイントにおいて同じ視点を持つ者たちを集めていた。つまり、各人の雰囲気と普段の取り組みを大切にし、そのような配慮こそが治療の唯一の方法である、というポイントである。ちがう現場で活動する者どうしの、時間性の粗野な（sauvage）行き違い。ここにこそ、トラブルではなくユーモアが生まれていく（wesen：現成していく）。このグループは「論理的な」論争をしない。各人が普段から実践していることの、ささやかな確認を行う。とくに臨床家は、このような機会がなくてはやっていけない。
次に、既によく知られているラ・ボルド病院の訪問について詳しく説明しよう。病院訪問した際、全体集会（出たくない人は、あるいはタイミングの合わない人は出なくてよい全体会議）で自己紹介をした後によくある風景。「あなたは誰？　日本人なの？　え……、見学に来たの？　聞いてないよ、そんなこと」とある患者が言う。私は「そうなのですね、それは失礼しました。説明させてください。私は日本から来た精神科医で……」と言わざるをえない。このようなやり取りは、ここでは、いっこうにとがめられない。迎え入れ委員会というクラブが日本からの訪問客を受け入れて、案内していても、その案内の単一の時間に征服されない複数の時間が、この病院には存在する。複数の時間が出会う時には、トラブルもありえる。しかし、それは裁判所に訪問の是非を問いただすようなものではない。トラブルがあってもそれをユーモアに変えるだけの準備が、ラ・ボルド病院側に、そして訪問する側にあるのか、それが問われている。訪問といっても、なんとも受動的で、なおかつ能動的な訪問である。訪問して、癒されると同時に癒さないなら、この病院を訪問したことにはならない。この微妙さを説明するために、ウリは超受動的とか超能動的という哲学的な言葉を用いていると考えることができる。

私たちの生きる時間性には、いろいろな様相がある。今日・明日・明後日と線形で進む時間もあれば、この一ヶ月を振り返る者もあれば、毎週火曜日だけこの病院にいる人もいれば……いくらでもあり得る時間の様態。ここに時間の様態同士のぶつかりあいと、その瞬間の連携という野生の本質が生まれる（現成する）のだ。それらの間で交渉があれば、さらに時間は複数化し、そのなかで自分が生きているとわかる。「ここにあるのはそれだけである」ことを知って呆然とするのが、ラ・ボルド病院を訪問する醍醐味だろう。そして、ここの日常がわかるのに、二週間はかかる。あなたが薬を飲んでいるとして、薬の効き目がわかるまでと同じ時間がかかる。もちろんいつまでものんびりしていないで、トラブルをユーモアに変える普段の実践をおこなわなければならない。「雰囲気」とは、複数の時間性を、ユーモアとともに確認できる局面に宿るのである。

もちろん野生の本質は、誰の日常にもある。私は、田舎のホテルで夕食を食べていた。一七階の誰もいないレストランであった。大きな窓から外を見ていると、突然、道路が浮かび上がってきた。そしたら雨が降っていた（ことに気づいた）。まず雨が降っていることに気づいて、それから雨に濡れそぼった街を見るのと、ここには別の時間が発生している。そういう時が、凡庸な私にも訪れることがある。ウリのいう「雰囲気」（ambiance、本書では制度環境と訳された）が発生するのは、今までとは違った時間が流れる時である。そこには、必ず時間面に遊びがあり、ユーモアが生まれる。

7　日本で見られる、分断化と平板化

いま大学で、それも講義中に「先生」と呼ばれる場合、それは「教員」であることも意味しないし、「あなた」と言われている気もしない。むしろ学生から「すいません」「ちょっとあのー」と言われていることに気づく。このような、「思わず言われること」を語り直すことができれば、場の雰囲気を考察できるだろう。しかし、そのようなことは教育の名の下に、禁じられる。いつのまにか前提とされ当たり前になっていた次元を口にしていくことが、別の時間を発生させる。しかし、それが禁止されている。これほど危険な時代はない。私たちは日本近代が前提にしていた様々なことから、外れかかっている。その今こそ、語り直しという普段の実践が必要だと、ウリは教えている。近代という時間が止まってしまって、激しい空間化が起きている。一直線に進んできた近代のパターナリズムが、空間優位のマターナリズムを包含してしまう。これに対して異なった軸をいつでも用意しておくことの必要性を、ウリは訴えていたのだ。

昨今の日本で大流行とも言える、発達障害の事例を出そう（それにしても、誰が流行させているのか？）。例えば、親子の両方で注意のばらつきが目立つ症例では、子に対する「平均的な注意」を親

には期待できない。注意の濃淡を、カウンセラーや周囲が反復するのはよくない。具体的にいうと、支援者が母親の気まぐれをなぞってしまわないように、面接の時間設定は約束通りにする努力を、患者とともにゆっくり時間をかけて行うべきである。空間方向の注意の分断が、時間方向に乱入しないような配慮が必要であると、ウリは教えてくれるだろう。

仕事の現場でも同じことだろう。隣の部署との分断を、一箇所の部署の能率をあげるために作り出している。すると働く人の内面も分断され、余裕を失い、不毛に全力を出すことを強いられ、うつ病(これも大流行である!)にかかる。おおきな矛盾をかかえた分断の存在を指摘しても、スルーされてしまう。上司や同僚も、隣の部署も、どうしてよいのかわからないのだ。

家族や組織の分断化は、能率を追い求めて焦る社会の特徴である。いったん始められれば、焦りは見直しを生むことなく、逆にさらに能率を求め、悪循環に陥いらせる。介入のチャンスにもなりえるのに、分断について語り直されず、むしろ問題は、追い詰められた内面の弱さ(内面の分断)にあるとされる。

ウリが現代的であるのは、時間軸に敏感であり続けたからである。たとえば、ウリは白衣を着ている日本の医師を見て「なぜ白衣なの？　大学病院でもあるまいし脱げないのか？」と言った。白衣が時間を平板化しているのが悲しかったのだろう。時間が平板化したまま「集合」を作っても、空間性に苦しめられる事態はいっそう顕著になり、病いが増えていくだけである。

ウリは、今の日本にこそ必要と言える。私たちが生きているあたりまえの実践を通じて、空間化を防ぎ、時間そのものを本当に生じさせること。誰かの思惑では覆い切れない、単純化できない時間を生きること。ウリの臨床活動は、ひたすらそこに賭けられていた。複雑な生き生きとした時間を確保しなければならない。家庭に学校に企業に、いくつもの時間軸を確保し、複雑性を確保すること、それは遊び（＝ゆとり、ほころび）をもたらし、人を生き生きさせる。ウリの実兄フェルナン・ウリは教育学者だったのだが、この兄弟が共闘していた理由は、ここにあった。

8　おわりに

ラ・ボルド病院には「普段の分析活動」(analyse institutionnelle) がある、という難しい言い方もなされる。しかしそれは空間化された時間（治療者と患者の固まった時間）を「ほころばせる」ことである。「ほころんだ」時間には、動物の、他人の、地域の時間が、そのものとして存在する。この時間を、私たちは主体的ではない形で生きていることを、ラ・ボルド病院は「普段の分析活動」で教えているのである。

「見学しても何もわからないよ。ラ・ボルド病院にあなたの身を置いて、時間をかけてそこで生きてみなさい」とウリが私に言い続けたのは、「ほころび」に触れさせるためである。見学や観光といった、通りすがりの特別な時間ではなく、あたりまえで素朴な、しかし多様な時間こそが治療をも包み込むことができる。

しかし、ウリは、我慢できないことには即座に反応した。私が見苦しい長髪の医者であった頃に、ウリは私が勤務する病院を訪れた。そこで「病院評価機構の評価のために、髪を切れという視線を強く受けている」と話すと、ウリは激怒していた。もうその髪の毛には多くの患者が関わり、病院で生きる時間空間へ、その髪の毛が参画している。だから、髪を無理やり切らされては、私が患者とつくった粗品（医者と患者としてつくったのではない時間）が消え、平板な精神科医に私はなり、患者も平板な患者になってしまう。ウリはそのことに激しく怒ったのだろう。「よくぞ断った」と言うウリは、たしかに親切であった。しかしそれは、コレクティフを大切にしているだけなのである。私の長髪は、空間と時間の遊び（＝ゆとり、ほろこび）をもたらしていたのだろう。

ラ・ボルド病院は、ゴージャスな病院ではない。そこに流れる豊かな時間は、単純な医療によっては征服できない。そのことをまざまざと見せるために、古びた城がある◆8。ウリは生涯を賭けて、みずからの複雑な時間を生きた。粗品としての病院において、普段の実践を行い、多様な時間をただ生きた。

【註】

◆1 Jean Oury, *Accueil, rencontre, transfert multiréférentiel et polyphonie, importance des rapports complémentaires et de la sympathie dans la structuration de l'existence, in Créativité et inventivité en institution*, sous la direction de Pierre Delion et l'ACSM d'Angers, pp. 111-124, Edition érès, 2014.

◆2 psychothérapie institutionnelle（本書では制度精神療法と訳された）は、臨床的には「ごく普段の実践による精神療法」と訳せることを示す録音資料が、最近になって発見された。そこから文字起こしされたフランス語原文は、無料でネット公開されている（http://www.gtpsi.fr/editions/livres）。書籍版は *L'établissement psychiatrique comme ensemble signifiant, Actes du GTPSI*, volume premier, édition d'une, Paris, 2014, p.85. 以下 GTPSI, vol.1 と記す。

フランコ将軍時代に死刑判決を受けてスペインからフランスに亡命した精神科医フランソワ・トスケイェスの存在がこのグループでは重要である。ウリも参加したある討議でトスケイェスは、「institution とは、精神医療に関わる者の行うごく日常的な実践である」（GTPSI, vol.1, p. 87）という指摘をし、それを前提に一同が議論を続けている。

◆3 録音された討議が行われた一九六〇年当時、チューリッヒでは institutionothérapeute という語が作られていたが、関連してウリは、次のように発言している。「これは institution へのヒステリーである」(GTPI, vol.1, p87)。つまり institution を信仰や理想化の行われる場としてはいけないというメッセージを私も感じる。ウリたちにとっては、普段の実践そのものとしての institution が問題なのだと言える。

◆4 GTPSI, vol. 1, p. 14.

◆5 ジャン・ウリ講演「表現活動とラ・ボルド病院」解説・通訳 三脇康生：『日本芸術療法学会誌』vol. 36, n°1, 2（日本芸術療法学会、二〇〇五年）、三九―四五頁。なお、これ以外のウリ来日時の講演は、日本語では『医療環境を変える――「制度を使った精神療法」の実践と思想』（多賀茂・三脇康生編、京都大学学術出版会、二〇〇八年）に掲載されている。

◆6 例えば、Le collectif, Edition du Scarabée, 1986 という講演録を発表しており、日本語版も刊行される予定である。このなかで、ウリはラ・ボルド病院でなにかが決定されるときのことを取り上げている。決定は、固有の時間のあいだの交渉で生じる。だから知らないうちに決まっているとウリは言う。それぞれの時間は固有である。ただ固有度に差はない。名人が握る「にぎり寿司」ほど、同じネタでは一つ一つの「にぎり寿司」が同じに見えるように、固有の時間にも差はないとウリはしている。しばしばウリが diacrtique というフランス語を使っているのは、固有の時間のあいだの優劣はなく、単に区別できるだけで、文字にアクセントが付いているかいないかでかろうじて区別できる（diacrtique）だけであると示すためである。

◆7 Jean Oury, « Il faut que ça continue... », in *Jacques Schotte 'un Questionnement psychanalitique*, sous la dir. de Ch. Fierens et C. Torono, PENTA éditions, 2011, pp. 111-125.

◆8 ラ・ボルド病院の建物である「立派」な城は、第二次世界大戦後にアメリカ軍に接収され、買春宿になるはずだったとウリは言っていた。彼は戦後に勤務した公立病院のあまりのひどさに、つまり「すべてが雑巾になる」環境にあきれ果てて、患者とともに家出し、この打ち捨てられていた城にたどり着き患者とともに住み始める。今では行政の要求で城に非常階段がつけられ、この建物はこれまでのように使われていない。普通の「病棟」をつくることが義務づけられたのである。ウリは反精神医学者ではない。病院がなければ、普段の実践を守るのは難しいというのがウリの生前の結論だった。しかも地域全体にラ・ボルド病院のやり方を広めることをウリは真剣に、慎重に考えていた。ウリは、単純な反精神医学者と論戦をはった。この意味で、現在、日本でも盛んにとりあげられるイタリアの地域精神医療の取り組みとラ・ボルド病院との関係は、単純ではない。この点は別稿で論じたい。

監訳者としての謝辞

春秋社編集部長高梨公明氏と編集者篠田里香氏には、哲学的文章と精神医学の実践の間で多くの御苦労をおかけした。深く感謝したい。

本書を翻訳出版するにあたり、貴重な出版助成をくださった学校法人福井仁愛学園後援会に、こころより感謝したい。

ま行

や行

ら行

わ行

G

（フランス語普通名詞の大文字を示す〈　〉は省略した）

た行

は行

索引

あ行

か行

さ行

著者

ジャン・ウリ *Jean Oury*（1924 年－2014 年）

フランスの精神科医。1953 年以降、ラ・ボルド病院《クリニック》院長として 60 年間以上を過ごす。また 1981 年から亡くなるまでパリのサン＝タンヌ病院で月に 1 回のセミナーを続け、多くの観衆を集めた。精神分析家ジャック・ラカンから精神分析を受け、精神科医フランソワ・トスケイェスおよびその周りに集まった精神科医たちと、精神医学について深く議論し学ぶ。一箇所の治療方法を喧伝するのではなく、それぞれの場や人が実践方法を発明する際の要点について語り続け、書き続けた。著書には、本書のほか、

・*Préalables à toute clinique des psychoses : dialogue avec Patrick Faugeras*, éd. Érès, Toulouse, 2012.

・*Essai sur la création esthétique*, éd. Hermann, Paris, 2008.

・*Rencontre avec le Japon : Jean Oury à Okinawa, Kyoto, Tokyo*, coordination : Philippe Bernier, Stefan Hassen Chedri, Catherine de Luca-Bernier, coéd. Champ social éditions / Matrice, 2007.（抄訳『医療環境を変える――「制度を使った精神療法」の実践と思想』多賀茂・三脇康生編、京都大学学術出版会、2008）

・*Essai sur la conation esthétique*（thèse de médecine, 1950）, éd. Le Pli, Orléans, 2005.

・*Le collectif : le séminaire de Sainte-Anne*, Champ social éditions, Nîmes, 1999.

・*L'aliénation*, éd. Galilée, Paris, 1992.

・*Création et schizophrénie*, éd. Galilée, Paris, 1989.

・*Pratique de l'institutionnel et politique*, écrit avec Félix Guattari et François Tosquelles, éd. Matrice, Vigneux, 1985.（抄訳『精神の管理社会をどう超えるか？』杉村昌昭、三脇康生、村澤真保呂編訳、松籟社、2000）

・*Onze heures du soir à La Borde*, éd. Galilée, Paris, 1980.

などがある。

監訳者

三 脇 康 生（みわき・やすお）

1963 年生れ。現在、仁愛大学大学院臨床心理コース教授。仁愛大学附属心理臨床センター主任。精神科医。京都大学医学部卒業。パリ第一大学科学哲学科 DEA 取得。京都大学医学研究科博士課程修了（医学博士）。湖南病院（滋賀県）で精神科医として研修し常勤医として勤務。名古屋芸術大学（短期大学部）助教授を経て現職。現在も、さまざまな病院、クリニックで臨床活動を続けている。

訳者

廣 瀬 浩 司（ひろせ・こうじ）

1963 年生れ。筑波大学人文社会系教授。東京大学大学院総合文化研究科博士課程中途退学。パリ第一大学にて博士（哲学）号取得。著書に『デリダ――きたるべき痕跡の記憶』、『後期フーコー』がある。訳書にフーコー『生者たちの統治』、『主体の解釈学』（原和之と共訳）、デリダ『死を与える』（林好雄と共訳）がある。

原　　和 之（はら・かずゆき）

1967 年生れ。東京大学大学院総合文化研究科准教授。東京大学大学院総合文化研究科博士課程単位取得退学。パリ第四大学にて博士号（哲学）取得。著書に *Amour et savoir: études lacaniennes*［愛と知：ジャック・ラカン研究］（Collection UTCP）、『ラカン――哲学空間のエクソダス』がある。訳書にラカン『無意識の形成物』（全 2 巻、佐々木孝次・川崎惣一と共訳）他。

精神医学と制度精神療法

2016 年 1 月 20 日　第 1 刷発行

著者――――――ジャン・ウリ
監訳者―――――三脇康生
訳者――――――廣瀬浩司・原和之
発行者―――――澤畑吉和
発行所―――――株式会社 春秋社
〒 101-0021 東京都千代田区外神田 2-18-6
電話 03-3255-9611
振替 00180-6-24861
http://www.shunjusha.co.jp/
印刷・製本―――萩原印刷 株式会社
装丁――――――小口翔平（tobufune）

ISBN978-4-393-33341-9 C0010
定価はカバー等に表示してあります